⑥自治医科大学とちぎ子ども医療センター（栃木県下野市）
⑦群馬県立小児医療センター（群馬県渋川市）
⑧埼玉医科大学総合医療センター 小児医療センター（埼玉県川越市）
⑨埼玉県立小児医療センター（埼玉県さいたま市）
⑩東京女子医科大学附属八千代医療センター（千葉県八千代市）
⑪千葉県こども病院（千葉県千葉市）
⑫東京都立小児総合医療センター（東京都府中市）
⑬国立成育医療研究センター（東京都世田谷区）
⑭東京大学医学部附属病院 小児医療センター（東京都文京区）
⑮慶應義塾大学医学部 周産期・小児医療センター（東京都新宿区）
⑯神奈川県立病院機構 神奈川県立こども医療センター（神奈川県横浜市）
⑰横浜市立大学附属病院（神奈川県横浜市）
⑱長野県立病院機構 長野県立こども病院（長野県安曇野市）
⑲岐阜県総合医療センター 小児医療センター（岐阜県岐阜市）
⑳静岡県立病院機構 静岡県立こども病院（静岡県静岡市）
㉑名古屋第一赤十字病院 小児医療センター（愛知県名古屋市）
㉒あいち小児保健医療総合センター（愛知県大府市）
㉓愛知県医療療育総合センター中央病院（愛知県春日井市）
㉔国立病院機構 三重病院（三重県津市）
㉕滋賀県立小児保健医療センター（滋賀県守山市）
㉖京都府立医科大学小児医療センター（京都府京都市）
㉗大阪市民病院機構 大阪市立総合医療センター 小児医療センター
（大阪府大阪市）
㉘大阪大学医学部附属病院 小児医療センター（大阪府吹田市）
㉙愛仁会 高槻病院（大阪府高槻市）
㉚大阪府立病院機構 大阪母子医療センター（大阪府和泉市）
㉛兵庫県立こども病院（兵庫県神戸市）
㉜国立病院機構 岡山医療センター（岡山県岡山市）
㉝国立病院機構 四国こどもとおとなの医療センター（香川県善通寺市）
㉞福岡市立病院機構 福岡市立こども病院（福岡県福岡市）
㉟雪の聖母会 聖マリア病院 総合周産期母子医療センター（福岡県久留米市）
㊱沖縄県立南部医療センター・こども医療センター（沖縄県島尻郡）

（2019年4月現在）

第2版

全国こども病院の与薬・服薬説明事例にもとづく

乳幼児・小児 服薬介助 ハンドブック

監修
五十嵐 隆
一般社団法人 日本小児総合医療施設協議会 理事長
国立研究開発法人 国立成育医療研究センター 理事長

編集
一般社団法人 日本小児総合医療施設協議会
（JACHRI）

あーん

じほう

序

　医薬品の成分に起因する苦味，酸味，におい等は子どもの服薬アドヒアランスを低下させる。そのため，フレーバーによる苦味のマスキングや服用しやすい小児用剤形の開発が近年進んでいる。しかしながら，こうした努力によっても，子どもの服薬を阻害する問題は完全には解決されていない。さらに，インターネットなどで子どもの服薬アドヒアランスを改善させるための情報が氾濫しているが，科学的根拠に乏しいものも少なくない。

　このような状況の中で，50年以上にわたりわが国の小児医療に関する様々な問題について協議，調査を行っている日本小児総合医療施設協議会（JACHRI）は，子どもの服薬を改善するための工夫や創意について協議会に所属する施設を対象に調査を行った。その結果を，本書「乳幼児・小児服薬介助ハンドブック」にまとめ，2013年に第1版を発刊した。子どもの服薬アドヒアランスを改善するためのわが国初の実践的な情報書であった第1版は大変好評であった。この度，再度調査を行い，小児医療の現場で汎用される薬の薬学情報を増やし，子どもの服薬アドヒアランスを向上させるための具体的な工夫を盛り込んだ第2版を刊行した。

　小児医療の現場で本書が大いに利用されることを願う。さらに，今後も本書の内容が益々充実し，子どもの服薬アドヒアランスを向上させるための貴重な情報を提供できるよう，多くの医療従事者から有益な情報を御提供いただければ幸いである。

　最後に，数多くの貴重なデータを提供いただいた製薬企業各社と，編集業務に御尽力いただいたJACHRI事務局の田原真理氏に，心より御礼申し上げる。

2019年6月

　　　　　　　　一般社団法人　日本小児総合医療施設協議会　理事長
　　　　　　　　国立研究開発法人　国立成育医療研究センター　理事長

　　　　　　　　　　五 十 嵐　　　隆

監修

五十嵐　隆　　一般社団法人日本小児総合医療施設協議会　理事長
　　　　　　　　国立研究開発法人国立成育医療研究センター　理事長

編集

一般社団法人日本小児総合医療施設協議会
（JACHRI；Japanese Association of Children's Hospitals and Related Institutions）

総論編執筆 （執筆順）

五十嵐　隆　　一般社団法人日本小児総合医療施設協議会　理事長
　　　　　　　　国立成育医療研究センター　理事長

近藤　昌敏　　東京都立小児総合医療センター　副院長

山谷　明正　　国立成育医療研究センター　薬剤部長

小嶋　　純　　一般社団法人医療健康資源開発研究所　代表理事
　　　　　　　　日本大学　医学部脳神経外科学系神経外科学分野　兼任講師
　　　　　　　　聖路加国際病院周術期センター　研究員

竹内　淑子　　岐阜薬科大学　先進製薬プロセス工学研究室　特任講師

竹内　洋文　　岐阜薬科大学　先進製薬プロセス工学研究室　特任教授

事例集編アンケート協力

一般社団法人日本小児総合医療施設協議会

〔会員施設〕

北海道立子ども総合医療・療育センター
宮城県立こども病院
東北大学病院　小児医療センター
茨城県立こども病院
獨協医科大学とちぎ子ども医療センター
自治医科大学とちぎ子ども医療センター
群馬県立小児医療センター
埼玉医科大学総合医療センター　小児医療センター
埼玉県立小児医療センター
東京女子医科大学附属八千代医療センター
千葉県こども病院
東京都立小児総合医療センター
国立成育医療研究センター
東京大学医学部附属病院　小児医療センター
慶應義塾大学医学部　周産期・小児医療センター

神奈川県立病院機構　神奈川県立こども医療センター
横浜市立大学附属病院
長野県立病院機構　長野県立こども病院
岐阜県総合医療センター　小児医療センター
静岡県立病院機構　静岡県立こども病院
名古屋第一赤十字病院　小児医療センター
あいち小児保健医療総合センター
愛知県医療療育総合センター中央病院
国立病院機構　三重病院
滋賀県立小児保健医療センター
京都府立医科大学小児医療センター
大阪市民病院機構　大阪市立総合医療センター　小児医療センター
大阪大学医学部附属病院　小児医療センター
愛仁会　高槻病院
大阪府立病院機構　大阪母子医療センター
兵庫県立こども病院
国立病院機構　岡山医療センター
国立病院機構　四国こどもとおとなの医療センター
福岡市立病院機構　福岡市立こども病院
雪の聖母会　聖マリア病院　総合周産期母子医療センター
沖縄県立南部医療センター・こども医療センター

〔担当部会〕
　看護部長部会
　（部会長　松谷　弘子　　国立成育医療研究センター　看護部長）
　薬剤部長部会
　（部会長　山谷　明正　　国立成育医療研究センター　薬剤部長）

編集協力

国立医薬品食品衛生研究所　医薬安全科学部
自治医科大学　臨床研究支援センター
神奈川県立病院機構　神奈川県立こども医療センター治験管理室
小嶋　　純　　一般社団法人医療健康資源開発研究所　代表理事
　　　　　　　日本大学　医学部脳神経外科学系神経外科学分野　兼任講師
　　　　　　　聖路加国際病院周術期センター　研究員
石井由美子　　一般財団法人重い病気を持つ子どもと家族を支える財団　理事
　　　　　　　　　　　　　　　　　　　　　　　　（2019年4月現在）

〈表紙・章扉イラスト〉ヨシタケシンスケ

本書の使い方

掲載成分と配列
主に小児科領域で使用される薬剤のうち，日本小児総合医療施設協議会（JACHRI）会員施設から回答があった成分について，薬効ごとに配列した。

製品名
代表的な製品名とその剤形ごとの規格単位，貯法などを記載した。

備考
主に有効成分の薬効薬理，製剤の特徴などを記載した。

服薬における実例
JACHRI会員施設での，与薬・服薬介助の際に患児への服薬が困難であった事例，また，拒薬された事例をその理由などとともに記載した。

メサラジン　Mesalazine（JAN）

ペンタサ顆粒94%　（杏林）　94% 1 g　　　　　　　遮光

▶メサラジンは，5-アミノサリチル酸（5-ASA）とよばれ，非特異性炎症性腸疾患（IBD：潰瘍性大腸炎およびクローン病）の治療に用いられる。
▶各社の錠・顆粒製剤とも原薬（メサラジン）をエチルセルロースの多孔性被膜でコーティングすることにより，メサラジンの消化管内での放出を調節するよう工夫された放出調節製剤である。

服薬における実例
●ざらつきによる拒薬事例がある。

服薬介助・服薬指導のヒント
●少量の水で溶かし，とろみ剤を添加してゼリー状にし，スプーンで食べるようにして与薬（少量の水にとろみ剤を添加したもので薬剤をコーティングしてもよい）。

時間を決めてみる　　　　　　　　　　　　　　参考までに…

メサラジン錠が大きく，飲み込めないと泣きながら訴えた拒薬事例がある（9歳・女児）。服薬に1時間以上かかっていたため，医師に相談して錠剤から顆粒に変更した。そして，タイマーを30分でセットし，30分以内もしくは30分後に看護師が来たところで服薬するなどの工夫を行った。剤形の変更と服薬するタイミングを決めたことで，苦痛の軽減，服薬時間の短縮につながった。

服薬介助・服薬指導のヒント
実際に患児に対して行った服薬介助のための具体的な工夫，関わり方のポイントなどを実例をもとに記載した。さらに，服薬介助の成功・失敗にかかわらず，ヒントとなりうる実例がある場合は，「参考までに…」，「ちょっと共有」として，詳細な状況を記載した。

> **避けたほうがよいこと**
> 製剤の味やにおいを悪化させる，あるいは薬効の減弱などをひき起こす可能性のある飲食物などとの飲み合わせのほか，調剤上の注意点などを記載した。

避けたほうがよいこと
- 顆粒をすりつぶさない。

●製剤情報

商品名（会社名）	色／味／におい等	添加物
ペンタサ顆粒94%（杏林）	灰白色～淡灰黄褐色	ポビドン，エチルセルロース
メサラジン顆粒50%「AKP」（小林化工＝あすか製薬＝武田）	淡灰黄色～灰黄色／甘味／ヨーグルトの香り	キシリトール，ポビドン，エチルセルロース，カルメロースナトリウム，クエン酸水和物，黄色三二酸化鉄，香料

> **製剤情報**
> 各製品について，製剤の色・味・におい，添加物などの製剤情報を記載した。

●原薬の性状と特徴
性状 白色，淡灰白色または帯赤白色の結晶または結晶性の粉末である。水に極めて溶けにくく，エタノール（99.5）にほとんど溶けない。希塩酸に溶ける。融点：270～275℃（分解）。

原薬の特徴 サリチル酸誘導体。主な作用機序は，過酸化水素消去作用，次亜塩素酸イオン消去作用，フリーラジカル還元作用を示すことから，活性酸素を除去することにより炎症進展と組織障害を抑制すること，およびロイコトリエンB₄（LTB₄）の生合成を抑制し，炎症性細胞の組織への浸潤を抑制することである。

> **原薬の性状と特徴**
> 代表的製品の添付文書に記載されている有効成分の性状などを記載し，有効成分の構造的な特徴，作用機序などを記載した。

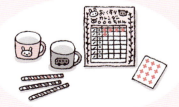

目　次

総論　乳幼児・小児の特徴と薬物療法

1. 小児の特性をふまえた薬物療法の基本 …………………………… 2
2. 新生児の特徴と薬物療法 ……………………………………………… 11
3. 乳幼児・小児の服薬説明 ……………………………………………… 16
4. 子どもはどうして薬を嫌がるのか？
　　〜乳幼児・小児の服薬の実情〜 ………………………………… 27
5. 小児用製剤の特徴と注意点 ………………………………………… 34

事例集　こども病院における服薬介助事例

子どもへの与薬　〜小児看護の立場から〜 …………………………… 40

1. 精神神経用薬 ……………………………………………………………… 41
　　ガバペンチン　41
　　カルバマゼピン　42
　　ジアゼパム　43
　　ゾニサミド　44
　　トピラマート　45
　　トリクロホスナトリウム　46
　　バルプロ酸ナトリウム　49
　　フェノバルビタール　51
　　ペントバルビタールカルシウム　53
　　リスペリドン　54
　　レベチラセタム　57

2. 解熱・鎮痛薬，抗炎症薬 ……………………………………………… 59
　　アスピリン　59
　　アセトアミノフェン　61
　　イブプロフェン　64

目 次 ix

非ピリン系感冒薬　65
ピラゾロン系解熱鎮痛消炎配合剤　66
フルルビプロフェン　67
メフェナム酸　68
ロキソプロフェンナトリウム水和物　69

3. 鎮けい薬 ……………………………………………… 71
エペリゾン塩酸塩　71
チザニジン塩酸塩　72

4. 循環器官用薬 …………………………………………… 73
ジピリダモール　73
スピロノラクトン　74
ニフェジピン　76
フロセミド　77
プロプラノロール塩酸塩　78
ポリスチレンスルホン酸カルシウム　80
無水カフェイン　82

5. 呼吸器官用薬 …………………………………………… 84
アンブロキソール塩酸塩　84
L-カルボシステイン　87
サルブタモール硫酸塩　89
ジメモルファンリン酸塩　90
セネガシロップ　91
チペピジンヒベンズ酸塩　92
ツロブテロール塩酸塩　94
テオフィリン　95
デキストロメトルファン臭化水素酸塩水和物　97
デキストロメトルファン臭化水素酸塩水和物・
　クレゾールスルホン酸カリウム　98
トリメトキノール塩酸塩水和物　99
フドステイン　100
プロカテロール塩酸塩水和物　101
ブロムヘキシン塩酸塩　102
dl-メチルエフェドリン塩酸塩　103

x　目　次

6. 消化器官用薬 …………………………………………………… 105
アズレンスルホン酸ナトリウム水和物・L-グルタミン　105
ウルソデオキシコール酸　106
塩酸ロペラミド　108
カゼイ菌製剤　109
カルメロースナトリウム　109
酸化マグネシウム　110
次硝酸ビスマス　113
センナ・センナ実　114
センノシド　115
耐性乳酸菌製剤　116
タンニン酸アルブミン　117
ドンペリドン　119
ピコスルファートナトリウム水和物　120
ビフィズス菌製剤　122
ビフィズス菌配合剤　123
ファモチジン　124
プロパンテリン臭化物・クロロフィル配合剤　126
メサラジン　127
薬用炭　128
酪酸菌製剤　129
酪酸菌配合剤　130
ラクトミン　131
硫酸マグネシウム水和物　132
ロートエキス　133

7. 副腎皮質ホルモン ………………………………………………… 135
デキサメタゾン　135
プレドニゾロン　137

8. ビタミン・電解質・無機質類 ………………………………… 142
L-アスパラギン酸カリウム　142
アルファカルシドール　143
イソロイシン・ロイシン・バリン　144
塩化カリウム　147
塩化ナトリウム　148
クエン酸第一鉄ナトリウム　150

目次　xi

グルコン酸カリウム　151
経腸成分栄養剤　152
フルスルチアミン塩酸塩　155
メナテトレノン　156
溶性ピロリン酸第二鉄　157
レチノール・カルシフェロール配合剤　158

9. 血液用薬 ……………………………………………………… 159
チクロピジン塩酸塩　159
ワルファリンカリウム　160

10. 免疫抑制薬 …………………………………………………… 162
シクロスポリン　162
タクロリムス水和物　164

11. アレルギー用薬 ……………………………………………… 167
アリメマジン酒石酸塩　167
エピナスチン塩酸塩　168
オキサトミド　169
オロパタジン塩酸塩　170
クレマスチンフマル酸塩　171
クロモグリク酸ナトリウム　173
クロルフェニラミンマレイン酸塩　174
ケトチフェンフマル酸塩　176
シプロヘプタジン塩酸塩水和物　178
スプラタストトシル酸塩　179
セチリジン塩酸塩　180
トラニラスト　181
フェキソフェナジン塩酸塩　182
プランルカスト水和物　183
プロメタジン　186
ペミロラストカリウム　187
メキタジン　188
モンテルカストナトリウム　189
レボセチリジン塩酸塩　196
ロラタジン　197

xii 目 次

12. 抗菌薬 ·· 198

アジスロマイシン水和物 198
アムホテリシンB 201
アモキシシリン水和物 202
アモキシシリン水和物・クラブラン酸カリウム 204
アンピシリン水和物 206
イソニアジド 207
イソニアジドメタンスルホン酸ナトリウム水和物 208
エリスロマイシンエチルコハク酸エステル 209
カナマイシン一硫酸塩 210
クラリスロマイシン 211
ジョサマイシンプロピオン酸エステル 214
スルタミシリントシル酸塩水和物 216
スルファメトキサゾール・トリメトプリム 217
セファクロル 222
セファレキシン 224
セフィキシム水和物 226
セフカペン ピボキシル塩酸塩水和物 227
セフジトレン ピボキシル 229
セフジニル 232
セフテラム ピボキシル 233
セフポドキシム プロキセチル 234
セフロキサジン水和物 236
テビペネム ピボキシル 237
トスフロキサシントシル酸塩水和物 238
バンコマイシン塩酸塩 239
ピラジナミド 241
ファロペネムナトリウム水和物 242
ホスホマイシンカルシウム水和物 243
ミノサイクリン塩酸塩 244
レボフロキサシン水和物 245

13. 抗真菌薬 ·· 247

アトバコン 247
イトラコナゾール 248
フルコナゾール 249
ミコナゾール 250

目　次　xiii

14. 抗ウイルス薬 ……………………………………………… 251
アシクロビル　251
オセルタミビルリン酸塩　253
バラシクロビル塩酸塩　255
バルガンシクロビル塩酸塩　257
ラニナミビルオクタン酸エステル水和物　258

15. 麻　薬 …………………………………………………………… 262
モルヒネ塩酸塩水和物　262

16. その他 …………………………………………………………… 263
抗悪性腫瘍薬
イマチニブメシル酸塩　263
エトポシド　265
テモゾロミド　266
メトトレキサート　268
メルカプトプリン水和物　270
漢方薬
五苓散　271
大建中湯　272
半夏瀉心湯　273
その他
デフェラシロクス　275
ナトリウム・カリウム配合剤　277
ヨウ素，ヨウ化カリウム　278

索引 …………………………………………………………………… 279

xiv　目　次

コラム

● **こんな事例ありました**

　　患児が安心でき，やる気が出る環境づくりの事例　58

　　それでも飲めない…　58

● **こんな工夫もありました**

　　うどんでつるっと飲ませる　140

● **ここに注意！**

　　ほかの柑橘系の果物は大丈夫？　166

● **こんな工夫もありました**

　　患児の特徴に合わせて絵本を手作り　260

本書のご利用にあたって

　本書の「こども病院における服薬介助事例」に記載の内容は，一般社団法人日本小児総合医療施設協議会の会員施設における実際の事例をもとに，乳幼児・小児における服薬アドヒアランス向上につながる可能性のあるヒントをまとめたものですが，本書に記載された与薬方法により，すべての患者の拒薬傾向の改善を保証するものではありません。

　また医薬品に関する情報については，正確かつ最新の情報であるよう，最善の努力をして編集にあたっておりますが，各医薬品の医薬品情報は常に最新の知見にもとづいて更新されており，本書記載内容が発刊後に必ずしも正確・最新とは限りません。さらに，小児への保険適応外の使用にあたる記載もあり，添付文書や成書と異なる場合があります。添付文書に記載されていない使用法を推奨するものではなく，実地臨床における事例に基づいて情報提供するものです。

　したがって，医薬品の使用にあたっては，必ず当該医薬品の最新添付文書等を確認していただき，個々の患者の特性などを総合的に判断されたうえで，患者・家族への十分な説明とともに，ご自身の判断において適切に行っていただきますようお願い申し上げます。

株式会社じほう

乳幼児・小児の特徴と薬物療法

総論

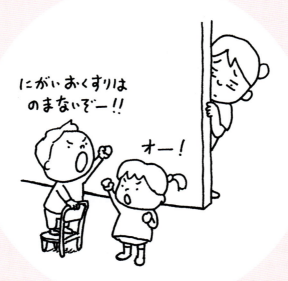

2 **総論** 1. 小児の特性をふまえた薬物療法の基本

1. 小児の特性をふまえた薬物療法の基本

1. 小児の成長と発達

　小児は大人を小さくした存在ではない。日々成長・発達することが小児の最大の特徴である。成長（growth）とは身長，頭囲，胸囲の増大や体重の増加など，計測できる変化を意味する。発達（development）とは生理学的，機能的な成熟を意味する。発達には身体機能や知的活動だけでなく，行動や社会性なども含まれる。成長は組織や器官の細胞数の増加・増大，発達は中枢神経の成長に伴う精神・運動機能の発達とも言い換えることができる。成長と発達は相互に密接に関わり，両者をあわせて発育（growth and development）とよぶ。なお，成長・発達には個人差が大きい。小児は年齢群に応じて呼び方が異なる（表1）。

表1　医療用医薬品添付文書の記載と発育期の区分

医療用医薬品添付文書の区分		発育期の区分	
新生児	出生後4週未満	新生児	生後1カ月
乳児	生後4週以上，1歳未満	乳児	1カ月～1歳
幼児	1歳以上，7歳未満	幼児	1～6歳
小児	7歳以上，15歳未満	学童	6～12歳
		思春期（早期）	10～14歳
		思春期（後期）	15～18歳

2. 小児の発育・発達とその生理学的特徴

（1）小児は発育，発達する

　体重約3,000g，身長約50cmで出生した新生児は1歳頃にそれぞれ約75cm，約9kgに，3～4歳頃に約100cm，約15kgとなる。ただし，発育の速度は一定でなく，胎児期（第一発育急進期）と思春期（第二発育急進期）に成長が著しい（図1）[1]。そして，思春期を経て最終身長は男性が171cm，女性が158cmとなる。近年わが国の小児の出生時の平均体重が

3,200gから3,000gに減少し,低出生体重児の割合が9.6%を占める。

　小児の身体機能は,生後3カ月頃に首が据わり,7カ月頃にお座りし,1歳頃に独り立ちし,1歳半までにはほとんどの子どもは一人歩きができるようになる。体の機能は頭から手足の方向へ,中心から末梢方向へ発達する。さまざまな不随意の姿勢反射の同時進行的な発達によって全体的な発達が可能となるなど一定の原則がみられる。

　精神発達にも原則がある。凝視,追視,笑いがそれぞれ生後1,2,3カ月までにできる。目の前のおもちゃなどに手を伸ばす行動（リーチング）は生後6カ月までに,模倣行為は生後8〜12カ月までにできる。バイバイなどは1歳過ぎからできるが,その意味がわかるのは1歳6カ月過ぎである。言葉も次第に獲得し,意味のある単語は生後1〜1歳半頃から,2語文は2歳頃から,自分の姓名と年齢は3歳頃から言うことができるようになる。

　小児の認知機能は成人に近くなるまで時間をかけて発達する。報酬系の神経回路（欲求が満たされたときに活性化して,その個体に快の感覚を与える神経系のこと。ほ乳類ではドパミン神経系が相当）の発達には時間がかかるためである。児童期の子どもは自己管理が困難で,特に思春期の子どもは衝動的になる傾向が強い。報酬系の神経回路が未完成のために衝動性のコントロールができず危険な行為につながる意思決定をしてしまう。小児の思考法も年齢とともに変化する。幼少期には具体的な思考ができるが,抽象的な思考ができるのは14歳以降である。また,思春期には善悪

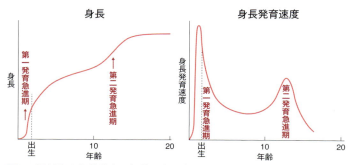

図1　子どもの身長発育の年齢による変化
思春期の身長のスパート（第二発育急進期）は男女で異なる。第二発育急進期は女子では9歳頃から始まり11歳頃にピークとなる。男子では11歳頃から始まり13歳頃にピークとなる。

の判断が可能となるが，約束事を破っても自分だけは悪い事態に陥ることはないという誤った確信をもつことがある。以上のような思春期の小児の認知機能や思考法の特徴が理由となって，服薬アドヒアランスが低下することがしばしば見受けられる。

（2）正常な身体生理が年齢によって変化する

小児の身体生理は成人と異なる。小児の心拍数・呼吸数は月齢・年齢が低いほど多く，年齢が大きくなるに従って低下し，成人の値に近づく。血圧も年齢とともに上昇する。小児の体温（腋窩温）は成人よりも高く，37.0℃までは正常である。思春期には二次性徴が出現してくる。

（3）検査の正常値が年齢によって変化する

末梢血白血球数は年齢が低いほど成人よりも高い。血清免疫グロブリン値は小児では低値で，成人とほぼ同じレベルに達するのはIgAでは10歳頃，IgGでは12歳以後になってからとなる。血清ALPは成人よりも高値となる。低年齢で低く，年齢とともに上昇する検査項目として，血清総蛋白，アルブミン，クレアチニン，尿酸，アミラーゼ，コレステロールなどがあげられる。低年齢で高く，年齢とともに低下する検査項目は血清AST，ALT，LDH，γ-GTP，LAP，CK，アルドラーゼ，アンモニア，リンなどである。

（4）成人に備わっている抗体形成が不十分である

成人はさまざまな感染症を経験しており，ワクチン接種による感染症に対する抗体を獲得している。小児はそれが不十分なため，さまざまな感染症に罹患しやすい。さらに，感染症罹患時の容体の進行・悪化が成人に比べ急激である。例えば，乳幼児が結核菌に感染すると成人ではまれな髄膜炎や粟粒結核などの重症感染症を発症する。インフルエンザ菌b型や肺炎球菌に感染すると，髄膜炎や敗血症を発症する。また，上気道感染が肺炎や中耳炎に進展しやすい。

（5）疾病罹患時に成人と異なる症状を示すことがある

同じ疾患に罹患しても年少児ほど定型的症状を示さない傾向がある。また，年少児では感染症罹患時に熱性痙攣や脱水症を起こしやすい。やせた小児では肝臓でのグリコーゲンの蓄積が不十分で，食事を半日あるいは1日摂取できないとケトン性低血糖症を起こしやすい。

（6）遺伝や母体環境による影響を受ける

　両親から受け継いだ遺伝子の異常に起因する先天異常症は小児にも成人にも同様に認められる。しかし，一般に小児期に発症する先天異常症は症状が重い。ただし，クレチン症やフェニルケトン尿症などの先天代謝異常症では，出生直後に診断し薬剤や食事などの治療的介入を行うことで，病気の発症を予防したり症状を軽減することが可能である。新生児期には先天代謝異常症のスクリーニングが，学童期には腎臓病や心臓病学校検診が行われている。近年，胎児期の超音波検査により心臓や腎臓などの先天異常症の診断が可能となり，出生後の子どもの治療に役立っている。

（7）周産期異常の影響を受ける

　出生直前まで異常がなかった胎児が早産のため，あるいは分娩時の異常により中枢神経，眼，肺などの障害を生じることがある。

（8）生活環境からの影響を受ける

　不慮の事故（傷害）は小児の死因の上位に位置する。年少児は溺水や窒息による事故が多く，年長児になるにつれ交通事故が多くなる。転落，誤飲，熱傷なども少なくない。ディーゼルエンジンの排ガス中の微粒子，工場の廃ガス，受動喫煙は小児の気管支喘息の誘因となる。子どもの相対的貧困が約14％となり，健全な生活習慣を身につけることができない小児が増加している。

（9）生活習慣からの影響を受ける

　現代人の食事には動物性脂肪や食塩が多く，清涼飲料水やスナック菓子には単糖類・二糖類や脂肪が多く含まれる。このような食事は肥満や高血圧などの誘因となる。また，体を動かす遊びが少ない，テレビゲームなどのメディアとの接触時間が長いなどの生活習慣や，夜更かしと夜食，朝食抜きの生活も肥満の誘因になる。小児期の肥満は成人してからの糖尿病や動脈硬化の原因にもなる。

（10）社会環境からの影響を受ける

　同年齢や年齢の近い小児同士の交流は，社会性の育成にとって重要である。現在のわが国の社会は少子化に伴う兄弟の不足，友人の不足，学校修了後の遊び時間の減少，遊び方の変化（メディアとの接触時間の増加）などにより，小児期に人間同士のつきあい方の技術を学べない状況になりつ

6 **総論** 1. 小児の特性をふまえた薬物療法の基本

つある。このような環境が社会に適応しにくい人間を生み出す一因となっている。人間関係の希薄な社会が小児の不登校，家庭内暴力，摂食障害，行動異常などの誘因となることも指摘されている。小児期の貧困は任意の予防接種を受けることができない，疾病に罹患したときに適切な時期に受診できないなどの直接的な影響のほかに，健康な生活習慣を獲得できず，成人になってからの生活習慣病に罹患するリスクを高める。

3．小児の薬物療法に影響を与える因子

　薬物代謝に大きく影響を与える臓器は肝（肝クリアランス）と腎（腎クリアランス）である。薬物代謝に関係する肝臓の酵素の機能や腎機能は一般に小児では未発達である。そのため，小児に投与される薬剤の薬物動態は成人と異なる。なお，小児の薬物動態については薬によって異なっているので，投与前に医薬品の添付文書などで確認することが必要である。ただし，わが国では医薬品の添付文書に小児用量の記載のないものが7割以上を占める。わずかに，抗菌薬とアレルギー薬のみ添付文書の6ないし7割に小児用量が記載されている（2015年5月時点）[2]。したがって，投与した薬の血中濃度を投与後にモニターし，有効濃度に達していることや高濃度に達していないことを確認することが場合によっては必要となる。

（1）小児の血清蛋白質濃度
　生後3歳頃までの小児の血清蛋白質濃度が低い。薬は血中で蛋白質に結合したものと，遊離したものが存在する。その比率は薬によって異なるが，一般的に遊離型の薬が血中から細胞内に移行し，薬効を示す。新生児では，血清蛋白質濃度が低いため，遊離型の割合が高くなり薬効が強く出ることがある。

（2）小児の消化管機能
　生後半年頃までの小児では経口摂取薬の胃内貯留時間が長く，腸管への到達に時間がかかる。胃内容物の十二指腸への排泄時間は新生児で約90分，成人で約60分である。さらに，新生児や乳児早期では消化管からの吸収率が低い。それらの結果として，薬の最高血中濃度が成人ほど上昇しない。以上の理由から，特に新生児や乳児早期の疾患の治療に用いられる薬の多くは非経口的に投与されることが少なくない。

（3）小児の肝機能

　肝にて代謝される薬のクリアランスについては，小児の肝機能の発達に応じて，影響を受ける[3]。CYP1A2（シトクロムP450 1A2）に代表される肝における薬の代謝酵素の活性は生後速やかに発達し，3歳頃までにはほぼ成人と同じになる。しかしながら，例外もみられる。デヒドロエピアンドロステロン3-硫酸飽合体やレチノイン酸などの内因性ホルモンの代謝に関与するCYP3A7（シトクロムP450 3A7）活性は胎児期と新生児期に高く，成人では極めて低下する。そのため，新生児ではCYP3A7の基質となる薬のクリアランスが高い。抱合酵素活性の発達については，一般に硫酸抱合の発達は速く，グルクロン酸抱合の発達は遅い。グルクロン酸転移酵素のUGT1A1やUGT2B7は生後3カ月ほどで成人レベルになるが，UGT1A6，UGT1A9やUGT2B7については10歳頃までに成人レベルとなる。一方，小児においては体重当たりの肝重量が大きく（成人の約2倍），重量当たりの肝血流量も大きいために，肝代謝型の薬は成人よりも小児でより速やかに代謝される。

（4）小児の腎機能

　腎にて排泄される薬のクリアランスについては，小児の腎機能の発達に応じて，影響を受ける[4]。薬の腎からの排泄には，糸球体濾過率（glomerular filtration rate；GFR），尿細管での分泌・再吸収（尿細管分泌クリアランス）と薬の蛋白結合率が関係する。

　出生時のGFRは成人の約1/5，生後2週間後には約2/5，生後2カ月後には約1/2となる。これを体表面積換算するとGFRは生後2～3歳頃までに成人とほぼ同等となる。一般にGFRの正確な評価は小児では困難である。そこで日常臨床では，血清クレアチニンや血清シスタチンを用いた推定糸球体濾過量（estimated GFR；eGFR）が広く用いられている。

　腎排泄型の薬については，GFRと尿細管分泌クリアランスを考慮することが望ましい。ただし，一般にGFRの発達度に応じて尿細管機能も発達するとみなしてほぼ差し支えない。したがって，小児に腎排泄性薬を投与する場合，原則としてeGFRを指標として投与量を調整する。

4．移行期の小児・青年に対する薬物療法

　小児期に発症し成人に移行する慢性疾患や，メンタルヘルスに障害をきたす疾患などをもつ小児や青年（children and youth with special health care needs；CYSHCN）が先進諸国で増加している[5]。CYSHCNは慢性的に身体・発達・行動・精神状態のいずれかの障害をもち，一般の小児や青年が必要とする健康やそれに関連する支援よりも多くの支援を必要とする。米国での2009/2010年の調査で，0〜5歳児の9.3%，6〜11歳児の17.7%，12〜17歳児の18.4%がCYSHCNとされる。米国におけるCYSHCNの頻度は調査するごとに増加しており，医療の進歩の結果を反映しているものと推定される。CYSHCNの頻度についてわが国でも東京西部地区で調査が行われ，米国と同様の結果が示されている。これからの小児医療は従来までの15歳までの小児を対象とするのではなく，成人に至るまでを対象とするべきである。さらに，CYSHCNには成人を対象とする医療提供者と協力して診療にあたるなどの姿勢が必要となる。

　現在のわが国では，小児がんに罹患し治療により生存し成人に達している人（小児がん経験者）は約11万人，先天性心疾患に罹患し，手術などの治療を経て成人に達している人は約50万人に及ぶ。小児期に罹患した疾患の種類や重症度に応じて，慢性疾患をもつ小児や青年はさまざまな医療的ケアを必要とする。2016年には0〜19歳の医療的ケア児（在宅医療の主な対象となる小児で，生存のために高度の医療技術を必要としている）は18,000人を超え，その約2割が訪問看護を受けている。さらに，人工呼吸器を装着し在宅医療を受けている20歳までの小児は約3,500人で，調査するごとに増加している。在宅医療への小児科医・看護師・薬剤師などの関与が今後さらに必要とされる。

　移行期の小児にとって，健康管理の主体を保護者，医療者から患者自身にできるだけ移すことが重要である。小児の発達段階に応じ保護者・医療者が担っていた健康管理の責任の一部を患者に譲渡し，患者が診断・治療の意思決定に参加していく対応が求められている[6]。そのためには，小児期からの医師から患者と家族への教育・指導が必要となる。現在，移行医療が最もうまく行われている疾患分野は小児循環器疾患である。先天性心疾患患児の移行期チェックリストを表2に示す[7]。患児が罹患している主な病名を理解し，現在服用している薬の名前とその使用目的を理解し，薬の服用上の注意と重要な副反応について理解し，副反応が出たときの対応の仕方を理解して最低限の対応をとれるようにすることが，薬物療法の一定の目標である。患児の理解力や行動力については個人差が大きいため，子どもの発達段階に応じたきめ細やかな指導が必要である。

表2　先天性心疾患患児の移行期チェックリスト

1	今あなたがかかっている病院と担当医の名前を言えますか。
2	あなたが罹患している病気の主な病名を言えますか。
3	あなたが受けた主な手術の名前を言えますか。
4	現在飲んでいる薬の名前とその主な効果を言えますか。
5	現在飲んでいる薬について，気をつけることを言えますか。
6	医師や看護師にあなた自身から質問したり，質問に答えたりすることができますか。
7	あなたができること，できないこと（体育・部活動等）について医師に確認していますか。
8	身の回りの整理整とんや家事など，無理のない範囲でできることをあなたは自分で行っていますか。
9	感染性心内膜炎の予防方法を言えますか。
10	医療機関を受診しなくてはならない重要な症状とそれに対する対処方法を言えますか。
11	自分で外来受診を予約することができますか。
12	お酒・たばこを控えたり，十分な休息をとるなどの，毎日の生活のなかで気をつける事項を言えますか。
13	職業を選択する際の注意事項について主治医に確認していますか。
14	異性とつきあううえで注意する点について，ご家族や主治医と話したことがありますか。
15	現在，利用している社会保障制度と，利用するために必要な手続きを言えますか。

〔落合亮太，水野芳子，青木雅子，他：先天性心疾患患者に対する移行期チェックリストの開発．日本成人先天性心疾患学会雑誌，6：16-26，table 3，2017より〕

5. 患児と家族への服薬・投薬説明の際に留意すべき点
──医師の立場から

　10歳前後の小児の多くは，服薬・投薬の意味を理解し，指示どおりに自ら服薬することができるようになる。しかしながら，個人差も大きく，低学年の学童やそれ以下の小児の服薬アドヒアランスを高めるには，保護者の助けが必要である。そのためには，保護者に病気や必要な薬に関する正しい情報をわかりやすく提供し，保護者の理解を得ることがまず必要で

ある。

　保護者や患児が服薬・投薬を拒否する場合には，保護者や患児と十分に話し合い，その理由を明らかにし，保護者や患児とその問題を解決する方法を一緒に考え，できれば薬剤師と協力して解決の手段や方法を提案し，納得を得ることが必要である。例えば，ステロイド軟膏による治療が必要な小児の保護者がステロイドに対する拒否感が強いため，指示どおりに使用してくれないことをしばしば経験する。そのような場合には，時間をかけた丁寧な説明が必要となる。年少児の服薬アドヒアランスを向上させる方法として，患児が服薬を指示どおり実行したときには患児を心からほめたり，患児のお薬手帳にシールを貼ったりスタンプを押すなどして患児を勇気づける行動をとることが，患児の自己効力感（self esteem）を高め，他者から認められる喜びを患児にもたらす。そのような体験を通じて小児は自律的な行動をとることができるようになる。さらに，服薬アドヒアランスの良い患児の保護者には，保護者の努力をほめることも重要である。医療側のこのような一連の行為は，広い意味での育児支援である。年少児の服薬アドヒアランスを向上させるための具体的取り組みについては，本書の各論「こども病院における与薬・服薬説明事例」で記載する。

●文献

1) 五十嵐 隆：小児科学 改訂第10版，文光堂，2011
2) 崎山美知代：小児領域の医薬品開発における現状と課題．第5回小児治験ネットワーク実務者会議，2017年1月29日
   http://www.pmda.go.jp/files/000216503.pdf （2018年11月24日確認済み）
3) Suzuki S, Murayama Y, Sugiyama E, et al: Estimating pediatric doses of drugs metabolized by cytochrome P450 (CYP) isozymes, based on physiological liver development and serum protein levels. YAKUGAKU ZASSHI, 130：613-620, 2010
4) 鈴木信也，村山悠佳，杉山恵理花，他：受胎後週数を考慮した腎排泄型薬剤における新生児薬用量推定．医療薬学，36：763-767，2010
5) Perrin JM: Children with special health care needs and changing policy. Acad Pediatr, 11：103-104, 2011
6) 横谷 進，落合亮太，小林信秋，他：小児期発症疾患を有する患者の移行期医療に関する提言．日本小児科学会雑誌，118：98-106，2014
7) 落合亮太，水野芳子，青木雅子，他：先天性心疾患患者に対する移行期チェックリストの開発．日本成人先天性心疾患学会雑誌，6：16-26，2017

2. 新生児の特徴と薬物療法

　新生児の薬物療法には，小児や成人とは異なった特徴がある。まず1つは新生児自身の薬物動態の生理的な変動が大きいことである。もう1つは，新生児に使用する薬剤は適応外使用が多いことである。

1. 新生児の薬物代謝

（1）薬物の吸収

　経口投与の場合，多くの薬物は小腸で吸収され，門脈を通って肝臓に入り，さまざまな程度に代謝を受けた後に全身血流に分布していくことになる（初回通過効果）。この吸収と初回通過効果の両方を加味した量の投与量に対する割合を生体内利用率という。消化管のpHは，薬物の安定性・イオン化率に影響するとともに吸収にも影響する。新生児期の胃内pHは相対的に高い。そのためベンジルペニシリンベンザチンなどの酸に不安定な薬物は，新生児期においては生体内利用率が増加し，反対にフェノバルビタールなどの弱酸の薬物ではイオン化分子になりにくく生体内利用率は低下する。一般に新生児期における薬物の吸収は小児期よりも遅い。

　小児期の皮膚は成人と比べみずみずしく浸透しやすいことに加え，新生児期，特に未熟児では角質層が薄いため，皮膚からの吸収は亢進する。また，肝臓の代謝が未熟なため新生児や若年小児では，直腸投与された薬物の生体利用率は増えていると考えられている。いずれにしても新生児における生体利用率は非常に不安定である。

（2）薬物の体内分布

　薬物の分布は分子の大きさ，蛋白結合率，脂溶性／水溶性の程度，臓器・組織の血流割合，血液・細胞内液・細胞外液の割合，体液のpH，膜の透過性など，さまざまな因子の影響を受ける。新生児は成人に比べて総水分量，細胞外液量が多い。したがって，細胞外液に分布する薬物は，体重あたりで投与すると，血中濃度が成人に比べて低値になる。逆に脂肪含量は満期産児で15％と成人に比べ少ないが，新生児は臓器の中で頭の割

合が大きいため，脂溶性薬物は脳に分布しやすいなどの特徴がある。脂溶性薬物は，血中では血清蛋白（血清アルブミンやα_1-酸性糖蛋白）と結合し，それ以外の遊離分画が脂肪組織に分布する。薬物の中には内因性物質と蛋白結合を競合し，内因性物質の分布に影響するものがある。ビリルビンとアルブミン結合を競合する薬物（例：スルファメトキサゾール・トリメトプリム〔ST合剤〕）は遊離したビリルビンによる核黄疸の可能性があるために，新生児期での投与は禁忌とされている。

（3）代謝

　薬物の代謝は，主には肝臓でなされている。酸化・還元・加水分解の第Ⅰ相反応と，抱合の第Ⅱ相反応に分けられる。第Ⅰ相反応ではチトクロームP450が主要な働きを示している。この酵素は胎生期にすでに存在するCYP3A7や，出生後数時間以内に出現してくるCYP2D6，2E1や，生後1週間以内に発現してくるCYP3A4，2C9，生後1カ月頃から発現してくるCYP1A2などがある。第Ⅱ相反応では，グルクロン酸抱合，硫酸抱合，アミノ酸抱合などがある。グルクロン酸抱合は，成熟児はその活性が成人の1%以下であるが出生を境に上昇し，生後100日で成人レベルに達するUGT1（ビリルビンやフェノールに関与する）と，胎生期でも成人の10～20%の活性があるUGT2（モルヒネなどに関与）が存在する。

（4）排泄

　腎臓の排泄には，糸球体濾過，尿細管分泌，尿細管での再吸収が関与する。ネフロン形成は在胎36週で完成し，その後腎血流量が変化する。成熟児の出生時の糸球体濾過能（GFR）は2～4 mL/minであるが，出生後2，3日で著しい増加を示し8～20 mL/minになる。尿細管分泌は有機アニオン輸送系，有機カチオン輸送系やP-糖蛋白よりなり，生後1年で成人レベルに達する。有機アニオン輸送系はGFRに遅れて発達する。

2．新生児薬物療法の問題点

　新生児医療の現場で日常的に使用されている薬剤の約80%は新生児に対する用量や用法，適応などが添付文書に記載されていない。すなわち適応外使用を余儀なくさせられている。医師は新生児の治療に必要な薬剤の使用を『やむをえず，自らの責任で』行っていることを認識しなくてはならない。早産児や重症児に投与する際には，胃管および十二指腸チューブ

からの投与であり，溶解しにくい薬剤は閉塞の原因になるため，場合によっては乳鉢などで粉砕して投与したりする。また，シロップ剤や賦形剤として乳糖を使用すると浸透圧が非常に高くなることがあり，注意が必要である。また粘度が高い薬剤は，上手に嚥下できない児においてむせの原因になることもある。

(1) 抗菌薬・抗ウイルス薬

新生児の感染で，慢性に経過するものや予防に対しては，抗菌薬・抗ウイルス薬の内服投与が行われる。結核感染母体およびHIV感染母体から出生した児に対しては，抗結核薬（イソニアジドおよびリファンピシン）や抗ウイルス薬（ジドブジン）の予防投与が行われる。イソニアジドはビタミンB_6代謝阻害によるけいれん・神経炎がありうるので，イソニアジド100 mgに対してビタミンB_6を10 mg補充する。またサイトメガロウイルス感染に対して，ガンシクロビルのプロドラッグで吸収効率の改善されたバルガンシクロビルの内服がされることがある。ただし保険適応はない。クラミジア産道感染には，マクロライド系抗菌薬の内服が行われる。また，エリスロマイシンは抗菌薬ではあるが，モチリン様作用もあり腸管ぜん動補助効果も期待されている。しかし，肥厚性幽門狭窄症を副反応として引き起こす可能性があり，注意が必要である。

(2) 利尿薬

新生児は腎機能の未熟性のため種々の病態に合併して尿量減少による浮腫がみられる。血圧が保たれ，循環血液量があり腎前性腎不全が否定的なときは，ループ利尿薬であるフロセミドが第一選択薬として使用される。ループ利尿薬は尿細管からの電解質再吸収を阻害することで利尿効果が期待できる。また，同時に気道上皮細胞の電解質輸送機構にも作用して，気管支平滑筋収縮軽減，気道内分泌減少，上皮細胞浮腫を軽減する。このようにフロセミドは，気道抵抗の減少・肺コンプライアンスの増加を認めることから，慢性肺障害の治療にも用いられる。しかし，本剤を長期投与していると電解質異常（低ナトリウム血症，低カリウム血症）になることがあり，その場合は，電解質補正およびスピロノラクトンの投与を行うことが必要である。また，フロセミドの血中半減期は成人に比べ早産児において延長していることが報告されているが，十分な検討は行われていない。

（3）循環作動薬

　新生児は，先天性心疾患や心筋障害に関連した心筋収縮力の減少により心不全になることがある。ジギタリス製剤は，Na^+-K^+-ATPaseの抑制により細胞内ナトリウム濃度が上昇し，Na-Caチャンネルが働き，カルシウムイオンの細胞内流入が増加して強心作用をあらわす。同時に迷走神経反射，抗交感神経作用により徐脈になる。房室ブロックや閉塞性心筋疾患のある患者には使用禁忌である。新生児期にはジゴキシン様物質が存在し，また有効血中濃度と中毒域が近接しており注意が必要である。ジゴキシンの散剤（ジゴシン散）は0.1％のため，新生児投与には100倍散を調製する必要があるが，これにリスクがあることを理解すべきである。嘔吐や徐脈傾向が認められたらすぐに血中濃度を測定すべきである。

（4）呼吸刺激薬

　在胎35週未満の早産児には，中枢性無呼吸発作である早産児無呼吸発作が認められる。呼吸刺激薬として，キサンチン誘導体であるテオフィリンおよびカフェイン，呼吸促進薬であるドキサプラムがある。メチルキサンチンは，中枢性作用として呼吸中枢の刺激作用や二酸化炭素応答能の増強作用，末梢性作用として横隔膜筋の収縮力増強作用や疲労回復作用により無呼吸発作を改善する。それらの作用機序としては，アデノシン拮抗作用ならびにPDE阻害作用などの説がある。カフェインもテオフィリンも無呼吸発作に対する効果は同等とされているが，副作用の発生率が低く安全域が広いカフェインの使用が主流になっている。また，カフェインには抗酸化作用や抗炎症作用による慢性肺障害の予防効果なども注目されており，生後早期投与が推奨されている。生後早期はCYP1A2の発現が低いため未変化体で排泄される。

（5）抗けいれん薬

　新生児発作は，新生児期の中枢神経疾患を示唆する最もはっきりした臨床兆候であり異常症状である。けいれんが持続すると二次的に脳障害が助長されることから，的確な治療が必要である。抗けいれん薬は，GABA受容体・ベンゾジアゼピン受容体・Clチャンネルなどへ作用し，中枢神経系に広範囲な抑制を示すとともに，シナプス膜安定化作用，不応期の延長などに働く。フェノバルビタールが第一選択薬として使用され，フェニトイン，カルバマゼピン，ゾニサミドなどが使用される。新生児期のけいれんの多くが部分発作であることや肝障害が出やすいことから，部分発作に対

して効果が十分でないバルプロ酸は，あまり使用されない。フェニトイン
は有効であるが，内服は血中濃度が不安定になりやすい。

（6）ビタミン薬

　十分な母乳栄養あるいは人工栄養が行われていればビタミン摂取不足は
極めてまれであるが，特別な状況下ではビタミンの投与が必要なことがあ
る。

　母体のビタミンK摂取不足や抗けいれん薬内服によるビタミンK欠乏，
または，肝胆道系疾患によるビタミンK欠乏に対しては，生後3カ月まで
の毎週投与などの予防ガイドラインが示されている。また早産児における
未熟児骨減少症については，血中ALP，Ca，P，尿中Ca，Pなどを定期的
に測定し，ビタミンDおよびカルシウム，リンの適切な投与量を判断する
必要がある。このほか，ビタミンA，Eについては，抗酸化薬として慢性
肺障害や未熟児網膜症の予防として投与されることがある。リボフラビン
は光増感作用があるため，新生児高ビリルビン血症時の光療法，特に青色
光を用いる際には，注意が必要である。

3. 乳幼児・小児の服薬説明

1. 一般的な薬の飲ませ方

乳幼児・小児に対する一般的な薬の飲ませ方を以下に解説する。いずれの場合も，実施前に必ず手洗いを行うなど清潔を保つことが重要である。

(1) 乳児（図1）

乳児に薬を飲ませる際は，処方された薬の剤形や，患児の発育状況に合わせて，その都度方法を選択するとよい。

粉薬と水剤の場合について，以下に解説する。

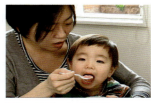

図1　スプーンで服薬

a. 粉薬（末，散，細粒，顆粒，ドライシロップなど）の場合

内服補助器具を使用する方法

①粉薬1回分を小さな容器（カップなど）にあけ，1～2mLの水または白湯によく混ぜる。水の量が多いと1回で飲みきれず，飲み終わる前に薬の苦味が出るため注意する。

②スポイトやシリンジ（針をつけていない注射筒）で容器の中身をきれいに吸い取り，乳児の口にスポイトやシリンジを入れ，吸啜運動に合わせて少量ずつ服用させる。スポイトやシリンジに代えて，スプーンで少しずつ流し込んだり，空の乳首を口にくわえさせたりして，乳児が吸い始めたら少しずつ薬を入れる方法を用いてもよい。その他の内服補助器具を用いてもかまわない（図2）[1]。

③口の中に薬が残っていると苦味などが出ることがあるため，薬を服用後はすぐに水やお茶などを飲ませる。好きな飲食物，甘味料を与えてもよい。

＊乳児に対しては，苦味が強い薬をミルクに混ぜると，ミルクを『まずくて苦いもの』と認識してしまい，ミルク自体を嫌がるようになることがある。このため，薬をミルクで混合することは避けることが望ましい。

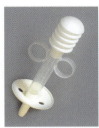
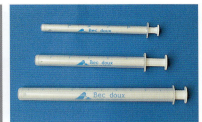

スポイトくすりのみ　　　　　ベック・ドゥ（山一精工）
（ピジョン）

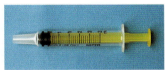
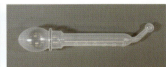
経口注入器：シリンジタイプ　　滅菌済みスポイト（診療化成）
（ニプロ，JMS，テルモなど）

図2　服薬補助器具

指先で与える方法

①粉薬1回分を小さな容器（カップなど）にあけ，水あるいは白湯を加えてペースト状になるように練る。
②手をきれいに洗った後，練った粉薬を指先につけ，頬の内側や上あごに塗る。
③最後に水を哺乳瓶などで含ませて，薬を飲み込むようにする。

服薬補助ゼリーを利用する方法

①服薬補助ゼリー（表1）[2]を開封後，最初に出てくる水分を捨てる。
②小さな容器（カップなど）に服薬補助ゼリーを入れ，粉薬1回分をのせる。
③薬と服薬補助ゼリーをかき混ぜるのではなく，ゼリーで粉薬を包みこむようにし，スプーンで服用させる。

18 **総論** 3. 乳幼児・小児の服薬説明

表1 服薬補助ゼリー

商品名	おくすり飲めたね いちご味	おくすり飲めたね ピーチ味	おくすり飲めたね ぶどう味	おくすり飲めたね チョコレート味
商品写真				
性状	ゼリー	ゼリー	ゼリー	ゼリー
味	いちご味	ピーチ味	ブドウ味	チョコレート味
pH	約3.8	約3.8	約3.8	中性
内容量	200g/袋	200g/袋	200g/袋	100g/袋
販売会社	龍角散			
特徴				・抗生物質などの苦味のある薬でもOK

商品名	らくらく服薬ゼリー	らくらく服薬ゼリー 漢方薬用いちごチョコ風味	らくらく服薬ゼリー 漢方薬用コーヒーゼリー風味
商品写真			
性状	ゼリー	ゼリー	ゼリー
味	レモン味	いちごチョコ風味	コーヒーゼリー風味
pH	約3.7	約3.7	約3.7
内容量	200g/袋	約3.7	約3.7
販売会社	龍角散		
特徴	・「嚥下補助ゼリー」は同成分商品	・漢方薬や苦い粉薬用 ・かき混ぜて服用	

商品名	お薬じょうず 服用ゼリー	お薬じょうず 服用ゼリー	小太郎の チョコゼリー
商品写真			
性状	ゼリー	顆粒	粉末
味	りんご風味	いちご風味	チョコレート味
pH	約3.6	約8.0	約4.8
内容量	150g/袋	3g×12包/箱	2.9g×12包/箱
販売会社	アサヒグループ食品		小太郎漢方製薬
特徴		・水で溶かす顆粒 タイプ	・漢方薬以外でもOK ・熱湯を入れ，ゼリー 状にするタイプ

商品名	ペースト状の オブラート	ペースト状の オブラート
商品写真		
性状	ゼリー	ゼリー
味	プレーン味	イチゴ味
pH	約3.9	約3.9
内容量	150g/袋	150g/袋
販売会社	ニュートリー	
特徴	・そしゃく嚥下用 ・他商品と形状が異な り，チューブ状に出る	

3

乳幼児・小児の服薬説明

b．水剤（シロップ，懸濁シロップなど）の場合

① 服用前に，薬瓶を振り中身を均一に混ぜる。このとき，激しく振とうすると泡立って計量できなくなるため，軽く振り混ぜるようにする。
② 1回分の量を添付のカップやスポイトで計り取る。
③ カップでそのまま服用できない場合には，上記の内服補助器具を使用する方法と同様に服用させる。このとき，のどの奥に入れると咳き込みやすいので注意する。
④ 水剤服用後，水やお茶を飲ませる。

（2）幼児（図3）

幼児には，まず，薬の必要性をわかりやすく説明し，飲み終えたらほめるようにする。子どもと相談しながら，服用しやすい方法を選択することも重要である。

甘いものが好きな子どもであれば，アイスクリームやヨーグルトに混ぜたり，コンデンスミルクやオリゴ糖などで，自分で調節しながら甘味をつけたりする方法もある。ただし，薬を混ぜたヨーグルトなどは全部摂取しなければならないので，市販のヨーグルトを使用する場合，混ぜる量に注意が必要である。図3の女性は3剤の服薬を1回のヨーグルトで行っている。甘いものが苦手な子どもの場合は，味噌汁やコーンポタージュ，海苔の佃煮などに混ぜることで，苦味をカバーすることができる。

また，乳児の場合と同様に，服薬補助ゼリーを利用するのもよい。薬剤によっては，ジュースや食品と混ぜると薬の作用が変化する場合や苦味が増強する場合もある。本書の個別事例を参照のこと。

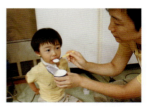

図3　ヨーグルトに混ぜて服薬

（3）小学生以上

粉薬が苦手な子もいれば錠剤が苦手な子もいるため，自分で選ばせることが重要である。どれなら飲めるのか選ばせることで，「自分で決めたもの」という意識が働き，しっかりと服用することが多い。

一般的に5歳前後までは錠剤の内服が難しいといわれているが，個人差が大きく，10歳を過ぎても粉薬を好む子どももいる。錠剤の内服可能年齢について調査した結果では，6歳の半分以上で錠剤が服用できないとの

報告もある。錠剤やカプセル剤の内服が可能になれば、薬物治療の選択肢が広がる場合も多いため、子どもが一定の年齢になった際に、お菓子のラムネなどを利用して練習を試みるのもよい。成功体験を積み重ねることで、自信をもって内服できるようになる。

2. アドヒアランス向上のための工夫

(1) 服薬方法の説明の工夫
a. プレパレーション (preparation)

子どもが直面するであろう自身の病気や医療行為によって引き起こされる心理的混乱に対して、子ども自身が納得できるような方法で説明し、環境づくりを行うことにより、不安や恐怖心を最小限に抑え、その子なりに乗り越えられるよう支援することをプレパレーションという。

自我が確立する年代になると、服薬方法のごまかしでは、嫌がる子どもに服薬させることが困難な場合がある。なぜ、薬を飲むのかをしっかり理解してもらう必要があるので、服薬のプレパレーション・ツールが有用である。最近では、絵本の作成も行われており、物語で理解させる試みが行われている。タブレットをツールとして利用し、カラフルな絵の動きや展開、効果音などで子どもに服薬の必要性を説明する事例もある（図4）[3]。その他の服薬に関するプレパレーションでは、紙芝居を用いて子どもに薬への関心をもたせ、服薬の必要性を理解させることも行われている。プレ

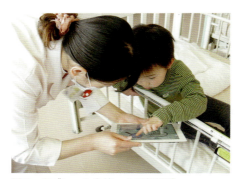

図4 タブレットを使った服薬指導
〔室井政子：服薬指導のポイント．小児薬物療法テキストブック（板橋家頭夫・総監修），p.190，じほう，2017より〕

パレーション実施後に服薬指導を行うと，話を聞こうとする姿勢や服薬に前向きな姿がみられる。興味をひくような資材やキャラクターを用いることも有用である。

b. 子どもの成長段階などに合わせた説明の工夫

子どもに薬への興味をもってもらうには，子どもと仲良くなることが大切である。子どもと仲良くなるには子どもの世界を知っていると便利で，アニメやゲームなど好きなキャラクターを尋ねて，薬の説明書に絵を描くと興味を示してくれる。また，話をするときは子どもの特徴や性質を理解して話すことも大事なポイントであり，年齢や発達段階に沿った説明をすることが肝要である。一般的に女の子は男の子よりも"おませさん"なことが多く，子ども扱いをすると逆効果となることがある。嘘をついたり否定したりしないことも重要で，子どもの理解力に応じて，言葉を選ぶことや接する態度を変えることが大切である。仲良くなると，自分から薬の剤形や服薬方法，服薬タイミングなどを提案してくるなど，治療に積極的になるきっかけとなる。頑張って服薬できた場合には，しっかりと"ほめる"とよい。子ども自身が自分の頑張りを実感できるケアを行うことにより，満足感をもって，次の頑張りにつなぐことができる。

薬を長期に服薬しなければならない場合，反抗期や思春期などでは自己判断で薬を中断してしまうこともある。これは，薬の効果を実感できなかったり，友人の前で飲みたくないといった気持ちが芽生えたりすることが原因であることが多い。薬の効果が実感できないといった場合には，薬の使用による成果がどういうものか，症状の安定に結びついているということをしっかり理解してもらうことが重要である。また，友人の前で飲みたくないといった理由が原因の場合には，医療者側がうまく原因を引き出し，気にせず服薬できるタイミングや場所を検討するなどして医療者側で工夫を行う必要がある。

(2) 子どものやる気を引き出すグッズ（図5¹⁾，図6¹⁾，図7）

子どもに服薬に対するやる気をもってもらうために，いくつかのグッズを利用することがある。薬を服用するときにのみ，その子にとってスペシャルなキャラクターデザインのコップを利用し，次の服薬に対する期待感をもたせるなどの方法を行うことがある。ある程度の年齢であれば，専用のおくすりカレンダーに自分でシールを貼っていくことで興味をもたせ，飲み忘れを防ぐのみならず目標に対して達成する感覚をもたせること

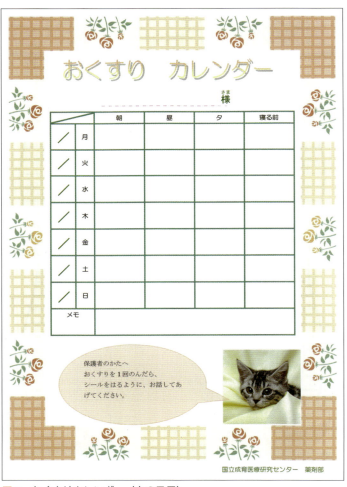

図5　おくすりカレンダー（女の子用）

24 　総論 3. 乳幼児・小児の服薬説明

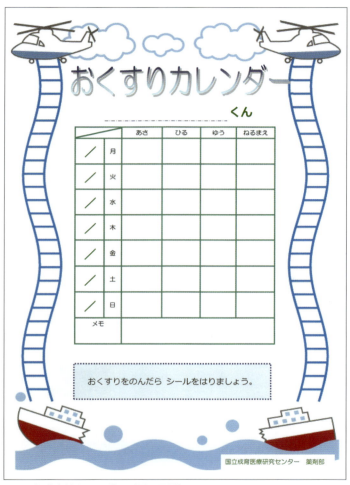

図6　おくすりカレンダー（男の子用）

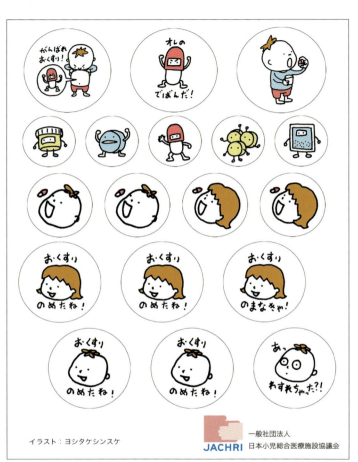

図7 おくすりのめたねシール

3 乳幼児・小児の服薬説明

26 **総論** 3. 乳幼児・小児の服薬説明

でモチベーションを向上させる方法がある。この方法は子ども自身が達成状況を得やすく，前述したように，その成果を保護者や第三者が"ほめる"ことで，さらに努力を認められたい期待感をもたせ，服薬を継続することができるようになる可能性がある。子どもの自尊心を起こさせること（ほかにも小さなコップを持たせて，直接，薬を口の中に入れた後に水で飲み込む，いわゆる「大人飲み」で飲ませるなど）が重要であり，遊びを取り入れながら，上手にできたら大いにほめることが非常に大切である。

（3）医療者と保護者の関係性

　子どもの服薬は保護者の理解に依存することが多い。保護者に十分な指導を行わないと与薬をあきらめたり，気軽に忘れたり，不安で中断したりする。保護者に対しても，子どもの服薬に対するモチベーションをしっかりともっていただくことが重要である。また，子どもの世話をしている保護者は一人とは限らないため，説明文書を渡すなど，保護者間（父母，祖父母など）で情報を共有できるように意識して指導を行うことが重要である。

　指導にあたっては，医療者自身がアドボカシー（advocacy：自己の権利を表明することが困難な人の代わりに代理人が権利を擁護すること）の精神をもって子どもとその薬物療法に臨むだけでなく，子育てと自分の仕事に加えて子どもの看護を行っている保護者への配慮を忘れず，思いやりをもって対応する必要がある。

　上述してきた方法を用いても薬を吐き出すなど服薬が上手に行えない場合や，長期の服用では子どもが飽きて薬を飲まなくなってしまうことも少なくない。医療者は子どもの服薬の責任を保護者のみに押しつけるのではなく，一緒に取り組む姿勢が必要である。

● **文献**

1) 国立成育医療研究センター薬剤部・編：小児科領域の薬剤業務ハンドブック 第2版．じほう，2016

2) 石川洋一・監，小児薬物療法研究会・編：現場の困った！ をエキスパートが解決 こどもと薬のQ&A．じほう，2017

3) 板橋家頭夫・総監，日本小児臨床薬理学会 教育委員会・編：小児薬物療法テキストブック．じほう，2017

4. 子どもはどうして薬を嫌がるのか？
～乳幼児・小児の服薬の実情～

　医師や薬剤師は，服薬の現場に立ち会う機会が少ないため，実際に服薬を補助する家族や看護師の苦労を十分に理解できないこともある。時に医師は，服薬しにくい薬であることを知りつつも，ほかに選択肢がなく最善の治療として処方せざるを得ないこともあるのだが，一方で「この病気であれば，薬があるだけましで，飲むしかないよ」，という医療者の声を耳にしたこともある。本来，病気で不安を抱えながら，飲みにくい薬を飲む子どもの苦痛は計り知れない。また，それをそばで介護する家族や看護師も子どもの苦痛を少しでも和らげることができればと心痛している。このため，飲みにくい薬を少しでも飲みやすくするアイデアは共有するべきであり，本書の意義は大きいと考える。服薬介助のアイデアは，混ぜると飲みやすくなる方法はもちろん，声かけやグッズにも及んでいる。病気の苦しみを和らげるはずの薬が，服薬時にさらなる苦しみとなることは，「苦い薬を飲むことは治療上では致し方ないこと」と理解する年齢であっても好ましいものではない。服薬時に苦痛とならない薬の開発を切に望むが，そのような薬が市場に出るまでは本書を大いに活用されたい。

1. 薬を嫌がる子どもは世界共通

　わが国だけでなく，乳幼児や小児への服薬に苦労することが多いのは，その年齢に適した製剤が不足していることが原因の1つと考えられている。一般に製薬会社が開発する製剤は，成人が服薬しやすいことが選択（優先）され，乳幼児や小児が服薬しやすいことはほとんど検討（考慮）されない。このため，成人が服薬しやすい製剤で，かつ企業の製剤加工技術・生産コストの関係から，おおむね錠剤が開発されることとなる。しかし，乳幼児や小児が服薬する場合に錠剤を嚥下できないケースや，1錠剤中の成分量が成人1回量であるため，そのまま1錠を服薬させることができず，錠剤を分割あるいは粉砕して必要な服用量に調整するケースがある。
　乳幼児や小児に適した剤形の有無は，診療領域によって差があることが知られている[1,2]。例えば，呼吸器・アレルギー領域では小児に適した剤

28　**総論** 4. 子どもはどうして薬を嫌がるのか？

表1　予製品のベスト10

順位	一般名	代表商品名	販売開始年月
1	ヒドロコルチゾン	コートリル	1972年12月
2	ダントロレンナトリウム水和物	ダントリウム	1981年1月
3	カルベジロール	アーチスト	1993年5月
4	バクロフェン	ギャバロン, リオレサール	1980年2月
5	ワルファリンカリウム	ワーファリン	1962年5月
6	エナラプリルマレイン酸塩	レニベース	1986年7月
7	ベラプロストナトリウム	ドルナー, プロサイリン	1992年4月
8	プロプラノロール塩酸塩	インデラル	1968年2月
9	グリチルリチン・グリシン・DL-メチオニン配合剤	グリチロン配合, ネオファーゲン配合, ニチファーゲン配合	1991年11月
10	フルドロコルチゾン酢酸エステル	フロリネフ	1987年8月

形が比較的開発されているが，循環器系領域では小児に適した剤形の開発は少ない。また，2011年に小児治験ネットワーク加盟施設（日本小児医療施設協議会加盟施設で主に構成）で実施した予製品*) のアンケートでも，予製が多い医薬品のベスト（ワースト）10位は，販売開始後20年以上のものであった（表1）[3]。これらの薬剤は販売開始後20年以上であることから，ほとんどがoff-patent（特許切れ）と考えられる。このように，小児に使用される薬剤には，古くから使用されているoff-patentが多く，新たに小児用の製剤が開発される機会が少ない。加えて，これらの薬剤の多くは，小児に対する適応もないのが現状である。一方で，小児用医薬品開発の促進に向けた取り組みも，厚生労働省・PMDAを中心に行われており，ワルファリンカリウムは2011年に，エナラプリルマレイン酸塩は2012年に小児の適応が追加された。

---

*)：患者数や，錠剤・カプセル剤の剤形変更（例えば，錠剤を粉砕し，粉薬とする）件数が多いため，あらかじめ粉薬を調製しておくこと。処方の件数は病院ごとに異なるため，病院によって予製品が異なる。

2．Palatability（嗜好性）

　嗜好性と訳されるPalatabilityについて少しだけ触れてみたい。小児用の薬といっても必ずしもおいしい薬にする必要はない。おいしいがゆえに過剰量の摂取につながる可能性や，慢性疾患の患児では，特徴的な薬の味やにおいがかえって服薬困難にさせるケースが考えられるからである。服薬を可能にするためのPalatabilityの要素として，味，フレーバー，服用量（かさ），サイズおよび服薬した際の舌ざわり，のどごしなどを考慮すべきである[4]。

　さらに，子どもが好む味は，基本的に大人が好む味とは異なるとされているが，薬を開発するのは大人であり，味に関しても大人の感覚で決まるケースが多い。すなわち，"おいしい味（good-tasting medicines）"である必要はない，"受け入れられる味（just acceptable taste）"が必要なのである。

　しかし，複数の製剤（味，フレーバー，サイズなどが異なる）がある場合でも，服薬する子どもがjust acceptable tasteの薬を選べることはほとんどなく，前述のとおり，服薬に苦慮していることを十分に認識していない医師や薬剤師が選ぶのがわが国のシステムである。どうか，服薬に苦慮していることを十分に理解し，just acceptable tasteの薬を医師や薬剤師が選択することで，よりよい治療が行われることを願う。

3．服薬という苦痛を理解する

　腎臓内科の医師から，服薬に関する相談を受けたことがあるので紹介する。

　「プレドニンを服薬できず，やむを得ず入院になったお子様がいる。なんとか服薬できないだろうか…。」

　このプレドニンこと，プレドニゾロンは苦い薬として代表的に知られる薬である。本書においても多くの事例が掲載されている。多くの事例が掲載される理由は，苦味を克服して服薬させるのが難しい証でもある。あれやこれやと試して，やっと服薬できたというのが，この薬の特徴である。ぜひ，本書を参照していただき，その子どもにあった服薬方法が見つかることを願う。

　さて，この相談のあった患児に関しては，アイスに混ぜる方法やゼリーを使用することなどいろいろと試みたが，結局のところ服薬拒否が続き，

30　**総論** 4．子どもはどうして薬を嫌がるのか？

服薬できれば家で治療できるという条件に対しても，小さな子ども自らが入院を選択する結果となった。

　このような事例はまれなケースかもしれないが，この子にとっては苦い薬を飲むことがどれだけ苦痛であるのかを，われわれは理解しなくてはならない。

（1）服薬を拒む理由

　米国において，苦い薬剤の服薬に関するアンケート調査の報告がある[5]。153名の3歳から10歳の子どもとその親にアンケートを行ったところ，服薬を拒否したことのある子どもは58.2%であった。その拒否の主な理由は「Nasty：後味が悪い」，「Yucky：嫌な味」，「Bitter：苦い」などの主に味の問題であった。わが国でも，松本らが子どもをもつ保護者236名にアンケート調査を行っており，55%が与薬に苦労したと回答している報告がある[6]。また，われわれが行ったドライシロップ服薬実態に関するアンケート調査においても，服薬拒否の理由として「薬の苦味（33%）」，「薬の味（14%）」，「薬の味が悪い（9%）」などの薬の味が上位にあがっている[7]。

（2）米国における改善例

　米国では，苦いプレドニゾロンを服薬させるデバイス，Medibottleが開発されている[8]。このMedibottleは哺乳瓶に注射器を取りつけたもので，ミルクを吸引するタイミングで注射器から苦い薬を押し流すしくみである。看護師が通常のシリンジで服薬を行った場合，完全に服薬できたのは約30%であったのに対して，Medibottleを使った場合には，約60%と改善された。わが国では，薬をミルクに混ぜる行為は，薬によってミルクの味が変わることで，乳児の栄養補給にとって重要なミルクを乳児が飲まなくなる可能性があるため，成長が阻害される危険があると考え，推奨していない。しかし，米国では，2歳以下のミルクを主食とする患児に薬を飲ませる方法として哺乳瓶を改良したというところは，根本的な発想が異なる事例である。

　また，米国においてはAmerican Society of Health-System Pharmacists（米国医療薬剤師会）が，小児，老人，チューブ装着者や嚥下が困難な患者に対して，経口液剤の市販薬不足への対策として，錠剤から液剤への調製方法を公開している。一例として，プレドニゾロンの例を表2のレシピ1および2に示す。

表2　米国医療薬剤師会の公開しているプレドニゾロンの液剤調製レシピ
（レシピ1，レシピ2）と米国内市販薬の組成（レシピ3）

● 米国医療薬剤師会の調製レシピ

レシピ1（0.5 mg/mLの経口液剤）[9)]

プレドニゾロン（粉）	50 mg
エタノール	10 mL
安息香酸ナトリウム	0.1 g
50%グリセリン	100 mLに調製
（50%ソルビトール液あるいは50%ショ糖液）	

【注意】プレドニゾロンはアルコールに溶け，安息香酸ナトリウムは水に溶けるので，両者を混合する。保存期間は室温で92日間。

レシピ2（0.5 mg/mLの経口液剤）[10)]

プレドニゾロン10 mg錠	5錠
安息香酸ナトリウム	100 mg
98%アルコール	10 mL
単シロップ	100 mLに調製

【注意】保存期間は室温で82日間。使用する前には容器をよく振ること。

● Pediapred® Oral Liquid（市販薬）の組成

レシピ3（Pediapred® Oral Liquid 5 mL中の組成）

プレドニゾロンリン酸ナトリウム　6.7 mg
　（プレドニゾロンとして5 mg）
添加物：リン酸ナトリウム，EDTA，メチルパラベン，ソルビトール，
　香料（ラズベリー）

近年，米国ではプレドニゾロンの液剤（Pediapred® Oral Liquid：表2 レシピ3）が承認され使用できることとなった。これはレシピ1やレシピ 2で示すようなアルコールを含有しない液剤となっている。ただし，これ らのレシピに比べ，有効成分の濃度が高いため，濃度を下げる場合にはシ ロップで希釈することをすすめている。Pediapred® はラズベリー味と なっているが，ほかにMillipred® とOrapred® がグレープ味，Prelone® が チェリー味と，異なる風味の液剤が発売されている。ただし，「乳幼児や 小児にはどの味が向いてるのか」というデータはほとんどない。

また，錠剤を粉砕したプレドニゾロンをレモネードやカスタードと一緒 に服薬するよりも，それをあらかじめ病院で調剤した液剤（バナナ風味で ソルビトールで甘味を付加）のほうが服薬では優っていたとの報告もあ

る[11]。錠剤の粉砕では23%が服薬できなかったのに対し，液剤は全員服薬できた。このように，適した剤形や味に変えることで，服薬のコンプライアンスが上がることが知られている。

4．文化や環境により適した剤形は異なる

　小児の年齢に適した剤形については，EMA（European Medicines Agency：欧州医薬品庁）より指針が出されているので，参考にされたい[12,13]。しかしながら，文化や環境により小児の年齢に適した剤形は異なることが考えられる。例えば，プレドニゾロンの処方箋データの解析では，散剤や粉砕調剤から錠剤に切り替わる年齢は7歳であった[14]。同様に，松本らの報告によれば，錠剤を服用できると答えた子どもが半数以上を占めたのは8歳以上であった[15]。一方，オランダの未就学児（1〜4歳）183人を対象として，プラセボを用いた錠剤（4mm），粉薬，粉薬の懸濁液，シロップの4種類の比較試験が実施され，4種類ともよいAcceptability（受入性，許容性）を示したが，なかでも錠剤が1番好まれたという報告がある[16]。この背景には，オランダにおいて，4歳以下の小児が服用する小さな錠剤，歯の腐食を予防する4mmのフッ素製剤の錠剤や4mmのビタミン剤が広く普及しているため，4mmの錠剤の服用を可能にしていることが考えられる。このように各国の文化や環境によっても，受け入れられやすい，好まれる剤形は大きく異なることが考えられる。

　一般に，錠剤やカプセル剤を服用できる年齢は，前述したように6〜8歳くらいであるが，これは6〜8歳の子どものすべてが錠剤を服用できるという意味ではない。米国の研究では，錠剤を服用できない子どもは訓練により服用可能になったと報告されている[17]。

　本書では，子ども個々の発達や嗜好などのさまざまな背景で，錠剤やカプセル剤が服用できない場合や，散剤を好まない場合など，乳幼児・小児への服薬で難しいケースに対する改善方法を提案しているので，参照いただきたい。

●文献
1) Elaine Tan, et al：Med J Aust, 179(4)：195-198, 2003
2) 小嶋 純：薬局，64(9)：2607-2611，2013
3) 米子真記：薬剤学，72(6)：349-352，2012
4) 米子真記：薬局，64(9)：2612-2615，2013

5) Mennella JA, et al：BMC Pediatrics, 15：130, 2015

6) 松本 勉, ほか：第24回 日本外来小児科学会年次集会, 一般演題67, 2014

7) 藤原沙絵, ほか：PHARM TECH JAPAN, 33(13)：87-91, 2017

8) Purswani MU, et al：Arch Pediatr Adolesc Med, 163：186-188, 2009

9) Gupta VD：J Pharm Sci, 68：908-910, 1979

10) Gupta VD, et al：Am J Hosp Pharm, 35：1382-1385, 1978

11) Lucas-Bouwman ME, et al：Arch Dis Child, 84：347-348, 2001

12) European Medicines Agency：Reflection paper: Formulations of choice for the pediatric population, 2006

13) 米子真記, ほか：子ども×くすりの盲点. 小嶋 純・編著, 南山堂, 99-106, 2013

14) 小嶋 純, ほか：子ども×くすりの盲点. 小嶋 純・編著, 南山堂, 2-9, 2013

15) 松本 勉, ほか：小児の医療現場からみた薬のカタチの展望. 薬局, 64(9)：2680-2686, 2013

16) Meltzer EO, et al：Clin Pediatr, 45：725-733, 2006

17) 米子真記：薬局, 64(9)：2612-2615, 2013

5. 小児用製剤の特徴と注意点

1. 小児用製剤開発の現状

　医薬品は，製薬会社が製造・販売するもので，国の厳しい承認システムをクリアーしたものである。また，製薬会社はこの厳しいシステムをクリアーするために膨大な時間と経費を投じる必要があるため，明らかに利益を得ることが難しい医薬品の開発はなかなか行われない。

　厚生労働省の2014年患者調査[1]の概況をみると0歳から4歳までの入院患者数は全年齢の1.4%であり，また5歳から14歳は0.8%である。このように小児の患者が少ないため，製薬会社が膨大な時間と経費を投じる医薬品としては，小児用ではなく，成人用（成人の入院患者数：97.8%）とならざるをえない。実際，小児に使用されている医薬品のおよそ75%が，小児の用法・用量の記載がない適応外使用となっている[2]原因の一つと考えられる。

　この状況は，日本だけでなく世界共通であり，大きな問題となっている。実際の小児用医薬品に関する詳細な調査論文が少ないなか，オーストラリアにおける小児用製剤についての報告があるので紹介する[3]。処方箋医薬品の1,497品目のうち，小児の用法・用量に関する十分な情報がない年齢ごとの割合は，1カ月以下（80.5%），1～3カ月（79.1%），3カ月～2歳（77.5%），2～6歳（73.2%），6～12歳（71.6%）であった[1]。また，小児の用法・用量の情報があるが，小児に適した製剤のない割合は，1カ月以下（26.5%），1～3カ月（25.1%），3カ月～2歳（23.3%），2～6歳（21.9%），6～12歳（24.0%）であった。また，このオーストラリアの調査結果では，免疫・アレルギー系と感染症の疾患領域の医薬品は，小児の用法・用量を記載している頻度が高く，また小児用の製剤もあることが示され，わが国の実情とも一致した[4]。

2．錠剤を粉砕する？　脱カプセルする？

　前述のとおり小児用製剤が少ない現状では，実際の医療現場において，成人用に開発された医薬品を小児に対して使用せざるを得ない場面に遭遇することは少なくなく，言い換えるならば，小児用の医薬品に触れる機会のほうが少ないといえる。したがって「小児用製剤の特徴と注意点」としては，小児用に開発された製剤ではなく，小児に対する用法・用量の適応がないことがただあげられるのである。

　特に，小児用の規格や剤形がないことから，医師の指示（処方箋に示される）により薬剤師が錠剤を粉砕するケースや脱カプセルするケースがあることを，服薬に携わる看護師は知っておく必要がある。そして，このような錠剤の粉砕や脱カプセルによって，苦味やざらつきが出現して服薬拒否の原因となる可能性があるので注意が必要である。また，効果の減弱や薬物血中濃度の急上昇などにより，本来意図した効果・効能が期待できないばかりか，思わぬ副作用を惹起する可能性もあるため，各製剤の特徴もおさえておきたい。

3．小児に適した製剤と注意点

　内服薬では，成人の場合，錠剤やカプセル剤などの固形製剤が多く用いられるが，乳幼児の場合は，年齢や体重による用量調節の観点などから，散剤やシロップ剤，また用時溶解型のシロップ用剤（ドライシロップ）などが多く用いられている。また，新生児から乳児期の嚥下機能は未発達で，成人と同様の機能を獲得した後も味覚などの感覚が成人と異なるうえ，嚥下する食材に対する食経験の少なさから上手に嚥下できないことがある。

　なお，内服薬以外では，解熱鎮痛やてんかん発作などに用いられる坐剤，薬剤を霧状にしてスペーサーなどを用いて吸入する吸入剤，注射剤などが多く使用されている。

　小児用製剤に限らず，徐放化（ゆっくり薬剤が放出される）を目的とした製剤や，飲みにくい味やにおいをマスキングするために添加剤などが使用された製剤がある。このような製剤では可能な限り製剤に手を加えず内服することが原則である。一概に，"粉薬"なら服薬させやすいとの考えのもとで錠剤の粉砕や脱カプセルすることや，"水剤"なら可能であろうとして製剤を溶解し，内服までに時間をおいてしまうと，有効成分の苦味

36 **総論** 5. 小児用製剤の特徴と注意点

表1 調剤・与薬・保管にあたって注意を要する例

粉砕，すりつぶし不可の製剤の例	• セレニカR顆粒，メサラジン顆粒 （徐放化機能・放出制御機能喪失） • 一部のセフェム系抗菌薬 （苦味増強） • オメプラゾール腸溶錠 （小腸上部で溶解する機能喪失） 　　　　　　　　　　　　　　　など
つくり置き（予製）不可の製剤の例	• マクロライド系抗菌薬（苦味増強） 　　　　　　　　　　　　　　　など
保管に注意を要する製剤の例	• モンテルカストナトリウム，メナテトレノン（光による影響を受けやすい） • リスペリドンの細粒 （低温で保管すると結晶が析出） • バルプロ酸ナトリウム （湿度による影響を受けやすい） 　　　　　　　　　　　　　　　など

の出現や薬効の減弱・増強を来す可能性がある。

　患者の拒薬傾向が強く，やむをえず工夫を行う場合でも，調剤・与薬・保管にあたっては，当該剤形の特徴をよく理解し，十分に注意することが必要である（表1，表2）。

●**文献**

1) 厚生労働省：平成26年患者調査の概況
　　https://www.mhlw.go.jp/toukei/saikin/hw/kanja/14/index.html

2) 大西鐘壽：小児薬物療法における医薬品の適正使用の問題点の把握及び対策に関する研究 研究報告書. 厚生科学研究厚生省医薬安全総合研究事業，2000

3) Tan E, et al：Dosing information for paediatric patients：are they really "therapeutic orphansi"? Med J Aust, 179：195-198, 2003

4) 小嶋 純：小児用の経口製剤. Acceptability and palatability，YAKUGAKU ZASSHI，135(2)：245-247，2015

表2　小児用内服製剤の剤形と特徴，注意点

剤形名	特徴	注意点
顆粒剤	医薬品を添加剤によりコーティングして，粒状に造粒したもの。	以下のような高度な製剤技術で製剤したものがあるため，粉砕，すりつぶしやつくり置きにあたっては可否を十分に確認する。 • 有効成分の放出をゆるやかにした徐放性製剤 • 胃までは溶けずに通過し，腸で溶けるようにした腸溶性製剤 • 口内に嫌な味が広がらないようにした苦味マスキング製剤
（細粒剤） コーティング 有効成分 顆粒（細粒）の構造	顆粒剤で粒が細かいもの（第十六改正日本薬局方で定義が変更された）。	
散剤	医薬品をそのまま，もしくは必要な添加剤を加えて粉末状あるいは微粒状としたもの。	用量の調節が容易だが，有効成分の風味が直接出やすい。
シロップ剤	医薬品と白糖などの甘味剤を溶液や懸濁液などに製したもの，もしくは難溶性の医薬品を微粉末とし，懸濁化剤を加えて懸濁液とした液状の内用剤。	懸濁液を使用前によく振る。（糖尿病など）糖分摂取制限の患者への与薬に注意。また，むし歯に注意する。
シロップ用剤 （ドライシロップ）	服用時に溶解または懸濁して用いる顆粒剤。 内用液剤にすることにより分解などを起こす医薬品で広く用いられる。	「使用するときに溶かす」（用時溶解）が原則であり，つくり置き（予製）後の長期保存は原則不可。また，シロップ剤と同様に糖分摂取制限の患者への投与に注意。
口腔内崩壊錠（OD錠） チュアブル錠など	形は錠剤だが，口の中で，唾液などの比較的少ない水分で溶ける錠剤。 また，チュアブル錠は唾液で溶解するほか，噛み砕くこともできる。	誤嚥防止のため，口腔内崩壊錠は寝たままの状態では水なしで服用させない。なお，口腔内崩壊錠およびチュアブル錠は口腔粘膜から有効成分が吸収される剤形ではない。

事例集
こども病院における服薬介助事例

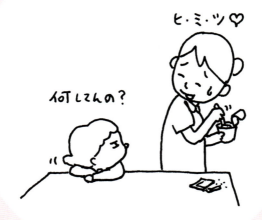

子どもへの与薬 〜小児看護の立場から〜

　小児看護には，子ども一人ひとりの特徴や発達段階に合わせた小児看護特有の技術があります。そのなかの1つが与薬の技術です。小児看護経験者には，「子どもの与薬はむずかしい」という経験，"抵抗する子どもを押さえてやっと口の中に入れ,飲めたと思ったら吐き出された"，こんな経験をもつ看護師は少なくないと思います。

　薬について理解できない子どもにとって，苦い，くさい，何だかわからないものを無理やり口の中に入れられる体験は，どんなにか苦痛であり恐怖でしょう。子どもが受ける苦痛や恐怖をできるだけ少なくしながら，安全に与薬を行うことは非常に重要なことです。

　適切に与薬を行うためには，薬に対する知識や情報を得る必要があります。そして子どもについての情報，成長発達段階や成育歴，薬を飲む目的や病態，これまでの服薬経験などの情報を得ます。得た情報をもとに個々に合わせた与薬方法を工夫し，子どもにわかる言葉で説明し，つらくても薬を飲まなければいけないことを伝え，がんばる力を引き出し，飲めたらほめましょう。

　不適切な与薬は，必要な薬剤を体内に取り込むことができないという不利益をもたらしたり，有害事象を生じさせたりします。ミルク嫌いや偏食，大人への不信感につながる場合もあるといわれています。「苦くない」とうそをついたり，「飲まないと注射する」とおどしたり，「飲んだらおもちゃをあげる」と交換条件を出したりすることは，決してしてはいけません。

　ある漢方専門医が「子どもは薬を飲むと身体が楽になることがわかると，どんなに苦い薬でも自分から飲むようになる」と話していました。しっかり子どもと向き合い，根気よく関わっていくことで，子どもは薬を飲むのは「自分のためである」ことを理解し，自ら飲むことができるようになっていきます。

　子どもへの与薬は時間のかかる，エネルギーと工夫と根気のいる関わりです。しかし，その過程を通して子どもがもつ力や成長を感じ，成功の喜びを共有することができます。子どもが薬を飲む体験を，将来に向けたプラスの体験にできるよう関わっていきましょう。

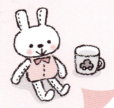

1. 精神神経用薬

ガバペンチン　Gabapentin（JAN）

ガバペンシロップ5％　（ファイザー）　5％1mL　（2〜8℃）

▶ 他の抗てんかん薬とは作用機序が異なり，また，体内でほとんど代謝されず肝薬物代謝酵素の誘導・阻害作用をもたない特徴から，比較的相互作用を起こしにくいと考えられている。

服薬における実例
- 後味の苦味による拒薬事例がある。

服薬介助・服薬指導のヒント
- （シロップ剤にさらに）単シロップを混ぜて与薬。
- 吐き出さないよう姿勢の工夫をする。

●製剤情報

商品名（会社名）	色／味／におい等	添加物
ガバペンシロップ5％（ファイザー）	無色〜微黄色澄明／芳香（ストロベリーの香料）	濃グリセリン，キシリトール，香料

●原薬の性状と特徴

性状　白色〜微黄白色の結晶性の粉末である。水またはメタノールにやや溶けやすく，エタノール（99.5）にやや溶けにくく，ジエチルエーテルにほとんど溶けない。

原薬の特徴　GABA類似構造を有し，中枢神経系の膜電位依存性Ca^{2+}チャネルのサブユニットの一部に結合してチャネル活性を抑制すると考えられている。やや水に溶けやすい。

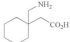

カルバマゼピン　Carbamazepine（JP）

テグレトール細粒50%　（サンファーマ＝田辺三菱）　50%1g　（防湿）

▶ てんかんの部分発作，三叉神経痛に対する第一選択薬。
▶ 躁病，躁うつ病の躁状態に対しリチウム製剤と同等の有効性を示し，効果発現はリチウム製剤より速い。さらに，抗精神病薬に比べ錐体外路症状の副作用が少ないとされる。

服薬における実例
- 特有の風味による軽い拒薬事例がある。
- 〈5〜6歳〉細粒が苦手で服薬が困難な事例がある。

服薬介助・服薬指導のヒント
- バニラやチョコレートアイスクリームに混ぜて与薬。
- ヨーグルトに混ぜる，または白湯に溶かして与薬。
- 〈乳児〉経管栄養の場合は，ミルク（母乳または人工乳）2〜3mLで溶解し，授乳前に与薬。哺乳瓶と乳首での与薬時は，白湯2〜3mLで溶解し，授乳前に与薬。

避けたほうがよいこと
- グレープフルーツジュースは避けることが望ましい（本剤の血中濃度上昇）[コラム「ほかの柑橘系の果物は大丈夫？」（p.166）も参照]。

●製剤情報

商品名（会社名）	色／味／におい等	添加物
テグレトール細粒50% （サンファーマ＝田辺三菱）	白色／はじめないが，後にわずかに苦い／においはない	トウモロコシデンプン，ポビドン，無水ケイ酸
カルバマゼピン細粒50% 「アメル」 （共和薬品）	白色〜微黄白色／わずかに苦い／においはない	トウモロコシデンプン，ヒドロキシプロピルセルロース
カルバマゼピン細粒50% 「フジナガ」 （藤永＝第一三共）	白色	トウモロコシデンプン，D-マンニトール，ヒプロメロース

●原薬の性状と特徴

性状 白色～微黄白色の粉末で，においはなく，味ははじめないが，後にわずかに苦い。クロロホルムに溶けやすく，エタノール（95）またはアセトンにやや溶けにくく，水またはジエチルエーテルに極めて溶けにくい。融点：189～193℃。

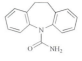

原薬の特徴 三環系構造を有する唯一の抗てんかん薬。Na^+チャネルを阻害することで神経活動を抑制する。

ジアゼパム　Diazepam（JP）

セルシン散1%，シロップ0.1%　　　　　　　　　　　ジ 開封後遮光

（武田テバ薬品＝武田）　1%1g, 0.1%1mL

- ▶1964年に承認された代表的向精神薬。
- ▶同じベンゾジアゼピン誘導体であるクロルジアゼポキシドと比較して，馴化作用，筋弛緩作用が約5倍，抗けいれん作用が約5～10倍強い。

服薬における実例

- ●後味の苦味による拒薬事例がある。

服薬介助・服薬指導のヒント

- ●単シロップに混ぜて与薬。
- ●フレーバーを加えて与薬。
- ●与薬の際は，できるだけ一気に服薬させる。

●製剤情報

商品名（会社名）	色／味／におい等	添加物
散		
セルシン散1% （武田テバ薬品＝武田）	白色／わずかに苦い／においはない	乳糖水和物，トウモロコシデンプン，軽質無水ケイ酸
ジアゼパム散1% 「アメル」 （共和薬品）	白色／わずかに苦い／においはない	バレイショデンプン，乳糖水和物
ホリゾン散1% （丸石）	白色	乳糖水和物，リン酸水素カルシウム水和物，軽質無水ケイ酸，トウモロコシデンプン

商品名（会社名）	色／味／におい等	添加物
シロップ			
セルシンシロップ 0.1% (武田テバ薬品＝武田)	無色澄明／甘く，後やや苦い／果実様の芳香	プロピレングリコール，ポリオキシエチレン硬化ヒマシ油50，パラオキシ安息香酸メチル，パラオキシ安息香酸プロピル，グリセリン，D-ソルビトール，クエン酸水和物，クエン酸ナトリウム水和物，pH調整剤，香料

●原薬の性状と特徴

性状 白色～淡黄色の結晶性の粉末で，においはなく，味はわずかに苦い。アセトンに溶けやすく，無水酢酸またはエタノール（95）にやや溶けやすく，ジエチルエーテルにやや溶けにくく，エタノール（99.5）に溶けにくく，水にほとんど溶けない。融点：130～134℃。

原薬の特徴 ベンゾジアゼピン誘導体で，GABA-BZ受容体-Cl⁻チャネル複合体におけるGABAの作用を強めることにより細胞興奮の抑制作用を発現する。

ゾニサミド　Zonisamide（JAN）

エクセグラン散20%　（大日本住友）　20% 1g

▶強い抗けいれん作用を有し，部分てんかん・全般てんかんの各発作型，これらの混合発作型に対して用いられている。
▶また，多剤併用の難治症例に対しても用いられる。

服薬における実例

- 拒薬の報告事例は特にない。

服薬介助・服薬指導のヒント

- 市販のブドウゼリーを細かくし，薬剤をかけて包み込み与薬できた事例がある。
- 〈乳児〉経管栄養の場合は，ミルク（母乳または人工乳）2～3mLで溶解し，授乳前に与薬。哺乳瓶と乳首を用いる場合は，白湯2～3mLで溶解し，授乳前に与薬。

トピラマート　45

●製剤情報

商品名(会社名)	色／味／におい等	添加物
エクセグラン散20％ (大日本住友)	白色／味ははじめないが、後にわずかに苦い／においはない	乳糖水和物，エチルセルロース，ヒプロメロース，マクロゴール6000，ヒドロキシプロピルセルロース，軽質無水ケイ酸
ゾニサミド散20％ 「アメル」 (共和薬品)	白色～微黄白色／わずかに苦い／においはない	乳糖水和物，エチルセルロース，ヒプロメロース，軽質無水ケイ酸

●原薬の性状と特徴

性状　白色～微黄色の結晶または結晶性の粉末である。アセトンまたはテトラヒドロフランに溶けやすく，メタノールにやや溶けにくく，エタノール（99.5）に溶けにくく，水に極めて溶けにくい。融点：164～168℃。

原薬の特徴　ベンズイソキサゾール骨格を基本としてメタンスルホンアミド構造を有し，多くの抗てんかん薬にみられるウレイド構造を含まないという特徴をもつ。

トピラマート　Topiramate（JAN）

トピナ細粒10％　（協和発酵キリン）　10％1g

▶ グルタミン酸系抑制作用のほか，複数の作用機序を有する新規抗てんかん薬。
▶ ほかの抗てんかん薬で十分な効果が認められないてんかん患者の部分発作（二次性全般化発作を含む）に対する抗てんかん薬との併用療法に用いられる。
▶ 細粒発売前までは，錠剤が粉砕調剤されることが多く，本薬の強い苦味による拒薬事例が多かった経緯から，フィルムコーティング細粒が開発された。

服薬における実例

- 拒薬の報告事例は特にない。

服薬介助・服薬指導のヒント

- 溶解性はあまりよいほうではなく，舌触りが残るため，ゼリーやヨーグルト，アイスクリームなど半固形状のものと合わせるとよい。

● 〈1歳未満（承認用法は2歳以上）〉ミルクに混ぜ，乳首で介助することで与薬できた事例がある。

●製剤情報

商品名（会社名）	色／味／におい等	添加物
トピナ細粒10% （協和発酵キリン）	白色	乳糖水和物，結晶セルロース，沈降炭酸カルシウム，ヒドロキシプロピルセルロース，アクリル酸エチル，メタクリル酸メチルコポリマー分散液，エチルセルロース水分散液，D-マンニトール，タルク，軽質無水ケイ酸

●原薬の性状と特徴

性状 白色の結晶であり，においはなく，味は苦い。メタノールまたはエタノール（99.5）に溶けやすく，水に溶けにくい。融点：126.8℃。

原薬の特徴 フルクトピラノース骨格にスルファマート構造を有し，AMPA／カイニン酸型グルタミン酸受容体機能抑制作用など幅広い作用機序を有する。

トリクロホスナトリウム　Triclofos sodium（JP）

トリクロリールシロップ10%　　　　　　　　（凍結を避け冷所（1～15℃））
　（アルフレッサファーマ）　10% 1 mL

▶抱水クロラールと同様に体内で活性代謝物のトリクロロエタノールとなり，鎮静・催眠作用をあらわす。
▶消化管刺激性は抱水クロラールより低い。

服薬における実例

● 強い苦味と甘いにおいなどによる拒薬，嘔吐の事例がある。
● のどがイガイガすると感じる，甘味料に混ぜても薬本来の苦味のほうが強く感じる患児がいる。
● 1回の服用量が多く，シリンジが大きくなることによる拒薬事例がある。
● 体重がある児ほど1回の服用量が増えること，ほかの飲料などと混ぜることでさらに服用量が増えることなどから，全量を飲むのが困難になる事例がある。

- 全量摂取後も啼泣してせき込んで嘔吐する事例，服薬後5〜10分たってから嘔吐する事例もある。
- シロップの甘味で最初の一口目は飲もうとしてくれるが，二口目以降に拒薬される事例がある。

服薬介助・服薬指導のヒント

〈服薬方法〉
- バナナと混ぜると飲みやすい。
- ミルクで薄めることで，少量ずつ与薬できた事例がある。
- ミルクを飲んだ後に，そのまま乳首に薬剤を入れて与薬できた事例がある。
- ジュースやミルク，ヨーグルトなどと混ぜても苦味が軽減しにくいため，単剤をジュースなどの飲食物と交互に少しずつ口に含ませることで与薬できた事例がある。
- 口にため込ませず，シリンジやスポイトなどを用いて少量ずつ与薬するとよい。苦味を感じないように舌の上にはのせず，頬の内側・舌の両サイドあたりからほんの数滴くらいずつ，飲み込むのを確認しながらゆっくり与薬する。少量過ぎて吐き出せず，泣きながらでもむせにくい。
- 大きなシリンジを嫌がる患児には，スプーンに少しずつ移して与薬できた事例がある。
- 少量ずつストローで吸ってもらい，口に入る1回量を減らすことで与薬できた事例がある。
- ミルクや食事を摂取できる患児は，服薬後すぐにミルクや食事を摂取してもらい，後味が残らないようにする。患児の好きなジュースなどの飲料を与えるのもよい。
- 1歳くらいまでの患児の場合，スムーズに飲めることがある。

〈その他の工夫や服薬指導〉
- 与薬用のコップに患児が喜ぶキャラクターを用いるなどの工夫を行う。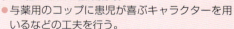
- 普段使用しているコップに薬剤を入れることで，恐怖心を緩和できた事例がある（4歳・男児，薬剤に対する恐怖心が強い）。
- 禁食などでほかの食材を摂取できない場合は，家族に5〜10分後に嘔吐する可能性があることを説明し，上体拳上したり，泣かないようにしたりしてもらう。
- 必要な服用量が飲めない，どうしても嘔吐してしまう患児などの場合は，保護者と相談のうえ医師へ報告し，坐剤へ変更する。

服薬のタイミングと服薬後の過ごし方

　乳児（1歳〜1歳半あるいは，授乳中の2歳頃まで）では，お腹が空いているときがよい。

　検査のためにトリクロリールシロップを服薬する場合，服薬後は，水などで口の中をさっぱりさせてから食事をし，散歩してもらう。おなかも満たされて眠りにつける。

どうしてもうまくいかないとき…

　嘔気が強い患児や，嘔吐を繰り返す患児の場合は無理をせず，家族と相談して坐剤に切り替える。無理をして時間をかけて服薬を勧めると，家族も子どもの嘔気や嘔吐のつらそうな表情を見て疲弊してしまうため，できるだけ短時間で判断して切り替えることを心がけ，家族の負担も少なくなるようにしている。

避けたほうがよいこと
- ジュースやミルク，ヨーグルトなどと混ぜても苦味が軽減しにくいため，単剤で与薬する。

●製剤情報

商品名（会社名）	色／味／におい等	添加物
トリクロリールシロップ10%（アルフレッサファーマ）	橙色澄明／バニリン様のにおい	白糖，バニリン，水酸化ナトリウム，パラオキシ安息香酸メチル，黄色5号，香料，エタノール

●原薬の性状と特徴

性状　白色の結晶性の粉末である。水に溶けやすく，エタノール（95）に溶けにくく，ジエチルエーテルにほとんど溶けない。吸湿性。水溶液（1→50）のpHは3.0〜4.5。

原薬の特徴　抱水クロラールの肝代謝物であるトリクロロエタノールをリン酸でエステル化したナトリウム塩。胃で吸収され，赤血球，肝臓，その他の組織でトリクロロエタノール，トリクロル酢酸に代謝される。

バルプロ酸ナトリウム　Sodium valproate（JP）

セレニカR顆粒40％
（興和＝興和創薬＝田辺三菱＝吉富薬品）　40％1g
デパケン細粒20％・40％，シロップ5％
（協和発酵キリン）　20％・40％1g，5％1mL

（細）（顆）開封後防湿

▶各種てんかん，およびてんかんに伴う性格行動障害の治療に用いられている。また，躁病および躁うつ病の躁状態，片頭痛発作発症抑制の適応が追加された。
▶特に，躁うつ病の躁状態に対しては，リチウムと並んで第一選択薬として用いる。

服薬における実例

- 〔セレニカR〕水に溶けにくいため口中に薬剤が残るなど，服薬が困難な事例がある。
- 〔デパケン〕特有の風味や苦味による拒薬事例がある。

服薬介助・服薬指導のヒント

- 〔セレニカR〕服薬補助ゼリー，ヨーグルト，ジャムなどをスプーンにとり，薬剤を混ぜて与薬するとよい。先を切って太くしたスポイトで与薬する方法もある。
- 〔セレニカR〕顆粒剤を噛まないよう飲み込ませる。
- 〔デパケン〕アイスクリーム，シュークリームなどに混ぜて与薬。ヨーグルトと混ぜると苦味増強の報告あり。
- 〔デパケン〕〈乳児〉経管栄養の場合は，ミルク（母乳または人工乳）2～3mLで溶解し，授乳前に与薬。哺乳瓶と乳首を用いる場合は，白湯2～3mLで溶解し，授乳前に与薬。

避けたほうがよいこと

- 〔セレニカR〕顆粒をすりつぶさない（徐放性製剤のため）。
- 〔デパケン〕酸性の飲料（フルーツジュース，炭酸飲料，ヨーグルトなど）に混ぜると苦味が増す可能性がある（デパケンとセレニカRでは添加剤が異なるため）。
- 〔デパケン〕牛乳に混ぜると風味が悪くなることがある。

●製剤情報

商品名(会社名)	色/味/におい等	添加物
細粒		
デパケン細粒 20%・40% (協和発酵キリン)	白色/メントール様の特異な味/においはない	軽質無水ケイ酸, バレイショデンプン, ポリビニルアルコール(部分けん化物), メタケイ酸アルミン酸マグネシウム
バルプロ酸ナトリウム細粒20%「EMEC」 (小林化工=エルメッド=日医工)	白色/風味なし	アスパルテーム(L-フェニルアラニン化合物), カルメロースナトリウム, 含水二酸化ケイ素, 結晶セルロース, 精製白糖, ヒドロキシプロピルセルロース, 部分アルファー化デンプン, D-マンニトール
バルプロ酸ナトリウム細粒40%「EMEC」 (小林化工=エルメッド=日医工)	白色/風味なし	アスパルテーム(L-フェニルアラニン化合物), カルメロースナトリウム, 軽質無水ケイ酸, 結晶セルロース, 精製白糖, 部分アルファー化デンプン, ポリビニルアルコール(部分けん化物), メタケイ酸アルミン酸マグネシウム
顆粒		
セレニカR顆粒40% (興和=興和創薬=田辺三菱=吉富薬品)	白色/においはない ※核顆粒を二重コーティングした膜制御拡散型の徐放性剤。	ステアリン酸カルシウム, ヒドロキシプロピルセルロース, カルボキシビニルポリマー, エチルセルロース
バルプロ酸Na徐放顆粒40%「フジナガ」 (藤永=第一三共)	白色/味なし/においなし	ステアリン酸カルシウム, エチルセルロース, クエン酸トリエチル, 軽質無水ケイ酸, その他2成分
バルプロ酸ナトリウム徐放U顆粒40%「アメル」 (共和クリティケア=共和薬品)	白色/味およびにおいはない	ステアリン酸カルシウム, エチルセルロース, クエン酸トリエチル, 軽質無水ケイ酸, その他2成分
シロップ		
デパケンシロップ5% (協和発酵キリン)	赤色澄明/甘い/パイナップルのにおい	赤色102号, パラオキシ安息香酸プロピル, パラオキシ安息香酸メチル, 白糖(1mL中:600mg), 香料成分(香料, プロピレングリコール, エタノール, グリセリン)
バルプロ酸Naシロップ5%「フジナガ」 (藤永=第一三共)	無色澄明/甘味/芳香(オレンジ様)	白糖, パラオキシ安息香酸メチル, パラオキシ安息香酸プロピル, 香料

商品名(会社名)	色／味／におい等	添加物
バルプロ酸ナトリウムシロップ5%「日医工」(日医工)	無色〜微黄色澄明／甘い／芳香(バニラ風味)	エリスリトール，粉末還元麦芽糖水アメ，精製白糖，サッカリンナトリウム，パラオキシ安息香酸メチル，パラオキシ安息香酸プロピル，香料，エタノール，エチルバニリン，バニリン
バレリンシロップ5%(大日本住友)	無色〜微黄色澄明／甘い／特異な芳香	パラオキシ安息香酸メチル，パラオキシ安息香酸プロピル，精製白糖，pH調節剤，エタノール，香料

●原薬の性状と特徴

性状 白色の結晶性の粉末で，特異なにおいがあり，味はわずかに苦い。水に極めて溶けやすく，エタノール(99.5)または酢酸(100)に溶けやすい。極めて吸湿性が強く，空気中で徐々に潮解する。水溶液(1→20)のpHは7.0〜8.5。

原薬の特徴 分枝鎖脂肪酸構造を有する。抗てんかん薬の中で唯一，化学構造内に窒素原子をもたない。脳内のGABA濃度，ドパミン濃度を上昇させるとともにセロトニン系の代謝も促進させる。

フェノバルビタール　Phenobarbital (JP)

フェノバール散10%，エリキシル0.4%　　　　　　　（散）遮光，開封後防湿
(藤永＝第一三共)　10% 1g，0.4% 1mL

▶バルビツール酸系の長時間型催眠薬。
▶部分発作，全般発作などのけいれん発作，精神運動発作，自律神経発作に有効で，特に小児のてんかんにおいては第一選択薬として用いられる。

服薬における実例

●拒薬の報告事例は特にない。

服薬介助・服薬指導のヒント

●〈乳児〉経管栄養の場合は，ミルク(母乳または人工乳)2〜3mLで溶解し，授乳前に与薬。哺乳瓶と乳首を用いる場合は，白湯2〜3mLで溶解し，授乳前に与薬。

52 　事例集　1. 精神神経用薬

●製剤情報

商品名(会社名)	色/味/におい等	添加物
散		
フェノバール散10% (藤永＝第一三共)	淡紅色/やや苦い/においはない	乳糖水和物，赤色3号アルミニウムレーキ
フェノバルビタール散10%「ホエイ」 (マイラン＝ファイザー)	淡紅色/においはない	無水ケイ酸，赤色3号アルミニウムレーキ，乳糖水和物
フェノバルビタール散10%「マルイシ」 (丸石＝吉田製薬)	淡紅色	ヒドロキシプロピルセルロース，乳糖水和物，赤色3号アルミニウムレーキ
フェノバルビタール散10%「シオエ」 (シオエ＝日本新薬)	淡紅色/苦い/においはない	ヒドロキシプロピルセルロース，乳糖水和物，赤色3号アルミニウムレーキ
内用液		
フェノバールエリキシル0.4% (藤永＝第一三共)	赤色澄明/甘味があり，わずかに苦い/芳香(イチゴ様)	エタノール，グリセリン，プロピレングリコール，サッカリンナトリウム水和物，単シロップ，パラオキシ安息香酸エチル，赤色2号，香料，バニリン

●原薬の性状と特徴

性状 白色の結晶または結晶性の粉末である。*N,N*-ジメチルホルムアミドに極めて溶けやすく，エタノール(95)またはアセトンに溶けやすく，アセトニトリルにやや溶けにくく，水に極めて溶けにくい。水酸化ナトリウム試液に溶ける。pH：5.0～6.0(飽和水溶液)。融点：175～179℃。

原薬の特徴 バルビツール酸系催眠薬で，$GABA_A$受容体-Cl^-チャネル複合体に作用してGABA神経機能を亢進させる。

ペントバルビタールカルシウム
Pentobarbital calcium（JP）

ラボナ錠50mg　（田辺三菱）　50mg1錠　　(開封後防湿)

▶短時間作用型バルビツール酸誘導体。
▶中枢神経系に対し全般的な抑制作用を示し，鎮静，催眠作用をあらわす。

服薬における実例
- 錠剤を飲める患児（年齢）に合わせて処方されているため，速やかに与薬でき，拒薬事例はない。

●製剤情報

商品名（会社名）	外観および性状	添加物
ラボナ錠50mg（田辺三菱）	白色のフィルムコーティング錠	エチルセルロース，カルメロースカルシウム，ステアリン酸マグネシウム，セルロース，二酸化ケイ素，ヒドロキシプロピルセルロース，マクロゴール6000

●原薬の性状と特徴

性状 白色の粉末である。水にやや溶けにくく，エタノール（95）に溶けにくく，アセトニトリルにほとんど溶けない。水溶液（1→100）は旋光性を示さない。

原薬の特徴 GABA_A受容体のサブユニットに存在するバルビツール酸誘導体結合部位に結合することにより，抑制性伝達物質GABAの受容体親和性を高め，Cl^-チャネル開口作用を増強して神経機能抑制作用を促進する。主として肝臓で分解され，腎から排泄されるが，排泄は遅い。

及び鏡像異性体

リスペリドン　Risperidone（JP）

リスパダール細粒1％，内用液1mg/mL　　細防湿　内用液凍結を避ける
（ヤンセン）　1％1g，0.1％1mL

- ▶セロトニン・ドパミン・アンタゴニスト（SDA）で，統合失調症の陽性症状および陰性症状の両方に効果がある。
- ▶錠剤のほか，細粒剤，内用液と幅広い剤形をもつ。

服薬における実例

- 特有の苦味による拒薬，嘔吐の事例がある。

服薬介助・服薬指導のヒント

- 水，ジュース（柑橘系を除く），スポーツドリンクなどの飲料，服薬補助ゼリーやヨーグルトなどの半固形食などに混ぜる。

避けたほうがよいこと

- 柑橘系のジュースに混ぜると苦味が増す可能性がある。
- すばやく与薬し，冷蔵庫には保管しないほうがよい（結晶析出の可能性）。低温で保管した際は，常温にて振とうするなどして溶解する。
- 〔内用液〕茶葉抽出飲料（紅茶，ウーロン茶，日本茶など），コーラとの混合は避ける（薬剤含量低下）。
- 〔内用液〕抗てんかん薬のザロンチンシロップ，デパケンシロップ，および抗アレルギー性精神安定薬のアタラックス-Pシロップとの配合により，混濁，沈殿，含量低下あり（配合変化）。
- 〔細粒〕ベンザリン細粒1％との配合で吸湿・固化，ドプス細粒20％との配合でリスペリドンの含量低下あり（配合変化）。

●製剤情報

商品名（会社名）	色／味／におい等	添加物
細粒		
リスパダール細粒1％ （ヤンセン）	白色／苦味がある／においはない	乳糖水和物，ヒプロメロース，軽質無水ケイ酸
リスペリドン細粒1％「CH」 （長生堂＝日本ジェネリック）	白色	トウモロコシデンプン，乳糖水和物，ヒプロメロース，マクロゴール6000，二酸化ケイ素，タルク

リスペリドン 55

商品名（会社名）	色／味／におい等	添加物
リスペリドン細粒1%「MEEK」（小林化工＝MeijiSeika）	白色／風味なし	乳糖水和物，タルク，ヒプロメロース，軽質無水ケイ酸
リスペリドン細粒1%「NP」（ニプロ）	白色	乳糖水和物，ヒプロメロース
リスペリドン細粒1%「アメル」（共和薬品）	白色／わずかに苦い／においはない	乳糖水和物，ヒドロキシプロピルセルロース，軽質無水ケイ酸
リスペリドン細粒1%「オーハラ」（大原）	白色	乳糖水和物，ヒドロキシプロピルセルロース，軽質無水ケイ酸
リスペリドン細粒1%「サワイ」（沢井）	白色／わずかに苦い／においはない	軽質無水ケイ酸，乳糖，ヒプロメロース
リスペリドン細粒1%「タカタ」（高田）	白色	乳糖水和物，ヒドロキシプロピルセルロース，軽質無水ケイ酸
リスペリドン細粒1%「トーワ」（東和薬品）	白色	D-マンニトール，タルク，エチルセルロース，ヒプロメロース，軽質無水ケイ酸
リスペリドン細粒1%「日医工」（日医工）	白色	乳糖，ヒプロメロース，無水ケイ酸
リスペリドン細粒1%「ファイザー」（ファイザー）	白色	乳糖水和物，ヒプロメロース，軽質無水ケイ酸
リスペリドン細粒1%「ヨシトミ」（全星＝田辺三菱＝吉富薬品）	白色／ほのかに甘い（しばらくすると苦味）	乳糖水和物，D-マンニトール，ヒプロメロース，無水ケイ酸
内用液		
リスパダール内用液1mg/mL（ヤンセン）	無色澄明／苦味とわずかな酸味がある／においはない	酒石酸，安息香酸，水酸化ナトリウム
リスペリドン内用液1mg/mL「MEEK」（小林化工＝MeijiSeika）	無色澄明／柑橘系の香り	D-ソルビトール，酒石酸，安息香酸，塩化カリウム，スクラロース，香料
リスペリドン内用液1mg/mL「アメル」（共和薬品）	無色澄明／苦味と酸味がある	D-ソルビトール液，酒石酸，安息香酸，水酸化ナトリウム

56　事例集 1. 精神神経用薬

商品名（会社名）	色／味／におい等	添加物
リスペリドン内用液 1mg/mL「タカタ」 （高田）	無色澄明	D-ソルビトール液，安息香酸，クエン酸水和物
リスペリドン内用液 1mg/mL「トーワ」 （東和薬品）	無色澄明／レモン風味	D-ソルビトール，スクラロース，サッカリンナトリウム水和物，酒石酸，エデト酸カルシウム／2ナトリウム，安息香酸ナトリウム，pH調整剤（酒石酸，水酸化ナトリウム），香料
リスペリドン内用液 1mg/mL「ヨシトミ」 （同仁＝田辺三菱＝吉富薬品）	無色澄明／においはない	D-ソルビトール，酒石酸，安息香酸，塩酸
リスペリドン内用液 分包0.5mg・1mg・ 2mg・3mg「アメル」 （共和薬品）	無色澄明／甘味のあるレモン風味	D-ソルビトール液，酒石酸，安息香酸ナトリウム，スクラロース，タウマチン，水酸化ナトリウム，香料
リスペリドン内用液 分包0.5mg・1mg・ 2mg・3mg「日医工」 （日医工）	無色澄明	酒石酸，D-ソルビトール，安息香酸，pH調節剤
リスペリドン内用液 0.5mg・1mg・2mg・ 3mg分包「ファイザー」 （ファイザー）	無色澄明	酒石酸，安息香酸，D-ソルビトール

●原薬の性状と特徴

性状　白色～微黄白色の結晶性の粉末である。メタノールまたはエタノール（99.5）にやや溶けにくく，2-プロパノールに極めて溶けにくく，水にほとんど溶けない。融点：169～173℃。

原薬の特徴　ベンズイソオキサゾール骨格を有する抗精神病薬で，ドパミンD_2受容体拮抗作用だけでなくセロトニン$5-HT_2$受容体拮抗作用も有する。

レベチラセタム　57

レベチラセタム　Levetiracetam（JAN）

イーケプラドライシロップ50%　（UCB＝大塚製薬）　50％1g

▶てんかん患者の部分発作（二次性全般化発作を含む），ほかの抗てんかん薬で十分な効果が認められないてんかん患者の強直間代発作に対する抗てんかん薬との併用療法に用いられる。

服薬における実例
- 独特な苦味をもつ製剤であるが，拒薬の報告事例は特にない。

服薬介助・服薬指導のヒント
- 〈1歳未満（承認用法は4歳以上）〉ミルクに混ぜ，乳首で介助することで与薬できた事例がある。
- 溶解性は非常によく，飲み合わせが悪い食品・飲料物もないため，スポーツドリンクに混ぜて与薬。
- 服薬が困難な場合，ブドウジュースなど味の濃い飲料水やアイスクリームなどに混ぜて与薬できた事例がある。

避けたほうがよいこと
- お茶はタンニンのほかに，カフェインを含むため注意が必要。

●製剤情報

商品名（会社名）	色／味／におい等	添加物
イーケプラドライシロップ50% （UCB＝大塚製薬）	白色～微黄白色。用時溶解するとき，わずかに白濁した液／甘味	D-マンニトール，ポビドン，アスパルテーム（L-フェニルアラニン化合物），軽質無水ケイ酸，香料

●原薬の性状と特徴
性状　白色～淡灰白色の結晶性の粉末である。水に極めて溶けやすく，メタノールおよびエタノール（99.5）に溶けやすく，2-プロパノールおよびアセトニトリルにやや溶けやすく，トルエンおよびジエチルエーテルに溶けにくく，ヘキサンにほとんど溶けない。融点：115～119℃。

原薬の特徴　脳のシナプス小胞蛋白2A（Synaptic Vesicle Protein；SV2A）と特異的に結合することにより抗てんかん作用を発揮する。既知の抗てんかん薬とは異なる作用機序をもつ抗てんかん薬。

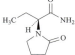

58 事例集 1. 精神神経用薬

こんな事例ありました

患児が安心でき，やる気が出る環境づくりの事例

　トリクロホスナトリウムなどの拒薬事例の多いアンケート回答のなかから，ほかの薬の服薬にも参考となる事例を紹介します。

- 年齢・発達に合わせ，ニップル，スポイト，シリンジ，コップなどによる服薬方法を保護者や本人と相談している。
- 患児には，シリンジで飲むか，ストローを用いて自分のタイミングで飲むか，どちらかを選んでもらった。患児はストローによる服薬方法を選択し，持参していたカラフルなストローのなかから自身で色も選択した。患児自身で選択した道具を用いることで，服薬に対する積極性が増した。
- 保護者のひざの上で服薬するなどして安心できるようにする。保護者のひざの上で横抱きにし，あやしたり頑張りを認める声かけをしたりしながら，看護師が与薬した。
- 泣いて拒薬する幼児でも「これを飲んでお茶を飲もう」と話をしたり，家族と相談してジュースをご褒美に励ましたりして，少しずつ飲ませ，最後まで飲むことができた事例もある。
- 患児に「あとこれだけ頑張ればもう嫌なことはないよ」，「がんばれ」と看護師数名と母親とで応援すると，患児自ら服薬できた事例もある。服薬以外にも，たくさん頑張れたことをほめ，「あとは薬を飲むだけだよ」と伝えた。服薬できたときには，「えらいね」，「お兄ちゃんになったね」，「かっこいいよ」とほめて自信をつけさせた。医療者のペースでなく，患児のペースで服薬できるように支援した。

それでも飲めない…

　工夫を尽くしてもなかなか飲めないという事例も数多くありました。薬をなかなか飲めない患児の飲めない理由を考える足がかりとなるよう，うまくいかない事例も紹介します。

- 柄や形の違うコップを何種類か用意して患児に選択させたが，服薬できなかった。
- 年齢が上がり，発達が進むにつれて，薬を味わってしまうことがあり，飲みきるまでに時間がかかったり，拒薬・嘔吐したりする事例がある。
- 以前服薬した記憶から，まったく受けつけない患児がいる。
- 幼児期は特に，「イヤ」なことを無理にすると，泣きすぎて嘔吐したりして，うまくいかない事例がある。

2. 解熱・鎮痛薬，抗炎症薬

アスピリン　Aspirin（JP）

アスピリン「バイエル」（バイエル）　10g　　　　　　　（吸湿注意）

- ▶100年以上汎用されている代表的な非ステロイド性解熱鎮痛消炎薬（NSAID）。
- ▶解熱・鎮痛・消炎薬・抗血小板薬および川崎病用薬として用いられている。

服薬における実例

- 苦味，特有の風味による拒薬事例がある。
- 苦味による拒薬事例がある。
- 水に溶けにくく，ざらつきが残るため服薬が困難な事例がある。

服薬介助・服薬指導のヒント

- チョコレートやバニラアイスクリームに混ぜて与薬。アイスクリームの量をやや多くし，薬剤の色を隠すとよい。
- 単シロップに混ぜて与薬。団子状にしたら摂取できた事例もある。
- 服薬補助ゼリー，ヨーグルトなどに混ぜて与薬。またはプリンなど比較的味の濃い甘味のある食品に混ぜて与薬。入院中は，これらを献立に追加してもらい，混ぜて摂取あるいは服薬後の口直しに摂取してもらうとよい。
- 口直しに味噌汁を飲ませることで与薬できた事例もある。
- 〈川崎病の患児〉入院により長期に服薬が必要になった場合，まずは家族に服薬の重要性を説明し，嫌でも飲まなければならないことを理解してもらう。そのうえで嘔気があったり，口から吐き出したりして飲めない患児に工夫を考えている。

参考までに…

本人の服薬方法を尊重

薬〔アスピリン原末「マルイシ」〕が飲めているか家族に確認したところ，患児（5歳）が「そのままだと嫌がって飲まなかったた

め，ご飯にかけてみたら，気にせず服薬できた」と報告を受けた事例がある。

本人にも確認したところ，「ご飯と一緒だと大丈夫」とのことであった。ご飯にかけることで苦味などが気にならなくなるのかは不明であるが，本人が薬を認識していても，味が気にならないとのことだったので，服薬方法をほかの方法へ無理に変更することはしなかった。ただしこの方法は，ご飯などを全量食べられる患児でないと難しい。

このほか，ご飯にかけて服薬できた同様の事例が2例（2歳，4歳）あった。

避けたほうがよいこと

- 水に溶けにくいため，シリンジを用いての与薬は全量投与しにくい場合がある。
- 炭酸水素ナトリウム，炭酸マグネシウムなどのアルカリ性製剤と混合しない。
- 湿潤しやすい製剤との混合は望ましくない。

●製剤情報

商品名(会社名)	色／味／におい等	添加物
アスピリン「バイエル」 (バイエル)	白色／わずかな酸味／においはない（湿った空気中で徐々に加水分解し，酢酸を生じるため，酢酸臭がすることがある）	―
アスピリン「ケンエー」 (健栄)	白色／わずかな酸味／においはない	―
「純生」アスピリン (小堺＝日興製薬販売)	白色／わずかな酸味／においはない	―
アスピリン「ホエイ」 (マイラン＝ファイザー)	白色／わずかな酸味／においはない	―
アスピリン「ヤマゼン」 (山善)	白色／わずかな酸味／においはない	―
アスピリン「ヨシダ」 (吉田製薬)	白色／わずかな酸味／においはない	―
アスピリン原末「マルイシ」 (丸石)	白色／わずかな酸味／においはない	―
アスピリン「日医工」 (日医工)	白色／わずかな酸味／においはない	―

●原薬の性状と特徴

性状 白色の結晶、粒または粉末で、においはなく、わずかに酸味がある。エタノール（95）またはアセトンに溶けやすく、ジエチルエーテルにやや溶けやすく、水に溶けにくい。水酸化ナトリウム試液または炭酸ナトリウム試液に溶ける。湿った空気中で徐々に加水分解してサリチル酸および酢酸になる。融点：約136℃（あらかじめ浴液を130℃に加熱しておく）。

原薬の特徴 サリチル酸誘導体。シクロオキシゲナーゼ（COX）を阻害することで解熱、鎮痛、抗炎症、血小板凝集抑制の各作用を示す。

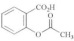

アセトアミノフェン　Acetaminophen（JP）

カロナール原末、細粒20%・50%、シロップ2%　
　（あゆみ製薬）　1g、20%・50% 1g、2% 1mL
コカール小児用ドライシロップ20%・ドライシロップ40%
　（三和化学）　20%・40% 1g
アセトアミノフェン「JG」原末　（長生堂＝日本ジェネリック）　1g

▶非ステロイド性解熱鎮痛消炎薬（NSAID）で、小児科領域で長く汎用されている。
▶鎮痛作用はアスピリンと同じく緩和な痛みに限られている。抗炎症作用はほとんどない。

服薬における実例

- 〔カロナール〕製剤の甘味と有効成分の苦味による拒薬事例がある。
- 〔コカールDS〕拒薬の報告事例は特にない。
- 〔錠剤〕錠剤が大きく（直径：約8.2～10mm）、飲み込みにくいことによる服薬困難な事例がある。剤形の変更を依頼。

服薬介助・服薬指導のヒント

- 〔カロナール〕単シロップ、市販のゼリー、ヨーグルト、粘り気のあるジャムや練乳、バニラアイスクリームなどに混ぜて与薬。
- 〔カロナール〕少量の水で溶かして団子状にし、頬の内側に塗って与薬。
- 〔カロナール錠200〕錠剤を半分に割るなどの工夫を行い、何度も励まし、飲めた後に好きな飲み物を用意するなどして服薬意欲をもたせることで与薬できた事例もある。

避けたほうがよいこと

- 〔カロナール〕急速な効果を期待する場合:炭水化物,糖分が多い食品(白米,麺類,あんこ,パン,クラッカーなど)と服薬しないこと(炭水化物と複合体を形成し,薬剤の初期吸収速度が減少する可能性).

● 製剤情報

商品名(会社名)	色/味/におい等	添加物
細粒		
カロナール細粒20%・50% (あゆみ製薬)	淡橙色/甘く,後に苦い/わずかにオレンジ様のにおい	ヒドロキシプロピルセルロース,乳糖水和物,サッカリンナトリウム水和物,黄色5号,香料
アセトアミノフェン細粒20%「JG」 (長生堂=日本ジェネリック)	淡橙色/甘く,後に苦い/わずかにオレンジ様のにおい	乳糖水和物,トウモロコシデンプン,結晶セルロース,低置換度ヒドロキシプロピルセルロース,サッカリンナトリウム水和物,ステアリン酸マグネシウム,黄色5号,香料
アセトアミノフェン細粒20%(TYK) (武田テバ薬品=武田テバファーマ=武田)	淡橙色/甘く,後に苦い/わずかにオレンジ様のにおい	乳糖水和物,トウモロコシデンプン,結晶セルロース,ヒドロキシプロピルセルロース,サッカリンナトリウム水和物,ステアリン酸マグネシウム,黄色5号,香料
アセトアミノフェン細粒20%「タツミ」 (辰巳)	淡橙色/甘く,後に苦い/わずかにオレンジ様のにおい	乳糖水和物,トウモロコシデンプン,セルロース,ヒドロキシプロピルセルロース,サッカリンナトリウム水和物,ステアリン酸マグネシウム,黄色5号,香料
アセトアミノフェン細粒20%「トーワ」 (東和薬品)	淡橙色/甘く,後に苦い/わずかにオレンジ様のにおい	乳糖水和物,トウモロコシデンプン,結晶セルロース,低置換度ヒドロキシプロピルセルロース,サッカリンナトリウム水和物,ステアリン酸マグネシウム,黄色5号,香料
シロップ		
カロナールシロップ2% (あゆみ製薬)	無色~淡黄褐色澄明/わずかに甘い/オレンジ様のにおい	サッカリンナトリウム水和物,プロピレングリコール,マクロゴール,パラオキシ安息香酸プロピル,ポビドン,D-ソルビトール,ピロ亜硫酸ナトリウム,クエン酸ナトリウム水和物,クエン酸水和物,香料

アセトアミノフェン　**63**

商品名（会社名）	色／味／におい等	添加物
アセトアミノフェンシロップ小児用2%「トーワ」（東和薬品）	淡褐色〜褐色／甘い／わずかにアップル様のにおい	グリセリン，プロピレングリコール，マクロゴール400，マクロゴール6000，白糖，サッカリンナトリウム水和物，パラオキシ安息香酸プロピル，pH調整剤（クエン酸水和物，水酸化ナトリウム），カラメル，香料
ドライシロップ		
アセトアミノフェンDS小児用20%「タカタ」（高田）	白色／甘い／においはないか，またはわずかに特異なにおい（ヨーグルト風味）	精製白糖，結晶セルロース，カルメロースナトリウム，ヒプロメロース，アスパルテーム（L-フェニルアラニン化合物），香料
アセトアミノフェンDS小児用20%「トーワ」（東和薬品）	白色〜微黄白色／甘い／ストロベリー風味	D-マンニトール，結晶セルロース，カルメロースナトリウム，ヒプロメロース，タルク，サッカリンナトリウム水和物，アスパルテーム（L-フェニルアラニン化合物），香料
コカール小児用ドライシロップ20%（三和化学）	淡橙色／甘い／わずかにオレンジ様のにおい	白糖，結晶セルロース，乳糖水和物，ヒプロメロース，サッカリンナトリウム水和物，アスパルテーム（L-フェニルアラニン化合物），黄色5号，香料，香料本体にデキストリンを含有
コカールドライシロップ40%（三和化学）	だいだい色／甘い／わずかにオレンジ様のにおい	D-マンニトール，ポビドン，サッカリンナトリウム水和物，アスパルテーム（L-フェニルアラニン化合物），黄色5号，無水ケイ酸，香料，香料本体に乳糖水和物およびデキストリンを含有

●原薬の性状と特徴

性状　白色の結晶または結晶性の粉末である。メタノールまたはエタノール（95）に溶けやすく，水にやや溶けにくく，ジエチルエーテルに極めて溶けにくい。水酸化ナトリウム試液に溶ける。融点：169〜172℃。

原薬の特徴　アニリン誘導体でフェナセチンの活性代謝物。体温中枢に関与しているプロスタグランジン（PG）の合成阻害はアスピリンと同程度とされているが，末梢におけるPGの合成阻害はアスピリンに比べ極めて弱いという。

イブプロフェン　Ibuprofen（JP）

ブルフェン顆粒20%　（科研）　20% 1g

▶ 非ステロイド性解熱鎮痛消炎薬（NSAID）。
▶ 抗炎症・鎮痛・解熱作用はアスピリンより数倍〜数十倍強い。

服薬における実例
- 拒薬の報告事例は特にない。

●製剤情報

商品名(会社名)	色／味／におい等	添加物
ブルフェン顆粒20%（科研）	白色／わずかな甘味、後に弱い刺激感	乳糖水和物, ヒドロキシプロピルセルロース, カルメロース, マクロゴール6000, フマル酸, ステアリン酸, ポリビニルアセタールジエチルアミノアセテート, ヒプロメロース, サッカリンナトリウム水和物
イブプロフェン顆粒20%「ツルハラ」（鶴原）	白色／わずかに香り（バニラ臭）	バニリン, 乳糖水和物, トウモロコシデンプン, 結晶セルロース, カルメロースカルシウム, ヒドロキシプロピルセルロース, タルク

●原薬の性状と特徴

性状　白色の結晶性の粉末である。エタノール（95）またはアセトンに溶けやすく、水にほとんど溶けない。希水酸化ナトリウム試液に溶ける。融点：75〜77℃。

原薬の特徴　フェニルプロピオン酸系化合物。シクロオキシゲナーゼ（COX）を阻害することで解熱、鎮痛、抗炎症、血小板凝集抑制の各作用を示す。

及び鏡像異性体

非ピリン系感冒薬

PL配合顆粒・幼児用PL配合顆粒 （塩野義） 1g
ペレックス配合顆粒・小児用ペレックス配合顆粒
（大鵬薬品） 1g

▶サリチルアミド，アセトアミノフェンが痛みおよび発熱を，プロメタジンメチレンジサリチル酸塩が鼻汁および鼻閉を改善する。
▶無水カフェインの中枢興奮作用が眠気，倦怠感を軽減する。

服薬における実例

- 〔PL配合〕〔幼児用PL配合〕〔小児用ペレックス配合〕拒薬の報告事例は特にない。

●製剤情報

商品名（会社名）	色／味／におい等	添加物
PL配合顆粒 （塩野義）	白色／やや甘く，わずかな苦味	乳糖水和物，トウモロコシデンプン，塩化ナトリウム，白糖，含水二酸化ケイ素
幼児用PL配合顆粒 （塩野義）	うすいだいだい色／甘く，わずかな苦味	含水二酸化ケイ素，白糖，メチルセルロース，黄色5号
ペレックス配合顆粒 （大鵬薬品）	白色／わずかな甘味／特異なにおい	乳糖水和物，精製白糖，トウモロコシデンプン，ヒドロキシプロピルセルロース
小児用ペレックス配合顆粒 （大鵬薬品）	淡赤色／わずかな甘味／特異なにおい（パイナップル風味）	乳糖水和物，精製白糖，トウモロコシデンプン，ヒドロキシプロピルセルロース，赤色2号，黄色5号，香料，バニリン
サラザック配合顆粒 （武田テバファーマ＝武田）	白色／やや甘く，わずかに苦い／芳香（メントール風味）	塩化ナトリウム，含水二酸化ケイ素，精製白糖，トウモロコシデンプン，乳糖水和物，香料
セラピナ配合顆粒 （シオノ＝ファイザー＝日本ジェネリック＝江州）	白色／やや甘く，わずかに苦い／芳香（メントール風味）	乳糖水和物，白糖，トウモロコシデンプン，塩化ナトリウム，二酸化ケイ素，香料
トーワチーム配合顆粒 （東和薬品）	白色～帯黄白色／やや甘く，わずかな苦味	白糖，乳糖水和物，トウモロコシデンプン，アルファー化デンプン，サッカリンナトリウム，ステアリン酸マグネシウム
マリキナ配合顆粒 （鶴原＝日医工）	白色／わずかな苦味／においはない	白糖，トウモロコシデンプン，軽質無水ケイ酸，ヒドロキシプロピルセルロース，含水二酸化ケイ素

●原薬の性状と特徴

原薬の特徴 サリチルアミドはサリチル酸誘導体で、アスピリンに比べて胃障害などの副作用が少ない。また、プロメタジンメチレンジサリチル酸塩は抗ヒスタミン、副交感神経抑制の作用があり、さらに鎮痛作用の増強作用がある。

ピラゾロン系解熱鎮痛消炎配合剤
Pyrazolone anti-pyretics, analgesics, anti-inflammatory combined

SG配合顆粒　（塩野義）　1g

▶解熱鎮痛成分としてイソプロピルアンチピリンおよびアセトアミノフェンを用い、疼痛緩和のための無水カフェイン、ならびにアリルイソプロピルアセチル尿素の合計4種類の有効成分からなる。

服薬における実例

● 拒薬の報告事例は特にない。

●製剤情報

商品名（会社名）	色／味／におい等	添加物
SG配合顆粒 （塩野義）	白色	乳糖水和物、ヒドロキシプロピルセルロース、メチルセルロース、含水二酸化ケイ素

●原薬の性状と特徴

性状 イソプロピルアンチピリン：白色の結晶または結晶性の粉末で、においはなく、味はわずかに苦い。

アセトアミノフェン：白色の結晶または結晶性の粉末である。水酸化ナトリウム試液に溶ける。

アリルイソプロピルアセチル尿素：白色の結晶または結晶性の粉末で、においおよび味はない。

無水カフェイン：白色の結晶または粉末で、においはなく、味は苦い。

原薬の特徴 イソプロピルアンチピリンは非ステロイド性解熱鎮痛消炎剤（NSAID）とほぼ同様の作用を示し、これとNSAIDのアセトアミノフェンの配合により、鎮痛作用が増強される。さらに中枢興奮作用や脳血管収縮作用をもつ無水カフェイン、ならびに解熱鎮痛成分の効果増強作用をもつ鎮静成分のアリルイソプロピルアセチル尿素を配合している。

フルルビプロフェン　Flurbiprofen（JP）

フロベン顆粒8％　（科研）　8％1g

- ▶非ステロイド性解熱鎮痛消炎薬（NSAID）。
- ▶アスピリン，インドメタシン，ジクロフェナクナトリウムより抗炎症，鎮痛，プロスタグランジン（PG）生合成阻害の作用はそれぞれ強いか同程度。

服薬における実例

- 苦味による拒薬事例がある。
- 水に溶けにくく，ざらつきが残るため服薬が困難な事例がある。

服薬介助・服薬指導のヒント

- アイスクリーム，練乳，ジャム，チョコレートペーストなどの粘り気があるものに混ぜて与薬。
- 与薬後，口中をゆすがせるか，口直しに患児が好きなものを与えるのもよい。

●製剤情報

商品名（会社名）	色／味／におい等	添加物
フロベン顆粒8％（科研）	白色／わずかな苦味／バニラ臭	乳糖水和物，ヒドロキシプロピルセルロース，結晶セルロース，リン酸水素カルシウム水和物，ポリアクリル酸ナトリウム，ステアリン酸カルシウム，バニリン，エチルバニリン，ヒプロメロース，マクロゴール6000，香料

●原薬の性状と特徴

性状　白色の結晶性の粉末で，わずかに刺激性のにおいがある。メタノール，エタノール（95），アセトンまたはジエチルエーテルに溶けやすく，アセトニトリルにやや溶けやすく，水にほとんど溶けない。エタノール（95）溶液（1→50）は旋光性を示さない。融点：114〜117℃。

原薬の特徴　ビフェニルプロピオン酸母核をもつ化合物。シクロオキシゲナーゼ（COX）を阻害することで強力な抗炎症作用，速効的な鎮痛作用を示す。

及び鏡像異性体

メフェナム酸　Mefenamic acid（JP）

ポンタール散50％，細粒98.5％，シロップ3.25％　　（散）（細）直射日光を避ける
（第一三共）　50％1g，98.5％1g，3.25％1mL

- ▶非ステロイド性解熱鎮痛消炎薬（NSAID）。小児のインフルエンザに伴う発熱に対しては，原則として本剤を使用しない。
- ▶中枢性の速効的な鎮痛作用と末梢性の強力な消炎作用の両方を併せもつ。
- ▶散，細粒，シロップとも小児の急性上気道炎に適応を有する。

服薬における実例

- 拒薬の事例はほとんどない。

服薬介助・服薬指導のヒント

- 〔シロップ〕与薬前によく振り，均質にする。

●製剤情報

商品名（会社名）	色／味／におい等	添加物
ポンタール散50％（第一三共）	白色～微黄白色	乳糖水和物，ポビドン
ポンタール細粒98.5％（第一三共）	微黄白色～淡灰白色／苦味がある／においはない	ヒドロキシプロピルセルロース，ポリソルベート80，軽質無水ケイ酸
ポンタールシロップ3.25％（第一三共）	白色／甘い／レモンの香り	ポビドン，ケイ酸マグネシウムアルミニウム，カルメロースナトリウム，安息香酸ナトリウム，D-ソルビトール液，白糖，pH調節剤，香料

●原薬の性状と特徴

性状　白色～淡黄色の粉末で，においはなく，味ははじめないが，後にわずかに苦い。ジエチルエーテルにやや溶けにくく，メタノール，エタノール（95）またはクロロホルムに溶けにくく，水にほとんど溶けない。水酸化ナトリウム試液に溶ける。融点：約225℃（分解）。

原薬の特徴　アントラニル酸誘導体で，他のNSAID系抗炎症薬と同様にシクロオキシゲナーゼ（COX）を阻害することで強力な抗炎症作用，速効的な鎮痛作用を示す。

ロキソプロフェンナトリウム水和物
Loxoprofen sodium hydrate (JP)

ロキソニン細粒10%　（第一三共）　10％1g

- ▶非ステロイド性解熱鎮痛消炎薬（NSAID）。
- ▶速効的かつ強力な末梢性の鎮痛作用をもつ。
- ▶生体内で活性体に変換された後に作用を示すプロドラッグであるため，ほかのNSAIDに比べ消化管障害が比較的少ない。

服薬における実例
- 拒薬の報告事例は特にない。

服薬介助・服薬指導のヒント
- 服薬補助ゼリーを用いて与薬できた事例がある。薬が苦手な患児の場合，入院時に自宅からゼリーを持参していることが多いので，家族に薬の飲み方を確認するとよい。

● 製剤情報

商品名（会社名）	色／味／におい等	添加物
細粒		
ロキソニン細粒10% （第一三共）	ごくうすい紅色／わずかに特異な収れん性／わずかに特異臭	ヒドロキシプロピルセルロース，低置換度ヒドロキシプロピルセルロース，三二酸化鉄，乳糖水和物，ステアリン酸マグネシウム
ロキソプロフェンNa細粒10%「TCK」 （辰巳）	ごくうすい紅色／わずかに特異なにおい	乳糖水和物，低置換度ヒドロキシプロピルセルロース，ヒドロキシプロピルセルロース，ステアリン酸マグネシウム，二酸化ケイ素，三二酸化鉄
ロキソプロフェンNa細粒10%「YD」 （陽進堂）	淡紅色／苦味／特異な風味	乳糖水和物，クロスポビドン，ヒドロキシプロピルセルロース，ステアリン酸マグネシウム，三二酸化鉄
ロキソプロフェンNa細粒10%「サワイ」 （メディサ＝沢井）	ごくうすい紅色／わずかに特異なにおい	軽質無水ケイ酸，三二酸化鉄，ステアリン酸マグネシウム，乳糖，ヒドロキシプロピルセルロース，フマル酸，D-マンニトール

70　事例集 2. 解熱・鎮痛薬, 抗炎症薬

商品名（会社名）	色／味／におい等	添加物
ロキソプロフェンナトリウム細粒10%「CH」 （長生堂＝日本ジェネリック）	淡紅色	乳糖水和物, ヒドロキシプロピルセルロース, ステアリン酸マグネシウム, タルク, 含水二酸化ケイ素, 三二酸化鉄, ポリソルベート40
ロキソプロフェンナトリウム細粒10%「日医工」 （日医工）	ごくうすい紅色／わずかに特異な収れん性／においはない	乳糖, デンプングリコール酸ナトリウム, ヒドロキシプロピルスターチ, ヒドロキシプロピルセルロース, ステアリン酸マグネシウム, タルク, 三二酸化鉄
内用液		
ロキソプロフェンナトリウム内服液60mg「日医工」 （日医工）	無色～微黄色澄明／梅風味	パラオキシ安息香酸メチル, サッカリンナトリウム, クエン酸ナトリウム, クエン酸, 香料, プロピレングリコール, エタノール

●原薬の性状と特徴

性状　白色～帯黄白色の結晶または結晶性の粉末である。水またはメタノールに極めて溶けやすく, エタノール（95）に溶けやすく, ジエチルエーテルにほとんど溶けない。水溶液（1→20）は旋光性を示さない。1gを新たに煮沸して冷却した水20mLに溶かした液のpHは6.5～8.5。

原薬の特徴　フェニルプロピオン酸系骨格を有し, カルボニルが還元されて生成するtrans-OH体活性代謝物がシクロオキシゲナーゼ（COX）を阻害し, 強力な抗炎症作用, 速効的な鎮痛作用を示す。

3. 鎮けい薬

エペリゾン塩酸塩　Eperisone hydrochloride（JP）

ミオナール顆粒10%　（エーザイ）　10% 1 g　　　開封後防湿

▶脊髄レベルに作用して脊髄反射を抑制し，主にγ-運動ニューロンに作用して筋紡錘の感度を緩和することにより，骨格筋緊張緩和作用を発揮する。
▶さらに，血管を拡張して血流増加作用を示し，骨格筋での悪循環を多面的に断つ。

服薬における実例
- 拒薬の報告事例は特にない。

●製剤情報

商品名（会社名）	色／味／におい等	添加物
ミオナール顆粒10%（エーザイ）	白色～帯黄白色／原薬に苦味／わずかに特異なにおい ※原薬に苦味があるので顆粒に剤皮を施している。	カルメロース，軽質無水ケイ酸，タルク，トウモロコシデンプン，乳糖水和物，ポビドン，ポリビニルアセタールジエチルアミノアセテート，マクロゴール6000

●原薬の性状と特徴

性状　白色の結晶性の粉末である。水，メタノールまたは酢酸（100）に溶けやすく，エタノール（99.5）にやや溶けやすい。メタノール溶液（1→100）は旋光性を示さない。融点：約167℃（分解）。

原薬の特徴　トルペリゾン塩酸塩の4′位のメチル基がエチル基に置換されており，トルペリゾン塩酸塩に比べて2倍以上強い筋緊張緩和作用をもつ。

・HCl

及び鏡像異性体

チザニジン塩酸塩　Tizanidine hydrochloride（JP）

テルネリン顆粒0.2%　（サンファーマ＝田辺三菱）　0.2%1g

- ▶主に脊髄多シナプス反射の抑制を介して筋緊張緩和作用を示す。単シナプス反射に対する抑制作用は弱い。
- ▶また，脊髄からのγ-運動ニューロンを抑制して二次的に筋紡錘の感度を低下させる作用がある。

服薬における実例

- 拒薬の報告事例は特にない。

●製剤情報

商品名（会社名）	色／味／におい等	添加物
テルネリン顆粒0.2%（サンファーマ＝田辺三菱）	白色／においはない	プルラン，乳糖
チザニジン顆粒0.2%「日医工」（日医工）	白色	乳糖，トウモロコシデンプン，ヒドロキシプロピルセルロース，ポリソルベート80，酒石酸

●原薬の性状と特徴

性状　白色〜淡黄白色の結晶性の粉末である。水にやや溶けやすく，エタノール（99.5）に溶けにくく，無水酢酸または酢酸（100）にほとんど溶けない。融点：約290℃（分解）。

原薬の特徴　中枢神経系に対するクロニジン様のアドレナリンα_2受容体刺激効果を有し，低用量で疼痛緩和作用を有する一方，血圧降下を起こすことがある。

4. 循環器官用薬

ジピリダモール　Dipyridamole（JP）

ジピリダモール散12.5%「JG」（長生堂＝日本ジェネリック）　12.5% 1g

▶冠動脈拡張により冠血流量を増加させるが，心筋酸素消費量にはほとんど影響を及ぼさない特徴をもつ。

服薬における実例
- 苦味や，舌を刺すような刺激による拒薬事例がある。

服薬介助・服薬指導のヒント
- 白湯に混ぜてすぐに与薬し，多めの水を飲ませる。アイスクリームやヨーグルトに混ぜてもよい。
- ジピリダモール錠は，径が小さく，かつ糖衣錠なので，年齢・発達に応じて錠剤にチャレンジしてもよい（2歳10カ月の患児で錠剤を飲めた事例がある）。

小さい錠剤にチャレンジ

ちょっと共有

　6歳・男児の事例で，ジピリダモール散を服薬した経験があり，本薬剤が苦いのを知っていた。苦くてびっくりしたという体験を本人から聞き，嫌だった思いを表出してもらった。剤形をあえて錠剤に変更し，糖衣錠の表面が甘いことを患児に確認してもらい，甘いうちに飲み込めるように関わった。

　患児は錠剤を飲んだことがなかったので，家族に協力してもらい，まずはやわらかいゼリーを使って，固まりごと飲み込む体験に慣れてもらった。

　その後，最初の1，2回はゼリーとともに服薬してもらい，慣れた後に錠剤だけを飲み込めるようになった。最初のうちは本人の好きなアイスクリームで口直しをするなどのサポートが必要だったが，徐々に錠剤のみでの服薬が可能になった。

事例集 4. 循環器官用薬

●製剤情報

商品名（会社名）	色／味／におい等	添加物
ジピリダモール散12.5%「JG」（長生堂＝日本ジェネリック）	黄色	乳糖水和物，トウモロコシデンプン，軽質無水ケイ酸

●原薬の性状と特徴

性状 黄色の結晶または結晶性の粉末で，においはなく，味はわずかに苦い。クロロホルムに溶けやすく，メタノールまたはエタノール（99.5）にやや溶けにくく，水またはジエチルエーテルにほとんど溶けない。融点：165～169℃。

原薬の特徴 ピリミド（5,4-d）ピリミジン誘導体で，冠血管の拡張，血小板の粘着・凝集の抑制，冠動脈の副血行路系の発達促進，尿蛋白減少作用をもつ。

スピロノラクトン　Spironolactone（JP）

アルダクトンA細粒10%　（ファイザー）　10% 1g　　（遮光）

▶ 遠位尿細管に作用してナトリウムおよび水の排泄を促進し，利尿降圧作用をもたらす。
▶ カリウム喪失傾向のある患者にも使用されるほか，高尿酸血症や痛風の悪化を招かないこと，および糖代謝に影響を与えないことが報告されている。

服薬における実例

- 強い苦味による拒薬事例がある。
- ミント様の芳香，独特のにおいによる拒薬事例がある。

スピロノラクトン　75

服薬介助・服薬指導のヒント

- 単シロップ，バニラやチョコレートアイスクリーム，ヨーグルト，練乳，ゼリーなどに混ぜて与薬。
- 少量の水や白湯に懸濁して与薬する。スポイトなどを用いてもよいが，スポイトの中で固まることがあるため，与薬直前にスポイトから吸いあげる。
- 食事が進みにくい患児の場合，確実に服薬できる少量の水で溶かす，服薬のタイミングを食前に変更するなどして与薬できた事例がある。
- 〈5歳〉少量の水で練って口腔内に塗布し，水を飲ませて与薬。
- 〈乳児〉経管栄養の場合は，ミルク（母乳または人工乳）2～3mLで溶解し，授乳前に与薬。哺乳瓶と乳首を用いる場合は，白湯2～3mLで溶解し，授乳前に与薬。

錠剤から細粒へ変更した事例　　ちょっと共有

　アルダクトンA錠を飲めていた患児が，院内採用薬の後発医薬品スピロノラクトン錠へ変更になり，錠剤の径が大きくなったこと，また独特のにおいにより拒薬となった事例がある。その後，アルダクトンA細粒へと変更し，与薬可能となった事例がある。

●製剤情報

商品名（会社名）	色／味／におい等	添加物
アルダクトンA細粒10%（ファイザー）	白色／特異な味／特異なにおい	軽質無水ケイ酸，セッコウ，トウモロコシデンプン，ヒドロキシプロピルセルロース，香料

●原薬の性状と特徴

性状　白色～淡黄褐色の微細な粉末である。クロロホルムに溶けやすく，エタノール（95）にやや溶けやすく，メタノールに溶けにくく，水にほとんど溶けない。融点：198～207℃。

原薬の特徴　アルドステロン拮抗作用によりNa^+および水の排泄を促進し，利尿降圧作用を発揮する。糖・尿酸代謝に影響を及ぼさないことが報告されている。

ニフェジピン　Nifedipine（JP）

セパミット細粒1％・-R細粒2％　（日本ジェネリック）　1％・2％1g　　遮光

- ▶代表的な降圧薬の1つ。
- ▶持効性製剤以外は服薬後約30分で最高血中濃度に到達するため，速やかな降圧効果があるが，副作用に注意が必要である。

服薬における実例
- 苦味による拒薬事例がある。

服薬介助・服薬指導のヒント
- 単シロップに混ぜて与薬。

●製剤情報

商品名（会社名）	色／味／におい等	添加物
セパミット-R細粒2％（日本ジェネリック）	黄色／やや甘い／においはない	結晶セルロース，乳糖水和物，ヒドロキシプロピルセルロース，合成ケイ酸アルミニウム，その他1成分
セパミット細粒1％（日本ジェネリック）	黄色／はじめわずかに甘く，後やや苦い／においはない	D-マンニトール，乳糖水和物，ヒドロキシプロピルセルロース，ラウリル硫酸ナトリウム，その他1成分
ニフェジピン細粒1％「ツルハラ」（鶴原）	黄色／やや甘い／においはない	ラウリル硫酸ナトリウム，乳糖水和物，マクロゴール6000，ポビドン，軽質無水ケイ酸

●原薬の性状と特徴

性状　黄色の結晶性の粉末で，においおよび味はない。アセトンまたはジクロロメタンに溶けやすく，メタノール，エタノール（95）または酢酸（100）にやや溶けにくく，ジエチルエーテルに溶けにくく，水にほとんど溶けない。光によって変化する。融点：172～175℃。

原薬の特徴　キノリン類を開環した構造をもつ，1,4-ジヒドロピリジン誘導体。Ca^{2+}の細胞内流入を阻害することで強力に血管を拡張する。

フロセミド　Furosemide（JP）

ラシックス細粒4％　（サノフィ＝日医工）　4％1g　（遮光）

- ▶投与量依存性の利尿作用を有する。
- ▶薬用量の幅が広く，糖代謝・腎機能にも悪影響を及ぼさない。
- ▶カリウムの排泄はチアジド系利尿薬より少ない。

 ### 服薬における実例

- ●粉っぽいが，苦味による拒薬事例はない。
- ●〈2歳〉味を嫌がり，拒薬した事例がある。

 ### 服薬介助・服薬指導のヒント

- ●単シロップ，バニラアイスクリーム，ヨーグルト，練乳，ゼリーなどに混ぜて与薬。
- ●少量のブドウジュースに混ぜて凍らせ，シャーベット状にして与薬。
- ●少量の水や白湯に懸濁して与薬。スポイトなどを用いてもよいが，スポイトの中で固まることがあるため，与薬直前に溶かす。
- ●〈5歳〉少量の水で練って口腔内に塗布し，水を飲ませて与薬。
- ●与薬後，口中をゆすがせるか，口直しに患児が好きなものを与えるのもよい。
- ●食事が進みにくい患児の場合，確実に服薬できる少量の水で溶かす，服薬のタイミングを食前に変更するなどして与薬できた事例がある。
- ●〈乳児〉経管栄養の場合は，ミルク（母乳または人工乳）2〜3mLで溶解し，授乳前に与薬。哺乳瓶と乳首を用いる場合は，白湯2〜3mLで溶解し，授乳前に与薬。

●製剤情報

商品名（会社名）	色／味／におい等	添加物
ラシックス細粒4％（サノフィ＝日医工）	白色	乳糖水和物，トウモロコシデンプン，カルメロースカルシウム，ヒドロキシプロピルセルロース，ステアリン酸マグネシウム
フロセミド細粒4％「EMEC」（エルメッド＝日医工）	白色／ほのかなスッとした甘味／においはほとんどない	カルメロースカルシウム，タルク，乳糖水和物，ヒドロキシプロピルセルロース，D-マンニトール

●原薬の性状と特徴

性状 白色の結晶または結晶性の粉末である。N,N-ジメチルホルムアミドに溶けやすく、メタノールにやや溶けやすく、エタノール（99.5）にやや溶けにくく、アセトニトリルまたは酢酸（100）に溶けにくく、水にほとんど溶けない。希水酸化ナトリウム試液に溶ける。光によって徐々に着色する。
融点：約205℃（分解）。

原薬の特徴 アリールスルホンアミド構造を有する。腎尿細管全域におけるNa、Clの再吸収を抑制し、尿の濃縮を抑え、利尿作用を発現する。

プロプラノロール塩酸塩
Propranolol hydrochloride（JAN）

ヘマンジオルシロップ小児用0.375%　（マルホ）　0.375% 1 mL　　遮光

▶ヘマンジオルシロップ小児用0.375%は、プロプラノロール塩酸塩を有効成分とする国内初の乳児血管腫治療薬。
▶非選択的β受容体遮断薬。

服薬における実例

- 特有の苦味や風味による拒薬事例がある。
- 味は甘いが、後に苦味がある製剤で、最初は吐き出したり、表情が強張ったりすることはあるが、乳児の場合、拒否が強く与薬できない事例はほとんどない。

服薬介助・服薬指導のヒント

- 服薬を続けるうちに慣れてくるという報告もある。
- 与薬のタイミングとして、授乳後では患児が満腹で薬を飲んでくれないため、授乳中に与薬する（少し授乳してから与薬し、その後再度授乳する）事例がある。
- 乳首や、ヘマンジオル専用シリンジで直接与薬を行う。
- 3 mg/kgまで増量すると1回量が増え、むせることがあるため、数回に分けて与薬を行う。
- ごく少量の牛乳や野菜ジュース、スポーツドリンクに混ぜて与薬。
- お茶や水で薄めてもよい。

プロプラノロール塩酸塩　79

- メーカーに飲料で希釈することで苦味を緩和できるか照会したところ，味覚センサーを使用したデータからは水で希釈したときに最も抑えられるとの回答があった。

〈具体的な服薬指導〉

- 低血糖リスクのある薬剤であるため，以下の注意点を必ず伝える。
  - 授乳中，または授乳直後など空腹時を避けて服薬させること。
  - 薬を吐き出してしまった場合でも，その回の分は再度服薬させず，次回の服薬時まで待つこと。
  - 低血糖の具体的な症状（顔面蒼白，発汗，震え，起こしても起きないなど）について伝える。
- 安全かつ効果的に治療を継続するために，服薬日記（メーカー資材）を渡して服薬チェックをしてもらう。

●製剤情報

商品名（会社名）	色／味／におい等	添加物
ヘマンジオルシロップ小児用0.375%（マルホ）	無色〜淡黄色澄明／果実様のにおい（バニライチゴ味）	ヒドロキシエチルセルロース，サッカリンナトリウム水和物，香料，プロピレングリコール，バニリン，クエン酸水和物

●原薬の性状と特徴

性状　白色の結晶性の粉末。メタノールに溶けやすく，水または酢酸（100）にやや溶けやすく，エタノール（99.5）にやや溶けにくい。融点：163〜166℃。

原薬の特徴　プロプラノロールはヒトのβ_1-，β_2-およびβ_3-アドレナリン受容体に結合する（in vitro）ことが報告されている。また，作用機序の詳細は明らかではないが，血管収縮作用，細胞増殖抑制作用，血管新生抑制作用，アポトーシス誘導作用が関与すると考えられている。

及び鏡像異性体

4
循環器用薬

ポリスチレンスルホン酸カルシウム
Calcium polystyrene sulfonate (JP)

アーガメイト89.29％顆粒5.6g，20％ゼリー25g
 （三和化学＝アステラス） 5.6g1包，20％25g1個
カリエード散，プラス散（分包）96.7％
 （東洋製化＝小野） 1g，プラス散96.7％1g
カリメート散，ドライシロップ92.59％，経口液20％
 （興和＝興和創薬） 1g，92.59％1g，20％25g1包

▶カリウムイオンを体外に排泄することで，腎不全時における血清のカリウム値上昇を抑制する。
▶カルシウム型であるためナトリウム制限のある患者にも使用でき，ナトリウムによる高血圧，浮腫や心不全の発現あるいは悪化のおそれがない。

服薬における実例
- 1回の服用量が多いことや，経口液やゼリーの触感による拒薬事例がある。
- 〔アーガメイトゼリー〕〈4歳〉ざらつきによる拒薬事例がある。

服薬介助・服薬指導のヒント
- アーガメイトゼリーからカリメート散へ変更し，ほかの飲み物に混ぜることで与薬できた事例がある。

ゼリーとはいえ，舌触りも重要

参考までに…

 4歳・女児のアーガメイトゼリーのざらつきによる拒薬事例で，代替としてカリメート散もしくはカリメート経口液への変更を母親と検討した。カリメート経口液はゼリー同様にざらつきが強く，服薬困難が予想されたため，カリメート散へ変更。ほかの飲み物に混ぜることで服薬できた。

避けたほうがよいこと
- 乳製品との混合は望ましくない（効果減弱）。
- カリウムが多く含まれるジュース（パイナップル，オレンジ，グレープフルーツなどの果汁を多く含むもの）との混合は望ましくない。

ポリスチレンスルホン酸カルシウム　81

●製剤情報

商品名(会社名)	色／味／におい等	添加物
顆粒		
アーガメイト89.29%顆粒5.6g（三和化学＝アステラス）	微黄白色〜淡黄色／甘い	ヒドロキシプロピルセルロース，サッカリンナトリウム水和物，ヒプロメロース，D-マンニトール
散		
カリエード散（東洋製化＝小野）	微黄白色〜淡黄色／味およびにおいはない	―
カリメート散（興和＝興和創薬）	微黄白色〜淡黄色／味およびにおいはない	―
カリエードプラス散（分包）96.7%（東洋製化＝小野）	微黄白色〜淡黄色／わずかに酸味がある／においはない	アスパルテーム（L-フェニルアラニン化合物），クエン酸水和物
カリセラム末（扶桑）	微黄白色〜淡黄色／味およびにおいはない	―
ポリスチレンスルホン酸Ca「NP」原末（ニプロ）	微黄白色〜淡黄色／味およびにおいはない	―
ミタピラリン原末（キョーリンリメディオ＝杏林）	微黄白色〜淡黄色	
内用液		
カリメート経口液20%（興和＝興和創薬）	淡黄白色〜淡黄色／〔ノンフレーバー〕においはないか，またはわずかに特異なにおいがある〔オレンジフレーバー〕オレンジ風味〔アップルフレーバー〕アップル風味	キサンタンガム，ローカストビーンガム，カラギーナン，メチルセルロース，粉末還元麦芽糖水アメ，スクラロース，ソルビン酸，クエン酸ナトリウム水和物，クエン酸水和物〔オレンジフレーバー，アップルフレーバー：香料〕
ドライシロップ		
カリメートドライシロップ92.59%（興和＝興和創薬）	微黄白色〜淡黄色／わずかに甘い／においはない	アスパルテーム（L-フェニルアラニン化合物），カルメロースナトリウム，メチルセルロース，ヒドロキシプロピルセルロース
ゼリー		
アーガメイト20%ゼリー25g（三和化学＝アステラス）	淡黄白色〜淡黄色／甘い／においはないか，またはわずかに特異なにおいがある	還元麦芽糖水アメ，クエン酸ナトリウム水和物，ゼラチン，カンテン，ペクチン，カラギーナン

4

循環器官用薬

●原薬の性状と特徴

性状 微黄白色〜淡黄色の粉末で，においおよび味はない。水，エタノール(95)またはジエチルエーテルにほとんど溶けない。

原薬の特徴 陽イオン交換樹脂であり，腸管内（特に下部結腸付近）でカルシウムイオンを放出し，カリウムイオンを吸着することで腸管内のカリウムイオンを体外へ除去する。

無水カフェイン　Anhydrous caffeine（JP）

レスピア静注・経口液60mg
（ノーベル）　無水カフェイン30mg（カフェインクエン酸塩として60mg）3mL 1瓶

▶ 早産・低出生体重児における原発性無呼吸（未熟児無呼吸発作）の治療薬として承認されたカフェイン製剤。

服薬介助・服薬指導のヒント

- 〈乳児〉経管栄養の場合は，ミルク（母乳または人工乳）2〜3mLで溶解し，授乳前に与薬。哺乳瓶と乳首を用いる場合は，白湯2〜3mLで溶解し，授乳前に与薬。授乳途中に経口投与する事例もあり。

避けたほうがよいこと

- 保存剤を含有しないため，経口投与であっても残液は使用せず，バイアルは1回使い切りとする。
- 鉄の吸収低下が起こるため鉄剤は併用注意と添付文書に記載があるが，鉄の吸収におけるレスピアの影響を調べた試験は行われておらず（2017年12月現在メーカー回答），臨床上の意義は不明である。

無水カフェイン　83

● 製剤情報

商品名（会社名）	色／味／におい等	添加物
レスピア静注・経口液60mg（ノーベル）	無色澄明	クエン酸水和物，クエン酸ナトリウム水和物

● 原薬の性状と特徴

性状　白色の結晶または粉末で，においはなく，味は苦い。クロロホルムに溶けやすく，水，無水酢酸または酢酸（100）にやや溶けにくく，エタノール（95）またはジエチルエーテルに溶けにくい。融点：235〜238℃。

原薬の特徴　カフェインによる呼吸促進作用は，延髄の呼吸中枢系に対する興奮作用に加え，肺の進展に依存して起こるHering-Breuer呼気誘発反射の増強作用や末梢化学受容体増強作用（血中の酸素濃度，二酸化炭素濃度およびpHに反応する作用）などに基づいていると考えられている。カフェインの呼吸促進作用機序としては，アデノシン受容体結合阻害作用およびホスホジエステラーゼ阻害作用などが考えられている。

5. 呼吸器官用薬

アンブロキソール塩酸塩
Ambroxol hydrochloride (JAN)

ムコソルバン内用液0.75%, 小児用DS1.5%・DS3%, 小児用シロップ0.3%　(遮光, DS開封後防湿)
　（帝人ファーマ）　0.75%1mL, 1.5%・3%1g, 0.3%1mL
ムコサールドライシロップ1.5%　（サノフィ）　1.5%1g

▶ 気管・気管支領域においてサーファクタント（肺表面活性物質）分泌促進作用，気道液分泌促進作用および線毛運動亢進作用により気道壁を潤滑にしてたんの喀出を促進する。
▶ 副鼻腔領域において慢性副鼻腔炎の排膿にも用いられる。

服薬における実例
- 〔ムコサール〕水に溶いて与薬後，嘔吐した事例がある。

服薬介助・服薬指導のヒント
- 〔ムコサール〕ごく少量の水で溶かし，アイスクリームと混ぜて麦茶と交互に飲ませて与薬できた事例がある。
- 〈乳児〉経管栄養の場合は，ミルク（母乳または人工乳）2～3mLで溶解し，授乳前に与薬。哺乳瓶と乳首を用いる場合は，白湯2～3mLで溶解し，授乳前に与薬。

避けたほうがよいこと
- 小児用ムコソルバンシロップ0.3% 2.5mLとムコダインシロップ5% 2.5mLの混合比率以外で沈殿を生じることがある。

● 製剤情報

商品名（会社名）	色／味／におい等	添加物
内用液		
ムコソルバン内用液0.75%（帝人ファーマ）	無色～微黄色澄明／苦い／においはない	クエン酸, リン酸水素ナトリウム, 塩化ナトリウム, パラオキシ安息香酸メチル, パラオキシ安息香酸エチル

アンブロキソール塩酸塩　85

商品名（会社名）	色／味／におい等	添加物
アンブロキソール塩酸塩内用液0.75%「JG」（長生堂＝日本ジェネリック）	無色〜微黄色澄明／苦い／においはない	クエン酸水和物，リン酸水素ナトリウム水和物，塩化ナトリウム，パラオキシ安息香酸メチル，パラオキシ安息香酸エチル
アンブロキソール塩酸塩内用液0.75%「タイヨー」（武田テバファーマ＝武田）	無色〜微黄色澄明／苦い／においはない	塩化ナトリウム，クエン酸水和物，パラオキシ安息香酸エチル，パラオキシ安息香酸メチル，リン酸水素ナトリウム水和物
アンブロキソール塩酸塩内用液0.75%「ツルハラ」（鶴原）	無色〜微黄色澄明／苦い／においはない	パラオキシ安息香酸メチル，パラオキシ安息香酸エチル，プロピレングリコール，クエン酸水和物，リン酸水素ナトリウム水和物，塩化ナトリウム
アンブロキソール塩酸塩内用液0.3%「日医工」（日医工）	無色〜微黄色澄明／最初わずかに甘く，後にわずかに苦い／芳香（サイダー風味）	リン酸水素ナトリウム，クエン酸，D-ソルビトール，アスパルテーム（L-フェニルアラニン化合物），パラオキシ安息香酸メチル，パラオキシ安息香酸エチル，香料（サイダーフレーバー），エタノール，プロピレングリコール
塩酸アンブロキソール内用液0.75%「PH」（キョーリンリメディオ＝杏林）	無色〜微黄色澄明／わずかに特異な味／においはない	塩化ナトリウム，リン酸水素ナトリウム，クエン酸，パラオキシ安息香酸メチル，パラオキシ安息香酸エチル
シロップ		
小児用ムコソルバンシロップ0.3%（帝人ファーマ）	無色〜微黄色澄明／甘い／果実様の香気（ラズベリー風味）	酒石酸，ヒドロキシエチルセルロース，D-ソルビトール，グリセリン，ピロ亜硫酸ナトリウム，エタノール，安息香酸，香料（ラズベリーフレーバー）
アンブロキソール塩酸塩シロップ小児用0.3%「TCK」（辰巳）	無色〜微黄色澄明／甘い／果実様の芳香	D-ソルビトール液，グリセリン，安息香酸，ピロ亜硫酸ナトリウム，ヒドロキシエチルセルロース，塩酸，香料
アンブロキソール塩酸塩シロップ小児用0.3%「イワキ」（岩城）	無色〜微黄色澄明／甘い／芳香（ストロベリー風味）	D-ソルビトール，グリセリン，安息香酸，クエン酸ナトリウム水和物，クエン酸水和物，pH調節剤，香料
アンブロキソール塩酸塩シロップ小児用0.3%「タイヨー」（武田テバファーマ＝武田）	無色〜微黄色澄明／甘い／芳香（ストロベリー風味）	安息香酸，D-ソルビトール液，pH調節剤，香料
アンブロキソール塩酸塩シロップ小児用0.3%「トーワ」（東和薬品）	無色〜微黄色澄明／甘い／芳香（ストロベリー風味）	D-ソルビトール，グリセリン，パラオキシ安息香酸メチル，パラオキシ安息香酸エチル，リン酸二水素ナトリウム，pH調整剤（塩酸，水酸化ナトリウム），香料

5 呼吸器官用薬

86 事例集 5. 呼吸器官用薬

商品名（会社名）	色／味／におい等	添加物
ブルスマリンA シロップ小児用0.3%（ローマン＝高田）	無色〜微黄色澄明／甘い／芳香（ストロベリー風味）	D-ソルビトール液，パラオキシ安息香酸メチル，パラオキシ安息香酸エチル，クエン酸水和物，塩化ナトリウム，水酸化ナトリウム，香料
ドライシロップ		
小児用ムコソルバンDS 1.5%（帝人ファーマ）	白色〜微黄色／甘い／ヨーグルト様のにおい	エリスリトール，ヒドロキシプロピルセルロース，アスパルテーム（L-フェニルアラニン化合物），グリチルリチン酸一アンモニウム，フマル酸一ナトリウム，安息香酸ナトリウム，含水二酸化ケイ素，香料（ヨーグルトフレーバー）
ムコサールドライシロップ 1.5%（サノフィ）	白色〜微黄色／甘い／ヨーグルト様のにおい	エリスリトール，ヒドロキシプロピルセルロース，アスパルテーム（L-フェニルアラニン化合物），グリチルリチン酸モノアンモニウム，フマル酸一ナトリウム，安息香酸ナトリウム，香料（ヨーグルトフレーバー），含水二酸化ケイ素
ブルスマリンA ドライシロップ小児用1.5%（高田）	白色／甘い／芳香（イチゴ風味）	D-マンニトール，エリスリトール，ヒドロキシプロピルセルロース，アスパルテーム（L-フェニルアラニン化合物），グリチルリチン酸モノアンモニウム，含水二酸化ケイ素，香料
ムコソルバンDS 3%（帝人ファーマ）	白色〜微黄色／甘い／わずかに特異なにおい（ゆず風味）	エリスリトール，ヒドロキシプロピルセルロース，アスパルテーム（L-フェニルアラニン化合物），フマル酸一ナトリウム，安息香酸ナトリウム，無水リン酸一水素ナトリウム，香料
ブルスマリンA 3%DS（高田）	微褐色／甘い／特異で爽快な芳香（ハッカ風味）	精製白糖，D-マンニトール，クエン酸水和物，クエン酸ナトリウム水和物，ハッカ油，カラメル

●原薬の性状と特徴

性状 白色の結晶性の粉末で，においはなく，わずかに特異な味がある。メタノールにやや溶けやすく，水またはエタノール（99.5）にやや溶けにくく，酢酸（100）に溶けにくく，ジエチルエーテルにほとんど溶けない。融点：約235℃（分解）。

原薬の特徴 ブロムヘキシン塩酸塩の代謝研究の過程で発見された去たん剤で，気道壁を潤滑にしてたんの喀出を促す。従来の去たん薬である気道粘液溶解剤などと作用機序が大きく異なる。

L-カルボシステイン　L-Carbocisteine（JP）

ムコダインシロップ5%，DS 50%　（杏林）　5% 1mL，50% 1g　開栓後冷所

- ▶システイン系薬剤と異なる薬理作用を有する。
- ▶粘液の構成成分のバランスを改善し，粘膜上皮の正常化により，粘膜線毛輸送能を改善することで，喀たん，鼻汁，中耳貯留液の排泄を促進する。

服薬における実例

- 〔細粒〕舌触り（ざらつき）を嫌がることによる拒薬事例がある。
- 〔シロップ〕〔DS〕拒薬の報告事例は特にない。

服薬介助・服薬指導のヒント

- 服薬補助ゼリー，チョコレートアイスクリーム，ジュース，またはごく少量の水で練り口中に入れて与薬。
- 凍らせてシャーベット状にしたヨーグルトに混ぜて与薬。
- 〈乳児〉経管栄養の場合は，ミルク（母乳または人工乳）2〜3mLで溶解し，授乳前に与薬。哺乳瓶と乳首を用いる場合は，白湯2〜3mLで溶解し，授乳前に与薬。

避けたほうがよいこと

- クラリスロマイシンドライシロップと混合すると，苦味が出るため避けたほうがよい。
- 小児用ムコソルバンシロップ0.3% 2.5mLとムコダインシロップ5% 2.5mLの混合比率以外で沈殿を生じることがある。

●製剤情報

商品名（会社名）	色／味／におい等	添加物
細粒		
C-チステン細粒50%（鶴原＝日医工）	白色／わずかに酸味がある／においはない	サッカリンナトリウム水和物，乳糖水和物，白糖，結晶セルロース，ヒドロキシプロピルセルロース，タルク，軽質無水ケイ酸
シロップ		
ムコダインシロップ5%（杏林）	褐色／甘い（レモンライム味）／特異な芳香（柑橘系の香り）	D-ソルビトール，ソルビン酸，カラメル，香料，pH調整剤

88 事例集 5. 呼吸器官用薬

商品名（会社名）	色／味／におい等	添加物
C-チステンシロップ5% （鶴原）	褐色澄明／甘い／特異な芳香（コーラ臭）	パラオキシ安息香酸エチル, 香料, 水酸化ナトリウム, 塩酸, 白糖, カラメル
カルボシステインシロップ5%「JG」 （大興＝日本ジェネリック）	褐色／甘い／特異な芳香	精製白糖, ソルビン酸, カラメル, 香料, pH調節剤
カルボシステインシロップ5%「タカタ」 （高田）	褐色／甘い／特異な芳香（チョコレート・バナナ風味）	D-ソルビトール液, ソルビン酸, サッカリンナトリウム水和物, 水酸化ナトリウム, 塩酸, カラメル, 香料
カルボシステインシロップ小児用5%「テバ」 （武田テバファーマ＝武田＝ニプロES）	褐色／甘み／特異な芳香（レモン風味）	カラメル, 精製白糖, ソルビン酸, pH調節剤, 香料
カルボシステインシロップ小児用5%「トーワ」 （東和薬品）	褐色／甘い／特異な芳香（オレンジ風味）	D-ソルビトール, ソルビン酸, カラメル, 水酸化ナトリウム, 香料, pH調整剤（塩酸）
カルボシステインシロップ10%「KN」 （小林化工）	振り混ぜるとき, 白色の均一な懸濁液／はじめ甘く, 後に酸味がある／特異な芳香	結晶セルロース, カルメロースナトリウム, アルギン酸ナトリウム, 粉末還元麦芽糖水アメ, ソルビン酸, 香料, エタノール
ドライシロップ		
ムコダインDS 50% （杏林）	白色／わずかな酸味／ピーチ風味	粉末還元麦芽糖水アメ, D-マンニトール, クロスカルメロースナトリウム, デンプングリコール酸ナトリウム, アスパルテーム(L-フェニルアラニン化合物), ヒドロキシプロピルセルロース, 含水二酸化ケイ素, 香料
カルボシステインDS33.3%「トーワ」 （東和薬品）	微赤白色〜淡赤白色／甘く酸味／においはないか, またはわずかに特異なにおい（ピーチ風味）	白糖, クロスカルメロースナトリウム, カルメロース, 結晶セルロース, カルメロースナトリウム, ヒドロキシプロピルセルロース, アスパルテーム(L-フェニルアラニン化合物), 安息香酸ナトリウム, 香料, メタケイ酸アルミン酸マグネシウム, 赤色102号
カルボシステインDS50%「タカタ」 （高田）	微黄白色〜黄白色／甘く, わずかに酸味／わずかに特異な芳香, または特異な芳香（青リンゴ風味）	精製白糖, カルメロースカルシウム, ヒドロキシプロピルセルロース, アスパルテーム（L-フェニルアラニン化合物）, サッカリンナトリウム水和物, 含水二酸化ケイ素, カラメル, 香料
カルボシステインDS50%「ツルハラ」 （鶴原）	白色〜微黄白色／甘く, わずかに酸味／わずかに特異な芳香（ピーチ風味）	白糖, 軽質無水ケイ酸, カルメロースカルシウム, 部分アルファー化デンプン, ポビドン, アスパルテーム(L-フェニルアラニン化合物), スクラロース, 含水二酸化ケイ素, 安息香酸ナトリウム, 香料

商品名(会社名)	色/味/におい等	添加物
カルボシステインDS 50%「トーワ」 (東和薬品)	白色/ピーチ風味	白糖, クロスカルメロースナトリウム, カルメロース, 結晶セルロース・カルメロースナトリウム, アスパルテーム(L-フェニルアラニン化合物), 安息香酸ナトリウム, ヒドロキシプロピルセルロース, メタケイ酸アルミン酸マグネシウム, 香料
カルボシステインドライシロップ50%「テバ」 (武田テバファーマ=武田)	微黄白色/ピーチ風味	アスパルテーム(L-フェニルアラニン化合物), 安息香酸ナトリウム, カルメロースカルシウム, 含水二酸化ケイ素, プロピレングリコール, ポリビニルアルコール(部分けん化物), D-マンニトール, 黄色三二酸化鉄, 香料

● 原薬の性状と特徴

性状 白色の結晶性の粉末で, においはなく, わずかに酸味がある。水に極めて溶けにくく, エタノール(95)にほとんど溶けない。希塩酸または水酸化ナトリウム試液に溶ける。融点:約186℃(分解)。

原薬の特徴 システイン誘導体であるが, SH基は遊離していない。フコムチンを減少させシアロムチンを増加させ, また, 杯細胞のムチン産生・分泌を抑制することにより粘液構成成分の組成を正常化する。

サルブタモール硫酸塩　Salbutamol sulfate (JP)

ベネトリンシロップ0.04%　(GSK)　0.04% 1 mL　　　　遮光

▶ 気管支平滑筋のβ₂受容体に選択的に作用し, 気管支拡張作用が強力かつ持続性で, 気管支喘息, 小児喘息に対して用いられている。
▶ 心脈管系に対する影響が少ない。

服薬における実例

● 拒薬の報告事例は特にない。

● 製剤情報

商品名(会社名)	色/味/におい等	添加物
ベネトリンシロップ0.04% (GSK)	無色〜淡黄色澄明/甘い/ストロベリーの芳香	サッカリンナトリウム, 安息香酸ナトリウム, 香料, バニリン, クエン酸, 塩化ナトリウム, クエン酸ナトリウム, ヒプロメロース

●原薬の性状と特徴

性状 白色の粉末である。水に溶けやすく，エタノール（95）または酢酸（100）に溶けにくく，ジエチルエーテルにほとんど溶けない。水溶液（1→20）は旋光性を示さない。

原薬の特徴 フェニルエタノールアミン系気管支拡張薬。$β_2$アドレナリン受容体への選択性が高く，持続性に優れる。

及び鏡像異性体

ジメモルファンリン酸塩　Dimemorfan phosphate（JP）

アストミン散10％，シロップ0.25％　　　　　　　　　　　　　　　シ 遮光
　（オーファンパシフィック）　10％1g，0.25％1mL

▶強力な鎮咳作用をもつ。
▶延髄の咳中枢に作用して感受性閾値を高め，その働きを抑制する。

服薬における実例

● 拒薬の報告事例は特にない。

●製剤情報

商品名（会社名）	色／味／におい等	添加物
散		
アストミン散10％ （オーファンパシフィック）	白色	メチルセルロース，合成ケイ酸アルミニウム，乳糖水和物，トウモロコシデンプン
ジメモルファンリン酸塩散10％「TCK」 （辰巳）	白色／わずかに苦い	ケイ酸アルミニウム，乳糖水和物，バレイショデンプン，ヒドロキシプロピルセルロース
シロップ		
アストミンシロップ0.25％ （オーファンパシフィック）	だいだい色澄明／甘味／芳香（ストロベリー風味）	精製白糖，パラオキシ安息香酸メチル，パラオキシ安息香酸プロピル，プロピレングリコール，エタノール，クエン酸水和物，クエン酸ナトリウム水和物，黄色5号，香料
ジメモルファンリン酸塩シロップ小児用0.25％「TCK」 （辰巳）	だいだい色澄明／甘味／芳香（バニラ臭）	白糖，メチルパラベン，プロピルパラベン，プロピレングリコール，エタノール，クエン酸ナトリウム水和物，クエン酸水和物，黄色5号，香料

セネガシロップ　91

商品名（会社名）	色／味／におい等	添加物
ドライシロップ			
ジメモルミンドライシロップ2.5%（高田）	白色／甘い／においはないか、またはわずかに特異なにおい（イチゴミルク風味）	精製白糖，D-マンニトール，アスパルテーム（L-フェニルアラニン化合物），香料

●原薬の性状と特徴

性状　白色〜微黄白色の結晶または結晶性の粉末である。酢酸（100）に溶けやすく，水またはメタノールにやや溶けにくく，エタノール（95）に溶けにくく，ジエチルエーテルにほとんど溶けない。水溶液（1→100）のpHは4.0〜5.0。融点：約265℃（分解）。

原薬の特徴　dextromethorphanの誘導体から合成されたd型モルフィナン誘導体で，オピオイドではない。延髄の咳中枢に直接作用し，オピオイド受容体には作用しないと考えられている。

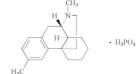

セネガシロップ　Senega syrup（JP）

セネガシロップ　（各社）　10mL

▶のどの粘膜を刺激して反射的に気道液の分泌を増加させて，分泌された粘液の排出機能をも亢進して，去たん作用をあらわすものと推定される。

服薬における実例
- 後味の苦味による拒薬事例がある。

服薬介助・服薬指導のヒント
- 与薬後，口直しにリンゴジュースを飲ませる。

●製剤情報

商品名（会社名）	色／味／におい等	添加物
セネガシロップ「JG」（日本ジェネリック）	黄褐色／甘い／サリチル酸メチル様の特異なにおい	白糖，エタノール

5. 呼吸器官用薬

商品名（会社名）	色／味／におい等	添加物
セネガシロップ 「ケンエー」 （健栄）	黄褐色／甘い／サリチル酸メチル様の特異なにおい	白糖，安息香酸ナトリウム，ブチルパラベン，プロピレングリコール，エタノール
セネガシロップ シオエ （シオエ＝日本新薬＝丸石）	黄褐色／甘い／サリチル酸メチル様の特異なにおい	白糖，エタノール，パラオキシ安息香酸ブチル，パラオキシ安息香酸イソブチル，パラオキシ安息香酸イソプロピル
セネガシロップ 「東海」 （東海製薬）	黄褐色／甘い／サリチル酸メチル様の特異なにおい	エタノール，白糖
セネガシロップ 「ニッコー」 （日興製薬＝ファイザー）	黄褐色／甘い／サリチル酸メチル様の特異なにおい	白糖，エタノール
セネガシロップ 〈ハチ〉 （東洋製化＝小野）	黄褐色／甘い／サリチル酸メチル様の特異なにおい（はちみつ様の香り）	白糖，デヒドロ酢酸ナトリウム，エタノール，カラメル
セネガシロップ 「メタル」 （中北＝ニプロ＝吉田製薬）	黄褐色／甘い／サリチル酸メチル様の特異なにおい	白糖，エタノール
セネガシロップ 「ヤマゼン」 （山善）	黄褐色／甘い／サリチル酸メチル様のにおい	ブチルパラベン，プロピルパラベン，エタノール

●原薬の性状と特徴

性状 黄褐色の濃稠な液で，サリチル酸メチル様の特異なにおいがあり，味は甘い。
原薬の特徴 セネガまたはヒロハセネガの根の浸出液に白糖を加えたもの。

チペピジンヒベンズ酸塩　Tipepidine hibenzate（JP）

アスベリン散10％，シロップ0.5％，ドライシロップ2％　　シ遮光, DS防湿
（ニプロES）　10％1g，0.5％10mL，2％1g

- ▶非麻薬性で鎮痛作用をもたない鎮咳去たん薬。
- ▶延髄の咳中枢を抑制，咳の感受性を低下させることにより鎮咳作用を示す。
- ▶さらに，気管支腺分泌を亢進し，気道粘膜線毛上皮運動を亢進することにより去たん作用を示す。

服薬における実例

- ●水に溶いて与薬後，嘔吐した事例がある。

チペピジンヒベンズ酸塩　93

服薬介助・服薬指導のヒント

- 〔シロップ〕与薬直前によく振り，均一にしてから服薬させるとよい。
- ごく少量の水で溶かし，アイスクリームと混ぜて麦茶と交互に飲ませて与薬できた事例がある。

● 製剤情報

商品名（会社名）	色／味／におい等	添加物
散		
アスベリン散10% （ニプロES）	橙色／味およびにおいはない	黄色5号，デキストリン，二酸化ケイ素，乳糖水和物
シロップ		
アスベリンシロップ 0.5% （ニプロES）	白色～淡黄灰白色／甘味／芳香	安息香酸ナトリウム，クエン酸，クエン酸ナトリウム，グリセリン脂肪酸エステル，サッカリンナトリウム，ショ糖脂肪酸エステル，シリコーン樹脂，ステアリン酸ポリオキシル，ソルビタン脂肪酸エステル，D-ソルビトール，ブチルパラベン，プロピルパラベン，香料（エタノール，バニリン，プロピレングリコール）
アスベリンシロップ 「調剤用」2% （ニプロES）		
ドライシロップ		
アスベリンドライシロップ 2% （ニプロES）	橙色／甘味／芳香	塩化ナトリウム，黄色5号，二酸化ケイ素，乳糖水和物，ブドウ糖，フマル酸ナトリウム，ポビドン，香料（バニリン，エチルバニリン）

● 原薬の性状と特徴

性状　白色～淡黄色の結晶性の粉末で，においおよび味はない。酢酸（100）に溶けやすく，メタノールまたはエタノール（95）に溶けにくく，水に極めて溶けにくく，ジエチルエーテルにほとんど溶けない。融点：189～193℃。

原薬の特徴　ジメチルチアンプテンにおけるチアンプテン構造のアルキルアミン部分をピペリジン環にかえたβ-ピペリジリデン化合物。

ツロブテロール塩酸塩　Tulobuterol hydrochloride（JAN）

ホクナリンドライシロップ0.1%小児用　（マイランEPD）　0.1%1g
ベラチンドライシロップ小児用0.1%　（ニプロES）　0.1%1g

▶ほかの類薬に比べ，心拍数増加作用に比較して気管支拡張作用が強い持続性の薬剤。
▶薬物血中濃度を適切にコントロールできる経皮吸収型製剤（貼付剤）がある。

服薬における実例

- 拒薬の報告事例は特にない。

●製剤情報

商品名（会社名）	色／味／におい等	添加物
ホクナリンドライシロップ0.1%小児用（マイランEPD）	白色／甘い／においはない	精製白糖
ベラチンドライシロップ小児用0.1%（ニプロES）	白色／甘い／においはない	白糖
ツロブテロール塩酸塩DS0.1%「オーハラ」（大原）	白色／甘い／においはない	ヒドロキシプロピルセルロース，精製白糖
ツロブテロール塩酸塩DS小児用0.1%「タカタ」（高田）	白色／甘い／においはない	ヒドロキシプロピルセルロース，精製白糖
ツロブテロール塩酸塩DS小児用0.1%「トーワ」（東和薬品）	白色／甘い／においはない	白糖

●原薬の性状と特徴

性状　白色の結晶または結晶性の粉末である。メタノールに極めて溶けやすく，水，エタノール（95）または酢酸（100）に溶けやすく，無水酢酸にやや溶けにくい。水溶液（1→20）は旋光性を示さない。融点：約163℃。

原薬の特徴　フェニルエタノールアミン系気管支拡張薬。β_2アドレナリン受容体への選択性が高く，持続性に優れる。

及び鏡像異性体

テオフィリン　Theophylline（JP）

テオドール顆粒20％，シロップ2％，ドライシロップ20％　5℃以下で固化の可能性
（田辺三菱）　20％1g，2％1mL，20％1g

▶ 薬物の有効血中濃度を24時間一定に保つ療法（RTC療法）に適した，気管支拡張作用と抗炎症作用を併せもつ薬剤。
▶ 徐放性製剤は噛まずに服薬する。

服薬における実例
- 拒薬の報告事例は特にない。

●製剤情報

商品名（会社名）	色／味／におい等	添加物
顆粒		
テオドール顆粒20％（田辺三菱）	白色／甘味でわずかに苦味が残る／においはない	ステアリン酸カルシウム，トウモロコシデンプン，ヒプロメロース，エチルセルロース，ヒプロメロースフタル酸エステル，グリセリン脂肪酸エステル，白糖
シロップ		
テオドールシロップ2％（田辺三菱）	白色／甘い／特異な芳香	D-ソルビトール，グリセリン，キサンタンガム，酸化チタン，ラウリル硫酸ナトリウム，シリコーン樹脂，ソルビタン脂肪酸エステル，グリセリン脂肪酸エステル，カルメロースナトリウム，クエン酸水和物，安息香酸ナトリウム，バニリン，エタノール，プロピレングリコール，香料，その他1成分
ドライシロップ		
テオドールドライシロップ20％（田辺三菱）	白色／甘い／特異な芳香	ラウリル硫酸ナトリウム，セルロース・カルメロースナトリウム，D-マンニトール，二酸化ケイ素，酸化チタン，ヒドロキシプロピルセルロース，サッカリンナトリウム水和物，タルク，トウモロコシデンプン，バニリン，グリセリン，プロピレングリコール，グリセリン脂肪酸エステル，メタリン酸ナトリウム，ポリリン酸ナトリウム，デキストリン，香料，その他1成分
テオフィリンドライシロップ20％「タカタ」（高田）	白色／甘い／特異な芳香（イチゴ風味）	D-マンニトール，エチルセルロース，セルロース，カルメロースナトリウム，アスパルテーム（L-フェニルアラニン化合物），酸化チタン，ヒドロキシプロピルセルロース，クエン酸水和物，タルク，香料

96　事例集 5. 呼吸器官用薬

商品名（会社名）	色／味／におい等	添加物
テオフィリン徐放DS小児用20%「トーワ」（東和薬品＝高田）	白色／甘い／特異な芳香（ストロベリー風味）	D-マンニトール，エチルセルロース，結晶セルロース，カルメロースナトリウム，アスパルテーム（L-フェニルアラニン化合物），酸化チタン，ヒドロキシプロピルセルロース，クエン酸水和物，タルク，香料
テオフィリン徐放ドライシロップ小児用20%「サワイ」（沢井）	白色／甘い／ピーチ様の芳香（ヨーグルト臭含む）	アラビアゴム，エチルセルロース，オクテニルコハク酸デンプンナトリウム，カルメロースナトリウム，軽質無水ケイ酸，結晶セルロース，サッカリンナトリウム，酸化チタン，デキストリン，トウモロコシデンプン，バニリン，ヒドロキシプロピルセルロース，プロピレングリコール，マクロゴール6000，D-マンニトール，香料
テオフィリン徐放ドライシロップ小児用20%「日医工」（日医工）	白色／甘味／特異な芳香（ピーチ風味）	タルク，エチルセルロース，ヒドロキシプロピルセルロース，D-マンニトール，セルロース，カルメロースナトリウム，サッカリンナトリウム，酸化チタン，無水ケイ酸，香料
テルバンスDS20%（メディサ＝エルメッド＝日医工）	白色／甘い／ピーチ様の芳香	アラビアゴム，エチルセルロース，オクテニルコハク酸デンプンナトリウム，カルメロースナトリウム，軽質無水ケイ酸，結晶セルロース，香料，サッカリンナトリウム水和物，酸化チタン，デキストリン，トウモロコシデンプン，バニリン，ヒドロキシプロピルセルロース，プロピレングリコール，マクロゴール6000，D-マンニトール

● 原薬の性状と特徴

性状　白色の結晶または結晶性の粉末である。N,N-ジメチルホルムアミドにやや溶けやすく，水またはエタノール（99.5）に溶けにくい。0.1mol/L塩酸試液に溶ける。融点：271〜275℃。

原薬の特徴　茶葉から発見された医薬品であり，テオブロミンの異性体であるキサンチン系気管支拡張薬。キサンチン誘導体に共通する作用（中枢興奮作用，心臓収縮力の増加，利尿作用，平滑筋弛緩作用など）を示す。

デキストロメトルファン臭化水素酸塩水和物
Dextromethorphan hydrobromide hydrate（JP）

メジコン散10%　（塩野義）　10%1g

▶ コデインと比較して同等の強い鎮咳作用をもつが，麻薬としての作用をもたない。

服薬における実例
- 拒薬の報告事例は特にない。

●製剤情報

商品名（会社名）	色／味／におい等	添加物
メジコン散10% （塩野義）	白色／苦い／においはない	乳糖水和物，硫酸マグネシウム水和物
デキストロメトルファン臭化水素酸塩散10% 「トーワ」 （東和薬品）	白色	乳糖水和物，バレイショデンプン
デキストロメトルファン臭化水素酸塩散10% 「日医工」 （日医工）	白色	乳糖水和物，ヒドロキシプロピルセルロース
アストマリ細粒10% （鶴原）	白色	乳糖水和物，結晶セルロース，バレイショデンプン，ヒドロキシプロピルセルロース，カルメロースカルシウム

●原薬の性状と特徴

性状　白色の結晶または結晶性の粉末である。メタノールに極めて溶けやすく，エタノール（95）または酢酸（100）に溶けやすく，水にやや溶けにくい。水溶液（1→100）のpHは5.2～6.5。融点：約126℃（116℃の浴液中に挿入し，1分間に約3℃上昇するように加熱を続ける）。

原薬の特徴　モルフィナン系化合物合成の一環として，ラセミ体のracemethorphanから光学的に分離された右旋性の3-methoxy-N-methylmorphinanで，オピオイドではない。延髄の咳中枢に直接作用し，オピオイド受容体には作用しないと考えられている。

デキストロメトルファン臭化水素酸塩水和物・クレゾールスルホン酸カリウム
Dextromethorphan hydrobromide hydrate・Potassium cresolsulfonate

| メジコン配合シロップ　（塩野義）　10mL | 遮光 |

▶非オピオイドでコデインと比較して同等の強い鎮咳作用をもつデキストロメトルファンに，去たん作用を示すクレゾールスルホン酸カリウムを配合した製剤。

服薬における実例
● 拒薬の報告事例は特にない。

●製剤情報

商品名(会社名)	色／味／におい等	添加物
メジコン配合シロップ（塩野義）	淡黄褐色澄明／甘味，苦味／芳香	エタノール，白糖，カラメル，安息香酸，水酸化ナトリウム，チェリーエッセンス

●原薬の性状と特徴
性状　デキストロメトルファン臭化水素酸塩水和物：「デキストロメトルファン臭化水素酸塩水和物」の項（p.97）を参照。
クレゾールスルホン酸カリウム：白色の結晶性の粉末で，においはなく，味は苦い。水またはギ酸に溶けやすく，エタノール（95）にやや溶けにくく，ジエチルエーテルにほとんど溶けない。

原薬の特徴　デキストロメトルファンはモルフィナン系骨格をもつが，非オピオイドである。また，クレゾールスルホン酸カリウムは気道の分泌を促進して去たん作用を示す。

トリメトキノール塩酸塩水和物
Trimetoquinol hydrochloride hydrate（JP）

イノリン散1％，シロップ0.1％　（ニプロES）　1％1g，0.1％1mL　　シ冷所

▶ アドレナリン作動性β受容体刺激作用を有する持続性の気管支拡張薬。
▶ アドレナリンβ₂選択性が比較的低い。

服薬における実例
- 拒薬の報告事例は特にない。

●製剤情報

商品名（会社名）	色／味／におい等	添加物
散		
イノリン散1％ （ニプロES）	白色／わずかに苦味がある	エチルセルロース，クエン酸水和物，二酸化ケイ素，乳糖水和物
シロップ		
イノリンシロップ0.1％ （ニプロES）	無色〜淡黄褐色澄明／甘味／芳香性	亜硫酸ナトリウム，安息香酸ナトリウム，イソブチルパラベン，イソプロピルパラベン，エタノール，クエン酸水和物，クエン酸ナトリウム水和物，D-ソルビトール，白糖，プロピルパラベン，香料（グリセリン，バニリン，プロピレングリコール）

●原薬の性状と特徴

性状 白色の結晶または結晶性の粉末である。メタノールに溶けやすく，水またはエタノール（99.5）にやや溶けにくい。1gを水100mLに加温して溶かし，冷却した液のpHは4.5〜5.5。融点：約151℃（分解，ただし105℃で4時間減圧乾燥後）。

原薬の特徴 アドレナリンβ作用をもつ物質にイソキノリン誘導体を合成した薬剤。

フドステイン Fudosteine (JAN)

クリアナール内用液8％ （同仁＝田辺三菱） 8％1mL
スペリア内用液8％ （久光） 8％1mL

▶慢性気管支炎，気管支拡張症，気管支喘息などの慢性呼吸器疾患における去たんに用いられる。

服薬における実例
- 拒薬の報告事例は特にない。

●製剤情報

商品名（会社名）	色／味／におい等	添加物
クリアナール内用液8％（同仁＝田辺三菱）	褐色／甘い／芳香がある	D-ソルビトール，DL-リンゴ酸，カラメル，安息香酸ナトリウム，香料，バニリン，エチルバニリン，エタノール，グリセリン
スペリア内用液8％（久光）	褐色／甘い／芳香がある	安息香酸ナトリウム，エタノール，エチルバニリン，カラメル，グリセリン，香料，DL-リンゴ酸，D-ソルビトール，バニリン

●原薬の性状と特徴

性状 白色の結晶または結晶性の粉末である。水に溶けやすく，酢酸（100）に溶けにくく，エタノール（99.5）にほとんど溶けない。6mol/L塩酸試液に溶ける。融点：約200℃（分解）。

原薬の特徴 L-カルボシステインの誘導体で，SH基は遊離していない。初めての気道分泌細胞正常化剤であり，また，L-カルボシステインに劣らない気道粘液と粘膜の正常状態への修復作用が認められている。

プロカテロール塩酸塩水和物　101

プロカテロール塩酸塩水和物
Procaterol hydrochloride hydrate (JP)

メプチン顆粒0.01%，シロップ5μg/mL，
ドライシロップ0.005%
(大塚製薬)　0.01%1g，5μg/mL，0.005%1g

遮光，DS 遮光・開栓後防湿

- ▶効果発現が速やか，かつ持続性でβ₂選択性の気管支拡張薬。
- ▶抗アレルギー作用が強く，耐性を生じにくい。
- ▶微量で強い気管支拡張作用を発揮する。

服薬における実例
- 拒薬の報告事例は特にない。

●製剤情報

商品名(会社名)	色/味/におい等	添加物
顆粒		
メプチン顆粒0.01% (大塚製薬)	白色/甘味/においはない	D-マンニトール，精製白糖，トウモロコシデンプン，結晶セルロース，無水クエン酸
シロップ		
メプチンシロップ 5μg/mL (大塚製薬)	無色澄明/甘味/オレンジの芳香	パラオキシ安息香酸エチル，パラオキシ安息香酸ブチル，安息香酸ナトリウム，香料，精製白糖，エタノール，無水クエン酸，クエン酸ナトリウム水和物，精製水
プロカテロール塩酸塩シロップ 5μg/mL「テバ」 (武田テバ薬品＝武田テバファーマ＝武田)	無色澄明/甘味/オレンジの芳香	白糖，パラベン，エタノール，酒石酸，クエン酸ナトリウム水和物，安息香酸ナトリウム，香料，D-マンニトール，pH調整剤
プロカテロール塩酸塩シロップ 5μg/mL「トーワ」 (東和薬品)	無色澄明/甘味/特異な芳香(オレンジ風味)	白糖，安息香酸ナトリウム，パラオキシ安息香酸メチル，パラオキシ安息香酸プロピル，クエン酸ナトリウム水和物，リン酸，水酸化ナトリウム，香料
プロカテロール塩酸塩シロップ 5μg/mL「日医工」 (日医工)	無色澄明/甘味/芳香(オレンジ風味)	精製白糖，パラオキシ安息香酸エチル，パラオキシ安息香酸ブチル，クエン酸，pH調整剤，香料，エタノール
プロカテロール塩酸塩シロップ 5μg/mL「日新」 (日新製薬＝ファイザー)	無色澄明/甘味/特異な芳香(オレンジの芳香)	白糖，パラオキシ安息香酸エチル，パラオキシ安息香酸ブチル，安息香酸ナトリウム，香料，エタノール，pH調整剤

事例集 5. 呼吸器官用薬

商品名(会社名)	色／味／におい等	添加物
ドライシロップ		
メプチンドライシロップ0.005%（大塚製薬）	白色／甘味／においはない	精製白糖, アスコルビン酸, 無水クエン酸, 軽質無水ケイ酸
エステルチンドライシロップ0.01%（高田）	白色／甘い	精製白糖, D-マンニトール, 無水クエン酸

●原薬の性状と特徴

性状 白色〜微黄白色の結晶または結晶性の粉末である。水, ギ酸またはメタノールにやや溶けやすく, エタノール (95) に溶けにくく, ジエチルエーテルにほとんど溶けない。光によって徐々に着色する。水溶液 (1→20) は旋光性を示さない。水溶液 (1→100) のpHは4.0〜5.0。融点：約195℃（分解）。

原薬の特徴 フェニルエタノールアミン系気管支拡張薬で, 2(1H)-キノリノン誘導体。$β_2$アドレナリン受容体への選択性が高く, 持続性に優れる。

及び鏡像異性体

ブロムヘキシン塩酸塩　Bromhexine hydrochloride（JP）

ビソルボン細粒2%　（サノフィ）　2％1g
ブロムヘキシン塩酸塩シロップ0.08%
　（各社）　0.08％1mL

細 遮光・開封後防湿
シ 遮光

▶気管支腔から粘りの少ない分泌液の分泌を促進するとともに, たんの粘度に大きく関与する酸性糖蛋白の溶解・低分子化により, 気道粘液溶解作用をあらわす。

服薬における実例

● 拒薬の報告事例は特にない。

●製剤情報

商品名(会社名)	色／味／におい等	添加物
細粒		
ビソルボン細粒2% (サノフィ)	白色／甘く,後にわずかに苦い	乳糖水和物,ピロ亜硫酸ナトリウム,軽質無水ケイ酸,D-ソルビトール
シロップ		
ブロムヘキシン塩酸塩シロップ0.08% 「イセイ」 (コーアイセイ)	無色／甘味が強いが苦味もある／芳香	グリセリン,L-グルタミン酸ナトリウム,安息香酸,アルギン酸プロピレングリコールエステル,pH調整剤(リン酸),香料
ブロムヘキシン塩酸塩シロップ0.08% 「トーワ」 (東和薬品)	無色～わずかに黄色で澄明／甘く,後でやや苦い／特異な芳香(パイナップル風味)	D-ソルビトール液,グリセリン,クエン酸水和物,パラオキシ安息香酸メチル,パラオキシ安息香酸ブチル,香料,pH調整剤(塩酸,水酸化ナトリウム)

●原薬の性状と特徴

性状 白色の結晶または結晶性の粉末である。ギ酸に溶けやすく,メタノールにやや溶けにくく,水またはエタノール(95)に溶けにくい。pH:3.0～5.0(飽和水溶液)。融点:約239℃(分解)。

原薬の特徴 インドの生薬 *Adhatoda vasica* の有効成分より開発された。気道分泌促進と粘液溶解の2つの作用機序を併せもつ。

---

dl-メチルエフェドリン塩酸塩
dl-Methylephedrine hydrochloride(JP)

メチエフ散10%　(田辺三菱=ニプロES)　10% 1g　　　　　（遮光）

- ▶アドレナリン作動性の気管支拡張作用と中枢性鎮咳作用を示す。
- ▶マオウに含まれるエフェドリンと同程度ないし若干弱い気管支拡張作用を示すが,血圧上昇作用は約1/10,中枢興奮作用ははるかに弱い。

服薬における実例
- 拒薬の報告事例は特にない。

104 事例集 5. 呼吸器官用薬

●製剤情報

商品名（会社名）	色／味／におい等	添加物
メチエフ散10% （田辺三菱＝ニプロES）	白色	乳糖水和物
メチルエフェドリン散10% 「フソー」 （扶桑）	白色／風味づけはし ていない	乳糖水和物
dl-塩酸メチルエフェドリン散 10%「メタル」 （中北＝吉田製薬＝日興製薬販売）	白色／苦い／におい はない	乳糖水和物，バレイショデ ンプン
dl-メチルエフェドリン塩酸塩散 10%「三恵」 （三恵）	白色	バレイショデンプン，乳糖
dl-メチルエフェドリン塩酸塩散 10%「マルイシ」 （丸石）	白色／においはない	ヒドロキシプロピルセル ロース，乳糖水和物

●原薬の性状と特徴

性状 無色の結晶または白色の結晶性の粉末である。水に溶けやすく，エタノール
（99.5）にやや溶けにくく，酢酸（100）に溶けにくく，無水酢酸にほとんど溶けな
い。水溶液（1→20）は旋光性を示さない。水溶液（1→20）のpHは4.5〜6.0。融
点：207〜211℃。

原薬の特徴 エフェドリンのアミノ基がジメチル化
されたラセミ化合物。1892年に長井によって天
然 l-エフェドリンより合成され，1948年の菅
沢，三沢らの共同研究によって副作用の少ない喘
息治療薬であることが確認された。

及び鏡像異性体

6. 消化器官用薬

アズレンスルホン酸ナトリウム水和物・L-グルタミン
Azulene sulfonate sodium hydrate・L-glutamine

マーズレンS配合顆粒　（寿＝EAファーマ）　1g　　遮光

- ▶抗炎症と組織修復の2つの作用を有する。
- ▶自他覚症状に優れた改善効果を示し、急性・慢性胃炎に高い有用性が認められている。

服薬介助・服薬指導のヒント
- ヨーグルトに混ぜて与薬。

●製剤情報

商品名（会社名）	色／味／におい等	添加物
マーズレンS配合顆粒 （寿＝EAファーマ）	青みを帯びた色／においはない	メチルセルロース
アズレミン配合細粒 （ニプロ）	淡青色	ポビドン
アズレン・グルタミン配合細粒「EMEC」 （サンノーバ＝エルメッド＝日医工）	淡青白色〜灰青白色／甘味	アスパルテーム（L-フェニルアラニン化合物），含水二酸化ケイ素，タルク，ヒドロキシプロピルセルロース
アズクレニンS配合顆粒 （長生堂＝日本ジェネリック）	淡青色／わずかに特異な味／においはない	メチルセルロース，軽質無水ケイ酸
アズレンスルホン酸ナトリウム・L-グルタミン配合顆粒「クニヒロ」 （皇漢堂）	青紫色	メチルセルロース，ヒプロメロース，炭酸水素ナトリウム
グリマック配合顆粒 （沢井）	淡青色／味はほとんどない／においはない	炭酸水素ナトリウム，メチルセルロース
トーワズレン配合顆粒 （東和薬品）	淡青色／においはない	ポリビニルアルコール（完全けん化物），メチルセルロース

商品名(会社名)	色/味/におい等	添加物
マナミンGA配合顆粒 (鶴原)	紫青色/においはない	ポビドン
ルフレン配合顆粒 (日医工)	青みを帯びた色/においはない	乳糖水和物, メチルセルロース, ヒプロメロース, 炭酸水素ナトリウム

●原薬の性状と特徴

性状 アズレンスルホン酸ナトリウム水和物：暗青色の結晶または結晶性の粉末で，においおよび味はない。メタノールにやや溶けやすく，水または酢酸（100）にやや溶けにくく，エタノール（95）に溶けにくく，無水酢酸，ジエチルエーテルまたはヘキサンにほとんど溶けない。光により変化し，水溶液（1→200）のpHは6.0〜9.0。

L-グルタミン：白色の結晶または結晶性の粉末で，わずかに特異な味がある。無臭である。ギ酸に溶けやすく，水にやや溶けやすく，エタノール（99.5）にほとんど溶けない。水溶液（1→50）のpHは4.5〜6.0。

原薬の特徴 潰瘍組織の保護，再生作用を示すL-グルタミンと，炎症抑制作用，ヒスタミン遊離阻止作用，肉芽新生・上皮形成促進作用を示すアズレンスルホン酸ナトリウム水和物を配合した防御型因子増強型の胃炎・胃潰瘍治療薬。

ウルソデオキシコール酸　Ursodeoxycholic acid（JP）

ウルソ顆粒5％　(田辺三菱)　5％1g

- ▶胆汁分泌を促進する作用(利胆作用)により胆汁うっ滞を改善する。
- ▶また，肝臓において，細胞障害性の強い疎水性胆汁酸と置き換わり，肝細胞障害作用を軽減する（置換効果）。
- ▶さらに，サイトカイン・ケモカイン産生抑制作用や肝臓への炎症細胞浸潤抑制作用により肝機能を改善する。
- ▶外殻石灰化を認めないコレステロール系胆石の溶解作用，消化吸収改善作用も知られている。

服薬における実例

- ●強い苦味による拒薬事例がある。
- ●1回の服用量が多いことによる拒薬事例がある。

服薬介助・服薬指導のヒント

- 緑茶で与薬すると苦味が後に残りづらい。
- フレーバーを使用して与薬。
- 〈乳児〉経管栄養の場合は，ミルク（母乳または人工乳）2～3mLで溶解し，授乳前に与薬。哺乳瓶と乳首を用いる場合は，白湯2～3mLで溶解し，授乳前に与薬。

お気に入りのコップでトライ　　参考までに…

　3歳・女児の拒薬事例で，アイスクリームに混ぜて与薬を試みたが，一口目は成功したものの，二口目以降は拒薬となった。患児の気に入っているコップにコーヒー牛乳を入れ，十分に溶かすことで服薬できた。

●製剤情報

商品名（会社名）	色／味／におい等	添加物
ウルソ顆粒5％ （田辺三菱）	白色／苦い／においはない	乳糖水和物，バレイショデンプン，カルメロースナトリウム

●原薬の性状と特徴

性状　白色の結晶または粉末で，味は苦い。メタノール，エタノール（99.5）または酢酸（100）に溶けやすく，水にほとんど溶けない。融点：200～204℃。

原薬の特徴　古くから用いられている動物性生薬「熊胆」（くまのい，ユータン）の薬効成分で，胆汁酸の一種である。現在はコール酸を原料として化学的に合成されている。

塩酸ロペラミド　Loperamide hydrochloride（JAN）

ロペミン小児用細粒0.05%・細粒0.1%　（ヤンセン）　0.05%・0.1%1g

▶モルヒネ，コデインよりも強力，かつ持続的な止しゃ作用を示すが，それらの薬剤とは異なり，脳への移行が少なく非毒性用量では中枢作用を示さず，止しゃ作用と中枢作用がよく分離された特性を示す。

服薬における実例

- 拒薬の報告事例は特にない。

●製剤情報

商品名（会社名）	色／味／におい等	添加物
ロペミン小児用細粒0.05% （ヤンセン）	うすい橙色／はじめ甘く，後にわずかに苦い／わずかに特異なにおいがある	精製白糖，メタケイ酸アルミン酸マグネシウム，ヒドロキシプロピルセルロース，カルメロースナトリウム，軽質無水ケイ酸，ステアリン酸マグネシウム，黄色5号，香料
ロペラミド塩酸塩細粒小児用0.05%「タイヨー」 （武田テバファーマ＝武田）	うすい橙色／はじめ甘く，後にわずかに苦い／わずかに特異なにおい（バニラ風味）	カルメロースナトリウム，含水二酸化ケイ素，クエン酸ナトリウム水和物，精製白糖，トウモロコシデンプン，ヒドロキシプロピルセルロース，プロピレングリコール，黄色5号，香料
ロペミン細粒0.1% （ヤンセン）	白色／はじめ甘く，後にわずかに苦い／においはない	乳糖水和物，メタケイ酸アルミン酸マグネシウム，ヒドロキシプロピルセルロース，ステアリン酸マグネシウム

●原薬の性状と特徴

性状　白色〜微黄色の結晶性の粉末である。酢酸（100）またはクロロホルムに溶けやすく，エタノール（95）にやや溶けやすく，水，無水酢酸または2-プロパノールに溶けにくく，ジエチルエーテルにほとんど溶けない。融点：約225℃（分解）。

原薬の特徴　ブタンアミド骨格を有する経口止しゃ薬。下痢の主要な原因である「腸管粘膜での水分の吸収・分泌異常」と「腸管の運動異常」の両面を是正し，優れた止しゃ作用を有する。

カゼイ菌製剤　Lactobacillus casei

ビオラクチス散　（ヤクルト）　1g　　　　　　　　　　　冷所・開封後防湿

▶ カゼイ菌（ビオラクチス原末）が腸内で増殖し，腸内異常発酵を防止するとともに，腸管における分泌・吸収作用およびぜん動運動を促進する。

服薬における実例
- 粒子が細かく，口の中に残ることがあり，ねばつく。

●製剤情報

商品名（会社名）	色／味／におい等	添加物
ビオラクチス散（ヤクルト）	微黄色／ごくわずかに苦味を呈する／特異なにおいはない（賦形剤，添加剤に由来する風味を感じる場合がある）	乳糖水和物，結晶セルロース，ヒドロキシプロピルセルロース，トウモロコシデンプン（製造工程中に使用したペプチド化した脱脂粉乳が残存する）

●原薬の性状と特徴
性状　白色～わずかに黄褐色の粉末で，においはないか，またはわずかに特異なにおいがあり，ごくわずかに苦味がある。
原薬の特徴　人腸由来の*Lactobacillus casei*を起源とし，腸内菌叢を正常化する（ビオラクチス原末を生菌数として1g中$1.5×10^9$～$2.1×10^{10}$個含有）。

カルメロースナトリウム　Carmellose sodium（JP）

バルコーゼ顆粒75%　（サンノーバ＝エーザイ）　1g　　　開封後防湿

▶ 習慣性がなく使いやすい膨張性下剤。
▶ 水とともに服薬すると腸内で粘性のコロイド液となり，硬化した便塊に浸透し，便の容積を増大させて硬化便を物理的に軟便化することにより，無理なく排便させる。
▶ ほとんど消化吸収されない。

服薬における実例
- 拒薬の報告事例は特にない。

●製剤情報

商品名(会社名)	色／味／におい等	添加物
バルコーゼ顆粒75% (サンノーバ=エーザイ)	白色～帯黄白色	クエン酸水和物, サッカリンナトリウム水和物, 炭酸マグネシウム, 香料
カルメロースナトリウム 原末「マルイシ」 (丸石)	白色～帯黄白色／味はない	—

●原薬の性状と特徴

性状 白色～帯黄白色の粉末または粒で, 味はない。メタノール, エタノール (95), 酢酸 (100) またはジエチルエーテルにほとんど溶けない。水または温湯を加えるとき, 粘稠性のある液となる。吸湿性。1gを少量ずつ温湯100mLにかき混ぜながら溶かし, 冷却した液のpHは6.0～8.0。

原薬の特徴 親水性のカルメロースナトリウムを有効成分とする芳香性顆粒製剤。製剤原料 (懸濁化剤) として多用されるほか, 緩下剤として用いられる。

酸化マグネシウム　Magnesium oxide (JP)

酸化マグネシウム細粒83%　(各社)　83% 1g　　　(開封後防湿)

- ▶酸化マグネシウム製剤は作用時間が長く, 刺激の少ない緩下剤, 制酸剤として汎用されている。
- ▶また, 尿路シュウ酸カルシウム結石の発生予防の効能・効果をもつ。

服薬における実例

- 苦味による拒薬事例がある。
- 水に溶けにくく, スポイトなどでの与薬が困難な事例がある。
- ざらつきによる拒薬事例がある。

服薬介助・服薬指導のヒント

- 水などに懸濁させて与薬する場合, 薬包のまま, すり棒などで細粒を細かく砕いてから懸濁する。一度に飲みきれない場合は数回に分けて与薬する。
- 与薬後, 口中を水などでよくゆすぎ, 飲み残しがないよう注意する。
- ゼリーやデザートなど, 患児が好むものに包んで与薬。

酸化マグネシウム　111

- ふりかけのようにご飯にかけ，与薬できた事例がある。
- 日局酸化マグネシウムに比べて，酸化マグネシウム細粒83%の製剤は，製剤設計の工夫で服薬時の不快感を軽減している（例：「酸化マグネシウム細粒83%「ケンエー」」は水に懸濁しやすく，より細かい粒子に崩壊する）。

避けたほうがよいこと

- 大量の牛乳摂取やカルシウムサプリメントなどの併用に注意する（腎でのカルシウムの再吸収増加）。
- 〔重質酸化マグネシウム〕重質酸化マグネシウムと「アイスの実 ぶどう味」（グリコ）を混ぜたところ，「アイスの実」が緑色に変色したとの報告がある。

● 製剤情報

商品名（会社名）	色／味／におい等	添加物
酸化マグネシウム「JG」 （日本ジェネリック）	白色／においはない	―
酸化マグネシウム「NP」原末 （ニプロ＝ファイザー）	白色／においはない	―
酸化マグネシウム「コザカイ・M」 （小堺＝ヤクハン＝日興製薬販売）	白色／においはない	―
酸化マグネシウム「ヤマゼン」M （山善）	白色／においはない	―
酸化マグネシウム原末「マルイシ」 （丸石）	白色／においはない	―
重カマ「ヨシダ」 （吉田製薬）	白色／においはない	―
重質酸化マグネシウム「NikP」 （日医工＝岩城）	白色／においはない	―
重質酸化マグネシウム「ケンエー」 （健栄）	白色／においはない	―
重質酸化マグネシウム「三恵」 （三恵）	白色／においはない	―
重質酸化マグネシウム　シオエ （シオエ＝日本新薬）	白色／土様の味／においはない	―
重質酸化マグネシウム「東海」 （東海製薬）	白色／においはない	―

112　事例集　6. 消化器官用薬

商品名（会社名）	色／味／におい等	添加物
重質酸化マグネシウム「ニッコー」（日興製薬＝中北）	白色／においはない	―
重質酸化マグネシウム〈ハチ〉（東洋製化＝小野）	白色／味はない／においはない	―
重質酸化マグネシウム「ホエイ」（マイラン＝ファイザー）	白色／においはない	―
酸化マグネシウム細粒83%「ケンエー」（健栄）	白色／わずかに特異な芳香（爽やかなレモン風味）※製剤設計により，服薬時のザラザラ感を軽減。	メチルセルロース，D-マンニトール，香料
酸化マグネシウム細粒83%〈ハチ〉（東洋製化＝丸石）	白色／わずかに甘い／においはない※製剤設計により，服薬時の不快感を軽減。	ヒドロキシプロピルセルロース，スクラロース，D-マンニトール
酸化マグネシウム細粒83%「ヨシダ」（吉田製薬）	白色／においはない※酸化マグネシウムをコーティングすることにより，ザラザラ感および独特の不快な味を軽減。	クロスポビドン，結晶セルロース，メチルセルロース，ヒプロメロース
マグミット細粒83%（協和化学＝シオエ）	白色／においはない※製剤設計で口中の不快感や不快な味を軽減。	D-マンニトール，クロスポビドン，ステアリン酸カルシウム，含水二酸化ケイ素

●原薬の性状と特徴

性状　白色の粉末または粒で，においはない。水，エタノール（95）またはジエチルエーテルにほとんど溶けない。希塩酸に溶ける。空気中で湿気および二酸化炭素を吸収する。

原薬の特徴　本剤は胃内で塩酸との化学反応により制酸作用を示し，さらに腸内で炭酸マグネシウムとなり，腸内で水分の再吸収に抑制的に働き，腸管に機械的な刺激を与え，緩下剤としての作用を発揮する。

次硝酸ビスマス　Bismuth subnitrate (JP)

次硝酸ビスマス　（各社）　1g

▶腸粘膜の保護と消炎作用，防腐作用を有する。

服薬における実例
- 拒薬の報告事例は特にない。

●製剤情報

商品名（会社名）	色／味／におい等	添加物
次硝酸ビスマス「ケンエー」（健栄）	白色／味はない／においはない	―
次硝酸ビスマス「三恵」（三恵）	白色	―
次硝酸ビスマス　シオエ（シオエ＝日本新薬）	白色／味はない／においはない	―
次硝酸ビスマス「東海」（東海製薬）	白色／味はない／においはない	―
次硝酸ビスマス「日医工」（日医工ファーマ＝日医工）	白色	―
次硝酸ビスマス「ニッコー」（日興製薬＝丸石＝ニプロ＝吉田製薬）	白色／弱いにおい	―
次硝酸ビスマス「メタル」（中北）	白色／においはない	―
次硝酸ビスマス「ヤマゼン」（山善）	白色／味はない／においはない	―

●原薬の性状と特徴

性状　白色の粉末である。水，エタノール（95）またはジエチルエーテルにほとんど溶けない。塩酸または硝酸に速やかに溶けるが，泡立たない。わずかに吸湿性があり，潤した青色リトマス紙に接触するとき，これを赤変する。

原薬の特徴　腸内異常発酵により生じる硫化水素と結合し，その刺激を除き，止しゃ作用をあらわす。また，胃・十二指腸に存在する*Helicobacter pylori*菌に対して抗菌活性があるとされる。

センナ・センナ実　Senna leaf・Senna pod

アローゼン顆粒　（ポーラファルマ）　1g　　　　　　　　　防湿

- ▶センナはアラビアの医師によってその作用が知られ，欧米諸国で古来から汎用されている緩下剤。
- ▶本剤はセンナの葉と実を1.5対1の割合に配合し，さらにヨーロッパの民間薬として応用されてきた茶剤の成分ミレフォリウム草，オノニス根およびタラクサシ根草のそれぞれエキスを矯味剤として配合している。

服薬における実例

- 苦味，ざらつきによる拒薬事例がある。

服薬介助・服薬指導のヒント

- 60℃程度の温湯に顆粒を混ぜ，市販の甘味剤入りココアパウダーを適量入れ，冷ましてから与薬できた事例がある（ココアパウダーはセンナ特有のにおいを抑える）。

●製剤情報

商品名（会社名）	色／味／におい等	添加物
アローゼン顆粒（ポーラファルマ）	茶褐色／わずかに特異な味およびにおい	オノニス根エキス，タラクサシ根草エキス，デヒドロ酢酸ナトリウム，バレイショデンプン，ミレフォリウム草エキス，流動パラフィン
ビムロ顆粒（本草）	茶褐色／わずかに甘い／生薬特有の芳香	クロスカルメロースナトリウム，デヒドロ酢酸ナトリウム

●原薬の性状と特徴

原薬の特徴　主成分のセンノシドA，Bはそのままの形で大腸に到達後，腸内細菌の作用によりレインアンスロンとなり，瀉下作用を発現する。その他の成分であるレイン，アロエエモジン，センノシドCなどは瀉下作用を増強するとされている。また，動物実験において腸管の水分およびNa$^+$の吸収を阻害し，かつ収縮を減少して緊張を低下させる。

センノシド　115

センノシド　Sennoside（JAN）

センノサイド顆粒8％「EMEC」　　　　　　　　　　　　　開封後防湿
（サンノーバ＝エルメッド＝日医工）　8％1g

▶ センナ抽出物であるセンノサイドA・Bカルシウム塩を主成分とする緩下剤。
▶ 清涼感を伴う甘味を有する服薬しやすい顆粒。

服薬における実例
- 拒薬の報告事例は特にない。

●製剤情報

商品名（会社名）	色／味／におい等	添加物
センノサイド顆粒8％「EMEC」（サンノーバ＝エルメッド＝日医工）	茶色／清涼感を伴う甘味	精製白糖，タルク，ヒドロキシプロピルセルロース，D-マンニトール

●原薬の性状と特徴
性状　センノシドカルシウムは褐色〜黒褐色の粉末で，わずかに特異なにおいがあり，味はわずかに苦い。水に溶けやすく，エタノール（95）およびジエチルエーテルにほとんど溶けない。
原薬の特徴　本剤の主成分がそのままの形で大腸に到達した後，腸内細菌の作用によりレインアンスロンとなり，瀉下作用を発現する。

耐性乳酸菌製剤　Antibiotics-resistant lactic acid bacteriae

エンテロノン-R散　（EAファーマ）　1g
ビオフェルミンR散　（ビオフェルミン＝武田）　1g
ラックビーR散　（興和＝興和創薬）　1g
レベニン散　（わかもと）　1g

(開封後防湿)

▶抗菌薬に対する耐性を付与した乳酸菌製剤で，抗菌薬服薬中においても増殖する。

服薬における実例
- 拒薬の報告事例は特にない。

服薬介助・服薬指導のヒント
- 水に溶かすか，そのまま与薬。
- 〈乳児〉経管栄養の場合は，ミルク（母乳または人工乳）2～3mLで溶解し，授乳前に与薬。哺乳瓶と乳首を用いる場合は，白湯2～3mLで溶解し，授乳前に与薬。

●製剤情報

商品名（会社名）	色／味／におい等	添加物
エンテロノン-R散（EAファーマ）	白色ないし淡黄色／においはないか，特異なにおい	サッカリンナトリウム水和物，バレイショデンプン，含水二酸化ケイ素，香料
耐性乳酸菌散10%「JG」（長生堂＝日本ジェネリック）	白色～淡黄白色	バレイショデンプン，ケイ酸マグネシウム，D-マンニトール，軽質無水ケイ酸
耐性乳酸菌散10%「トーワ」（東和薬品）	白色～淡黄白色／バニリン様の風味	バレイショデンプン，デキストリン，軽質無水ケイ酸，サッカリンナトリウム水和物，バニリン
ビオフェルミンR散（ビオフェルミン＝武田）	白色～わずかに淡黄褐色／やや甘い／においはないか，またはわずかに特異なにおい	バレイショデンプン，ブドウ糖，乳糖水和物，沈降炭酸カルシウム，白糖，デキストリン
ラックビーR散（興和＝興和創薬）	白色～灰黄白色／わずかに甘味がある	トウモロコシデンプン，乳糖，メタケイ酸アルミン酸マグネシウム
レベニン散（わかもと）	白色／わずかに甘い／においはない	乳糖水和物，バレイショデンプン，デキストリン

●原薬の性状と特徴

性状 抗生物質または化学療法薬に対する耐性を付与した耐性乳酸菌の生菌菌体、またはそれらの生菌菌体を含む培養物を集め、乾燥した後、デンプン、乳糖、白糖など、適当な賦形剤またはそれらの混合物と混合して製したものである。1g中に耐性乳酸菌の生菌を$1×10^7〜2×10^{12}$個含む。白色〜わずかに黄褐色の粉末で、においはないか、またはわずかに特異なにおいがある。

原薬の特徴 エンテロノン-R散、耐性乳酸菌散10%「JG」、耐性乳酸菌散10%「トーワ」：耐性乳酸菌（*Streptococcus faecalis* BIO-4R）を主成分とする。

ビオフェルミンR散：ビオフェルミン配合散の成分乳酸菌に各種抗菌薬に対する耐性を付与した乳酸菌（*Streptococcus faecalis*〔129 BIO 3B-R〕）を主成分とする。

ラックビーR散：抗生物質および化学療法薬に対する耐性を付与した乳酸菌（*Bifidobacterium longum*）を主成分とする。

レベニン散：ヒトの腸内に常在する3菌種（*Streptococcus faecalis*, *Lactobacillus acidophilus*, *Bifidobacterium infantis*）に抗生物質・化学療法薬に対する耐性を付与した耐性乳酸菌を配合しており、小腸から大腸まで広く作用する。

タンニン酸アルブミン　Albumin tannate（JP）

タンニン酸アルブミン　（各社）　1g　

▶1906年以来、日本薬局方に継続収載されている非麻薬性の止しゃ薬。
▶タンニン酸が腸で遊離するため、胃障害を起こさない。

服薬における実例
- 特有の風味、においによる拒薬事例がある。
- かさ高くなり、服薬が困難な事例がある。

服薬介助・服薬指導のヒント
- ごく少量の水に懸濁して与薬。乳児では授乳前にスポイトで少量ずつ与薬後、授乳するとよい。

避けたほうがよいこと
- 牛乳アレルギーの患児には禁忌である。
- 経口鉄剤は併用禁忌（鉄と結合し、タンニン酸の収れん作用が減弱）。

118 　事例集 6. 消化器官用薬

●製剤情報

商品名（会社名）	色／味／におい等	添加物
タンナルビン「ホエイ」 （マイラン＝ファイザー）	淡褐色／においはないか，またはわずかに特異なにおい	—
タンニン酸アルブミン「NikP」 （日医工＝岩城）	淡褐色／においはないか，またはわずかに特異なにおい	—
タンニン酸アルブミン「ケンエー」 （健栄）	淡褐色／においはないか，またはわずかに特異なにおい	—
タンニン酸アルブミン「三恵」 （三恵）	淡褐色／においはないか，またはわずかに特異なにおい	—
タンニン酸アルブミン　シオエ （シオエ＝日本新薬）	淡褐色／においはないか，またはわずかに特異なにおい	—
タンニン酸アルブミン「ニッコー」 （日興製薬＝吉田製薬）	淡褐色／においはないか，またはわずかに特異なにおい	—
タンニン酸アルブミン〈ハチ〉 （東洋製化＝小野）	淡褐色／においはないか，またはわずかに特異なにおい	—
タンニン酸アルブミン「メタル」 （中北）	淡褐色／においはないか，またはわずかに特異なにおい	—
タンニン酸アルブミン「ヤマゼン」M （山善）	淡褐色／においはないか，またはわずかに特異なにおい	—
タンニン酸アルブミン原末「マルイシ」 （丸石＝ニプロ）	淡褐色／においはないか，またはわずかに特異なにおい	—

●原薬の性状と特徴

性状　淡褐色の粉末で，においはないか，またはわずかに特異なにおいがある。水またはエタノール（95）にほとんど溶けない。水酸化ナトリウム試液を加えるとき，混濁して溶ける。

原薬の特徴　五倍子または没食子から得られるタンニン酸と蛋白質の化合物。腸で膵液によって徐々に分解，タンニン酸を遊離し，蛋白質の凝固による被膜形成で腸粘膜に緩和な収れん作用をあらわす。

ドンペリドン　Domperidone（JP）

ナウゼリン細粒1％，ドライシロップ1％　（協和発酵キリン）　1％1g

▶ 血液-脳関門を通過しにくく選択的な制吐作用に加え，胃運動亢進作用，胃内容排出促進作用などを併せもつ。
▶ 坐剤もある。

服薬介助・服薬指導のヒント
- バニラアイスクリームに混ぜて与薬。
- 〔ドライシロップ〕水に溶かすと白糖の甘味で与薬しやすくなる。

避けたほうがよいこと
- オレンジジュース，スポーツドリンク，ヨーグルトなど酸味のある飲食物との混合は望ましくない（酸味が増すと主薬が溶け，苦味が出る）。

●製剤情報

商品名（会社名）	色／味／におい等	添加物
細粒		
ナウゼリン細粒1％ （協和発酵キリン）	白色／無味／無臭	ソルビタン脂肪酸エステル，トウモロコシデンプン，乳糖水和物，ポリオキシエチレン（105）ポリオキシプロピレン（5）グリコール，ポリビニルアルコール（部分けん化物）
ドライシロップ		
ナウゼリンドライシロップ1％ （協和発酵キリン）	白色／甘味／無臭	グリセリン脂肪酸エステル，軽質無水ケイ酸，シリコーン樹脂，ソルビタン脂肪酸エステル，白糖，ヒドロキシプロピルセルロース
ドンペリドンDS小児用1％「サワイ」 （沢井）	白色／甘い／芳香なし	軽質無水ケイ酸，白糖，ヒドロキシプロピルセルロース
ドンペリドンドライシロップ小児用1％「日医工」 （日医工）	白色	白糖，ヒドロキシプロピルセルロース，シリコーン樹脂，ソルビタン脂肪酸エステル，ステアリン酸グリセリン，ショ糖脂肪酸エステル

●原薬の性状と特徴

性状 白色～微黄色の結晶性の粉末または粉末である。酢酸（100）に溶けやすく，メタノールまたはエタノール（99.5）に溶けにくく，2-プロパノールに極めて溶けにくく，水にほとんど溶けない。融点：約243℃（分解）。

原薬の特徴 ベンズイミダゾロン系化合物。消化管運動促進薬として用いられる。抗ドパミン作用がCTZ（chemoreceptor trigger zone）に作用し，強い制吐作用を示す。

ピコスルファートナトリウム水和物
Sodium picosulfate hydrate（JP）

ラキソベロン内用液0.75%　（帝人ファーマ）　0.75%1mL　　内用液遮光

▶薬用量の幅が広く，便通状況に合わせた用量調節がしやすく，自然な排便習慣の回復が期待できる緩下剤。
▶電解質異常や連用による薬物耐性を生じる傾向はみられない。

服薬における実例
● 無味による拒薬事例がある。

服薬介助・服薬指導のヒント
● 食事時に少量のお茶に混ぜて与薬できた事例がある。
● 〔内用液〕原則として白湯などに指示量を滴下し，よく混ぜてから与薬する。
● 液剤を好まない患児には錠剤，あるいは錠剤の粉砕を試してみる。内用液のおよそ5滴（1滴 0.5mg）が錠剤（2.5mg）1錠相当である。
● 〔ヨーピス内用液〕水，牛乳，ジュース，コーヒーなどに混合しても配合変化なく，においや味を変化させない。

ピコスルファートナトリウム水和物　121

●製剤情報

商品名（会社名）	色／味／におい等	添加物
顆粒		
ピコスルファートナトリウム顆粒1%「イセイ」 （コーアイセイ）	白色～類白色／無味／無臭	乳糖水和物，カルメロースナトリウム
ピコダルム顆粒1% （日新製薬＝ゼリア）	白色～類白色	乳糖水和物，クロスカルメロースナトリウム，カルメロースナトリウム
内用液		
ラキソベロン内用液0.75% （帝人ファーマ）	無色～微黄色澄明／甘味／無臭	パラオキシ安息香酸メチル，水酸化ナトリウム，D-ソルビトール，塩酸
シンラック内用液0.75% （岩城）	無色～微黄色澄明／甘味／においはない	パラオキシ安息香酸メチル，パラオキシ安息香酸プロピル，精製白糖，クエン酸ナトリウム水和物，クエン酸水和物
ピコスルファートNa内用液0.75%「武田テバ」 （武田テバファーマ＝武田）	無色～微黄色澄明／甘味／においはない	D-ソルビトール液，パラオキシ安息香酸メチル，パラオキシ安息香酸プロピル，pH調整剤
ピコスルファートNa内用液0.75%「KN」 （小林化工＝堀井）	無色～微黄色澄明／甘味／においはない	パラオキシ安息香酸メチル，デヒドロ酢酸ナトリウム，D-ソルビトール
ピコスルファートNa内用液0.75%「トーワ」 （東和薬品）	無色～微黄色澄明／甘味／においはない	D-ソルビトール液，パラオキシ安息香酸メチル，パラオキシ安息香酸プロピル，pH調整剤（塩酸，水酸化ナトリウム）
ピコスルファートナトリウム内用液0.75%「CHOS」 （CHO＝ファイザー）	無色～微黄色澄明／甘味／においはない	D-ソルビトール，パラオキシ安息香酸メチル，パラオキシ安息香酸プロピル，pH調整剤（水酸化ナトリウム，塩酸）
ピコスルファートナトリウム内用液0.75%「JG」 （長生堂＝日本ジェネリック＝コーアイセイ）	無色～微黄色澄明／甘味／においはない	パラオキシ安息香酸メチル，パラオキシ安息香酸プロピル，D-ソルビトール，pH調整剤（水酸化ナトリウム，塩酸）
ピコスルファートナトリウム内用液0.75%「ツルハラ」 （鶴原）	無色～微黄色澄明／甘味／においはない	パラオキシ安息香酸メチル，パラオキシ安息香酸プロピル，D-ソルビトール
ピコスルファートナトリウム内用液0.75%「日医工」 （日医工）	無色～微黄色澄明／甘味／においはない	D-ソルビトール，パラオキシ安息香酸メチル，pH調整剤
ヨーピス内用液0.75% （コーアイセイ＝カイゲンファーマ）	無色～微黄色澄明／甘味／においはない	D-ソルビトール，パラオキシ安息香酸メチル，pH調整剤

6
消化器官用薬

商品名（会社名）	色／味／におい等	添加物
ドライシロップ		
スナイリンドライシロップ１％ （マイランEPD）	白色／甘い／においはない	精製白糖
ピコスルファートナトリウムドライシロップ１％「日医工」 （日医工）	白色／甘い／においはない	白糖，グリセリン

●原薬の性状と特徴

性状 白色の結晶性の粉末で，においおよび味はない。水に極めて溶けやすく，メタノールにやや溶けやすく，エタノール（99.5）に溶けにくく，ジエチルエーテルにほとんど溶けない。光により徐々に着色する。水溶液（1→20）のpHは7.4〜9.4。

原薬の特徴 本剤は大腸細菌叢由来の酵素アリルスルファターゼにより加水分解され，活性型のジフェノール体となる。また，ジフェノール体は腸管粘膜への腸管ぜん動運動の亢進作用，水分吸収阻害作用により瀉下作用を示す。

ビフィズス菌製剤　Bifidobacterium

ラックビー微粒N （興和＝興和創薬）　１％１ｇ　　　　　　　(防湿)

▶ビフィズス菌は乳酸のみでなく，抗菌作用のある酢酸を含む揮発酸を産生する。
▶長期保存に耐える初めてのビフィズス菌凍結乾燥製剤。

服薬における実例
- 拒薬の報告事例は特にない。

●製剤情報

商品名（会社名）	色／味／におい等	添加物
ラックビー微粒N （興和＝興和創薬）	白色〜灰黄白色／わずかに甘味がある／においはほとんどない	トウモロコシデンプン，乳糖
ビフィスゲン散 （日東薬品＝大日本住友）	白色／わずかな甘味	バレイショデンプン，乳糖，サッカリンナトリウム

●原薬の性状と特徴

性状 白色～わずかに黄褐色の粉末で、においはないか、またはわずかに特異なにおいがある。

原薬の特徴 腸内優勢菌であるビフィズス菌（*Bifidobacterium longum*, *Bifidobacterium infantis*）を凍結乾燥した生菌製剤。

ビフィズス菌配合剤　Bifidobacterium combined

ビオスミン配合散　（ビオフェルミン＝武田）　1g　　

▶ビフィズス菌とラクトミンとの組み合わせにより、作用部位が拡大され、整腸効果が優れたビフィズス菌整腸剤。

　服薬における実例

- 拒薬の報告事例は特にない。

●製剤情報

商品名（会社名）	色／味／におい等	添加物
ビオスミン配合散 （ビオフェルミン＝武田）	白色／やや甘い／においはないか、わずかに特異なにおいがある	バレイショデンプン、ブドウ糖、乳糖水和物、沈降炭酸カルシウム、白糖、デキストリン
レベニンS配合散 （わかもと）	白色／わずかに甘い／においはない	乳糖水和物、バレイショデンプン、デキストリン

●原薬の性状と特徴

性状 白色～わずかに黄褐色の粉末で、においはないか、またはわずかに特異なにおいがある。

原薬の特徴 腸内での定着性に優れたビフィズス菌（*Bifidobacterium bifidum*〔G9-1〕）と、増殖性に優れたラクトミン（*Streptococcus faecalis*〔129 BIO 3B〕）を含有した製剤。

ファモチジン　Famotidine（JP）

ガスター散2%・10%　（LTL）　2%・10%1g

▶ 国内で開発された選択的で強力なヒスタミンH_2受容体拮抗薬。
▶ 胃酸分泌抑制作用は強力でかつ持続的で，抗男性ホルモン作用，薬物代謝酵素阻害や肝血流減少作用も認められない。

服薬における実例
- 苦味による拒薬事例がある。

服薬介助・服薬指導のヒント
- ヨーグルトに混ぜて与薬。

●製剤情報

商品名（会社名）	色／味／におい等	添加物
ガスター散10% （LTL）	白色〜微黄白色	乳糖水和物，トウモロコシデンプン，ヒドロキシプロピルセルロース，軽質無水ケイ酸
ファモチジン散10% 「サワイ」 （沢井）	白色〜微黄白色／わずかな甘味／わずかにメントール様の芳香	アスパルテーム（L-フェニルアラニン化合物），エチルセルロース，軽質無水ケイ酸，セタノール，トリアセチン，二酸化ケイ素，乳糖，ヒドロキシプロピルセルロース，部分アルファー化デンプン，D-マンニトール，l-メントール，ラウリル硫酸ナトリウム
ファモチジン散10% 「日医工」 （日医工）	白色〜微黄白色	乳糖水和物，トウモロコシデンプン，ヒドロキシプロピルセルロース，アスパルテーム（L-フェニルアラニン化合物），ステアリン酸マグネシウム
ファモチジン散10% 「トーワ」 （東和薬品）	白色〜微黄白色	乳糖水和物，トウモロコシデンプン，ヒドロキシプロピルセルロース，アスパルテーム（L-フェニルアラニン化合物），ステアリン酸マグネシウム
ファモチジン散10% 「杏林」 （キョーリンリメディオ＝杏林）	白色〜微黄白色／わずかな清涼感	乳糖水和物，D-マンニトール，部分アルファー化デンプン，ヒドロキシプロピルセルロース，二酸化ケイ素，無水ケイ酸，エチルセルロース，セタノール，ラウリル硫酸ナトリウム，トリアセチン，l-メントール，アスパルテーム（L-フェニルアラニン化合物）

ファモチジン　125

商品名（会社名）	色／味／におい等	添加物
ガスター散2% （LTL）	白色	乳糖水和物，トウモロコシデンプン，ヒドロキシプロピルセルロース，軽質無水ケイ酸
ファモチジン細粒2% 「サワイ」 （沢井）	白色／若干甘い／芳香なし	タルク，トウモロコシデンプン，白糖
ファモチジン散2% 「日医工」 （日医工）	白色	乳糖水和物，トウモロコシデンプン，ヒドロキシプロピルセルロース，タルク
ファモチジン散2% 「トーワ」 （東和薬品）	白色	乳糖水和物，トウモロコシデンプン，ヒドロキシプロピルセルロース，アスパルテーム（L-フェニルアラニン化合物），ステアリン酸マグネシウム
ファモチジン散2% 「杏林」 （キョーリンリメディオ＝杏林）	白色	乳糖水和物，トウモロコシデンプン，結晶セルロース，ヒドロキシプロピルセルロース，無水ケイ酸

6
消化器官用薬

●原薬の性状と特徴

性状　白色～帯黄白色の結晶である。酢酸（100）に溶けやすく，エタノール（95）に溶けにくく，水に極めて溶けにくい。0.5mol/L塩酸試液に溶ける。光によって徐々に着色する。融点：約164℃（分解）。

原薬の特徴　アミジン誘導体で，スルファモイルアミジノ基とグアニジノチアゾール環が組み合わされた化合物。胃壁細胞（胃酸分泌細胞）のH_2受容体と結合することにより胃酸分泌を抑制する。

プロパンテリン臭化物・クロロフィル配合剤
Propantheline bromide・Chlorophyll combined

メサフィリン配合散　（サンノーバ＝エーザイ）　1g

▶消化性潰瘍の攻撃・防御両因子に対して作用するよう銅クロロフィリンナトリウム（抗ペプシン作用および創傷治癒－肉芽形成促進作用），プロパンテリン臭化物（抗コリン剤），ケイ酸マグネシウム（制酸剤）の3成分を配合した胃・十二指腸潰瘍および胃炎の治療薬である。

服薬における実例

- 強い苦味，濃い緑色の見た目による拒薬事例がある。

服薬介助・服薬指導のヒント

- 多めの単シロップまたはフレーバーを使用して与薬。スポイトなどを用いて，頬の内側に少量ずつすばやく与薬してもよい。

●製剤情報

商品名（会社名）	色／味／におい等	添加物
メサフィリン配合散（サンノーバ＝エーザイ）	緑色／わずかに特有の芳香あり	L-グルタミン酸ナトリウム水和物，軽質無水ケイ酸，硬化油，酒石酸，タルク，ポリビニルアルコール（部分けん化物），香料

●原薬の性状と特徴

性状　銅クロロフィリンナトリウム：青黒色～緑黒色の粉末で，においはないか，またはわずかに特異なにおいがある。水に溶けやすく，エタノール（95）またはジエチルエーテルにほとんど溶けない。水溶液（1→100）のpHは9.5～11.0。吸湿性。

プロパンテリン臭化物：白色～帯黄白色の結晶性の粉末で，においはなく，味は極めて苦い。水，エタノール（95），酢酸（100）またはクロロホルムに極めて溶けやすく，無水酢酸にやや溶けやすく，ジエチルエーテルにほとんど溶けない。水溶液（1→50）のpHは5.0～6.0。融点：約161℃（分解，ただし乾燥後）。

ケイ酸マグネシウム：白色の微細な粉末で，においおよび味はない。水，エタノール（95）またはジエチルエーテルにほとんど溶けない。

原薬の特徴　銅クロロフィリンナトリウムはクロロフィルaとbとの混合物のMgをCuに置換して，ナトリウム塩にしたもの。また，プロパンテリン臭化物は副交感神経抑制薬メタンテリン臭化物の改良品。

メサラジン　Mesalazine（JAN）

ペンタサ顆粒94%　（杏林）　94% 1g　遮光

▶ メサラジンは，5-アミノサリチル酸（5-ASA）とよばれ，非特異性炎症性腸疾患（IBD：潰瘍性大腸炎およびクローン病）の治療に用いられる。
▶ 各社の錠・顆粒製剤とも原薬（メサラジン）をエチルセルロースの多孔性被膜でコーティングすることにより，メサラジンの消化管内での放出を調節するよう工夫された放出調節製剤である。

服薬における実例
- ざらつきによる拒薬事例がある。

服薬介助・服薬指導のヒント
- 少量の水で溶かし，とろみ剤を添加してゼリー状にし，スプーンで食べるようにして与薬（少量の水にとろみ剤を添加したもので薬剤をコーティングしてもよい）。

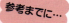

時間を決めてみる

　メサラジン錠が大きく，飲み込めないと泣きながら訴えた拒薬事例がある（9歳・女児）。服薬に1時間以上かかっていたため，医師に相談して錠剤から顆粒に変更した。そして，タイマーを30分でセットし，30分以内もしくは30分後に看護師が来たところで服薬するなどの工夫を行った。剤形の変更と服薬するタイミングを決めたことで，苦痛の軽減，服薬時間の短縮につながった。

避けたほうがよいこと
- 顆粒をすりつぶさない。

● 製剤情報

商品名（会社名）	色／味／におい等	添加物
ペンタサ顆粒94%（杏林）	灰白色～淡灰黄褐色	ポビドン，エチルセルロース
メサラジン顆粒50%「AKP」（小林化工＝あすか製薬＝武田）	淡灰黄色～灰黄色／甘味／ヨーグルトの香り	キシリトール，ポビドン，エチルセルロース，カルメロースナトリウム，クエン酸水和物，黄色三二酸化鉄，香料

●原薬の性状と特徴

性状 白色，淡灰色または帯赤白色の結晶または結晶性の粉末である．水に極めて溶けにくく，エタノール(99.5)にほとんど溶けない．希塩酸に溶ける．融点：270～275℃（分解）．

原薬の特徴 サリチル酸誘導体．主な作用機序は，過酸化水素消去作用，次亜塩素酸イオン消去作用，フリーラジカル還元作用を示すことから，活性酸素を除去することにより炎症進展と組織障害を抑制すること，およびロイコトリエンB_4(LTB$_4$)の生合成を抑制し，炎症性細胞の組織への浸潤を抑制することである．

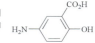

薬用炭　Medicinal carbon (JP)

薬用炭「日医工」（日医工）　1g

▶吸着性を利用して，解毒剤として広く用いられる．
▶また，過酸症および消化管内発酵による生成ガスの吸収に用いる．

服薬における実例
● 粉っぽさ，白湯で溶かしたときの色による拒薬事例がある．

服薬介助・服薬指導のヒント
● シロップで練り，与薬．

●製剤情報

商品名(会社名)	色／味／におい等	添加物
薬用炭「日医工」(日医工)	黒色／味およびにおいはない	―

●原薬の性状と特徴

性状 黒色の粉末で，においおよび味はない．

原薬の特徴 植物質を原料とした含炭素物質であればどれでもよいが，原料と製品の吸着力とは密接な関係を有する．また，活性付与にはガス賦活法，薬品賦活法があるが，いまだ決定的な説はない．

酪酸菌製剤　Clostridium butyricum

ミヤBM細粒　（ミヤリサン）　1g
ミヤBM錠　（ミヤリサン）　1錠

開封後防湿

▶ 1940年に承認された酪酸菌を有効成分とする整腸剤。
▶ 酪酸菌は芽胞形成細菌で、製剤中における安定性および胃酸に対する抵抗性が乳酸菌群と比較して高いことが報告されている。

服薬における実例

- 拒薬の報告事例は特にない。

服薬介助・服薬指導のヒント

- 〈乳児〉経管栄養での与薬時は、ミルク（母乳または人工乳）2〜3mLで溶解し、授乳前に与薬。哺乳瓶と乳首での与薬時は、白湯2〜3mLで溶解し、授乳前に与薬。

薬への恐怖心を和らげる　ちょっと共有

　薬剤全般に対して恐怖心があり、ミヤBM錠を処方されたが怖くて飲めなかった患児（7歳・男児）に、ミヤBMは苦味もなく柔らかい錠剤なので、ラムネのようにかじって飲んでも大丈夫であることを説明した。その後、母親と薬剤師も実際に錠剤をかじってみせ、恐怖心を薄れさせてから服薬してもらった。

●製剤情報

商品名（会社名）	色／味／におい等	添加物
ミヤBM細粒（ミヤリサン）	白色〜淡灰白色／やや甘い／わずかに特異なにおいがある	乳糖水和物、トウモロコシデンプン、沈降炭酸カルシウム

●原薬の性状と特徴

性状　淡灰白色〜淡灰褐色の粉末で、わずかに特異なにおいがある。

原薬の特徴　酪酸菌は腐敗菌をはじめとした種々の消化管病原体に対して拮抗作用を有し、腸内有益菌と共生することにより、整腸効果を発揮する。

酪酸菌配合剤　Clostridium butyricum combined

ビオスリー配合散　（東亜薬工＝東亜新薬＝鳥居）　1g　　開封後防湿

▶整腸作用をもつラクトミン，酪酸菌・糖化菌の3種の活性菌の共生により，有害菌の発育を阻止して腸内細菌叢の正常化を図り，整腸作用を発揮する。

服薬における実例
● 拒薬の報告事例は特にない。

●製剤情報

商品名（会社名）	色／味／におい等	添加物
ビオスリー配合散 （東亜薬工＝東亜新薬＝鳥居）	白色～わずかに黄褐色／やや甘い／においはないか，わずかに特異なにおいがある	ポリビニルアルコール（完全けん化物），ポビドン，バレイショデンプン，乳糖水和物

●原薬の性状と特徴

性状　ラクトミン（*Streptococcus faecalis*），酪酸菌（*Clostridium butyricum*），糖化菌（*Bacillus mesentericus*）の配合製剤。

ラクトミン（乳酸菌）：*Streptococcus faecalis*（*Streptococcus faecalis* T-110の生菌菌体，またはそれらの生菌菌体を含む培養物の乾燥粉末）。双球菌または単球菌。白色～わずかに黄褐色の粉末で，においはないか，またはわずかに特異なにおいがある。

酪酸菌：*Clostridium butyricum*（*Clostridium butyricum* TO-Aの生菌菌体，またはそれらの生菌菌体を含む培養物の乾燥粉末）。桿菌。白色～わずかに灰褐色の粉末で，においはないか，またはわずかに特異なにおいがある。

糖化菌：*Bacillus mesentericus*（*Bacillus mesentericus* TO-Aの生菌菌体，またはそれらの生菌菌体を含む培養物の乾燥粉末）。桿菌。白色～わずかに灰褐色の粉末で，においはないか，またはわずかに特異なにおいがある。

原薬の特徴　糖化菌（好気性菌），乳酸菌（通性嫌気性菌），酪酸菌（偏性嫌気性菌）という酸素感受性の異なる3種の活性菌を含有し，小腸から大腸まで作用する。

ラクトミン　Lactomin（JAN）

ビオフェルミン配合散　（ビオフェルミン＝武田）　1g　　　開封後防湿

▶ラクトミン（乳酸菌）は腸内増殖性に優れ，乳酸をよく産生して腸内有害細菌の生育を抑制し，腸内菌叢の正常化をはかる。

服薬における実例
- 拒薬の報告事例は特にない。

避けたほうがよいこと
- 生菌が含まれているため，高温の白湯に溶かすのは避ける。

●製剤情報

商品名（会社名）	色／味／におい等	添加物
ビオフェルミン配合散 （ビオフェルミン＝武田）	白色／やや甘い／においはないか，またはわずかに特異なにおい	バレイショデンプン，乳糖水和物，沈降炭酸カルシウム，白糖
アタバニン散 （日東薬品＝大日本住友）	白色／やや甘い／においはないか，またはわずかに特異なにおい	バレイショデンプン，トウモロコシデンプン，乳糖，デキストリン，サッカリンナトリウム
フソウラクトミン末 （扶桑）	白色／やや甘い／においはないか，またはわずかに特異なにおい	バレイショデンプン，沈降炭酸カルシウム，サッカリンナトリウム水和物
ビオヂアスミンF-2散 （日東薬品＝ファイザー）	白色～わずかに黄褐色／においはないか，またはわずかに特異なにおい	バレイショデンプン，トウモロコシデンプン，白糖
ビオラクト原末 （三恵）	白色～わずかに黄褐色／においはないか，またはわずかに特異なにおい	バレイショデンプン，トウモロコシデンプン，白糖
ラクトミン散「イセイ」 （コーアイセイ）	白色～わずかに黄褐色／においはないか，またはわずかに特異なにおい	―
ラクトミン末「マルイシ」 （丸石）	白色～わずかに黄褐色／においはないか，またはわずかに特異なにおい	バレイショデンプン，トウモロコシデンプン，白糖

●原薬の性状と特徴

性状 Streptococcus faecalis, Streptococcus faecium, Lactobacillus acidophilusまたはLactobacillus bulgaricusの生菌菌体を集め，乾燥後，デンプン，乳糖，白糖など，適当な賦形剤と混合して製したもの。ビオフェルミン配合散は，ラクトミン（乳酸菌）（Streptococcus faecalis〔129 BIO 3B〕）と，この乳酸菌の働きを助ける糖化菌（Bacillus subtilis〔129 BIO H（α）〕）を含有する。

ラクトミン：白色～わずかに黄褐色の粉末で，においはないか，またはわずかに特異なにおいがある。

糖化菌：白色～わずかに灰褐色の粉末で，においはないか，またはわずかに特異なにおいがある。

原薬の特徴 糖化菌は，炭水化物を消化し糖に資化することで乳酸菌の発育を助け，乳酸菌は，腸内で増殖し乳酸などを産生して腸内菌叢の正常化をはかり，整腸作用をあらわす。

硫酸マグネシウム水和物　Magnesium sulfate hydrate（JP）

硫酸マグネシウム　（各社）　10g

▶大腸に異常な緊張状態を起こすことなく腸管内容物を排除し，緩下作用を示す。
▶腸内寄生虫疾患のある小児では慎重投与。

服薬における実例

- 水に溶けにくく，服薬が困難な事例がある。
- 苦味による服薬困難な事例がある。
- 1回の服用量が多いことによる拒薬事例がある。

服薬介助・服薬指導のヒント

- ヨーグルトに混ぜて与薬（便通もよくなることがある）。

●製剤情報

商品名（会社名）	色／味／におい等	添加物
硫酸マグネシウム「NikP」 （日医工＝岩城）	無色または白色／苦く，清涼味および塩味	―
硫酸マグネシウム「東海」 （東海製薬）	無色または白色／苦く，清涼味および塩味	―
硫酸マグネシウム「ヤマゼン」M （山善）	無色または白色／苦く，清涼味および塩味	―

●原薬の性状と特徴

性状 無色または白色の結晶で，味は苦く，清涼味および塩味がある。水に極めて溶けやすく，エタノール（95）にほとんど溶けない。希塩酸に溶ける。水溶液（1→20）のpHは5.0〜8.2。

原薬の特徴 本剤は腸管粘膜に吸収されず，腸内水分や分泌液の吸収を妨げ，腸管に水分を貯留させることで腸壁を刺激して瀉下を起こす。

ロートエキス　Scopolia extract（JP）

ロートエキス散　（各社）　1g

- ▶胃酸過多，胃炎，胃・十二指腸潰瘍・痙攣性便秘における分泌・運動亢進ならびに疼痛を効能・効果とする鎮けい薬。
- ▶ロートエキスには，アトロピン，スコポラミンおよびヒヨスチアミンなどのベラドンナアルカロイドが含まれており，これらのアルカロイドがアセチルコリン作動域である副交感神経節および神経筋接合部（末端）に作用して抗コリン作用をあらわす。
- ▶抗コリン作用のほか，軽度の局所麻酔作用をも有し，疼痛を緩解する。

服薬における実例

- 苦味による服薬困難な事例がある。
- 拒薬の事例は特にないという報告もある。

●製剤情報

商品名（会社名）	色／味／におい等	添加物
ロートエキス散「JG」（日本ジェネリック）	帯褐黄色〜灰黄褐色／わずかに苦い／わずかに弱いにおい	バレイショデンプン
ロートエキス散「NikP」（日医工＝岩城）	帯褐黄色〜灰黄褐色／わずかに苦い／わずかに弱いにおい	バレイショデンプン
ロートエキス散「ケンエー」（健栄）	帯褐黄色〜灰黄褐色／わずかに苦い／わずかに弱いにおい	バレイショデンプン
ロートエキス散「司生堂」（司生堂）	帯褐黄色〜灰黄褐色／わずかに苦い／わずかに弱いにおい	―

134　事例集　6. 消化器官用薬

商品名(会社名)	色／味／におい等	添加物
ロートエキス散〈ハチ〉 (東洋製化＝小野＝吉田製薬)	帯褐黄色〜灰黄褐色／わずかに苦い／乾燥茶葉のような香り	バレイショデンプン
ロートエキス散「ニッコー」 (日興製薬＝丸石＝中北)	帯褐黄色〜灰黄褐色／わずかに苦い／わずかに弱いにおい	バレイショデンプン
ロートエキス散「ホエイ」 (マイラン＝ファイザー)	帯褐黄色〜灰黄褐色／わずかに苦い／わずかに弱いにおい	バレイショデンプン
ロートエキス散「ヤマゼン」M (山善)	帯褐黄色〜灰黄褐色／わずかに苦い／わずかに弱いにおい	―

●**原薬の性状と特徴**

性状　褐色〜暗褐色で，特異なにおいがあり，味は苦い。水にわずかに混濁して溶ける。

原薬の特徴　ハシリドコロの根茎および根である「ロートコン」の粗末を軟エキスとした「ロートエキス」にデンプンを加え，粉末にしたもの。

7. 副腎皮質ホルモン

デキサメタゾン　Dexamethasone（JP）

デカドロンエリキシル0.01%　（日医工）　0.01% 1 mL　　遮光

- ▶抗炎症作用,抗アレルギー作用を有し,幅広い疾患に適応をもつ。
- ▶抗炎症作用はヒドロコルチゾンの25〜30倍強力であるが,ナトリウム貯留作用はほとんどみられない。

※錠剤が粉砕されることもあるため事例に記載。

服薬における実例
- 錠剤粉砕の場合：強い苦味とざらつきによる拒薬事例がある。

服薬介助・服薬指導のヒント
- できるだけ少量の水で溶かし,コーヒー牛乳など味の濃いもので口直しをさせながら与薬。
- 患児が好きなジュースと薬剤を交互に繰り返して与薬。
- 錠剤粉砕の場合：単シロップで練り,アイスと一緒に飲めた事例（2歳10カ月）や,一口サイズのアイス（ピノ）を1/4にカットして薬をはさんで飲めた事例（3歳4カ月）もある。

お菓子のタブレットで練習

参考までに…

　デカドロン4mg錠の大きい規格が販売される以前の事例であるが,急性リンパ性白血病の患児（8歳・女児）に対し,化学療法でデカドロン0.5mg錠（直径6.3mm,厚さ2.4mm）が34錠処方され,服薬困難が予想された。

　本人と飲み方を相談し,錠剤を選択。事前にお菓子のミントタブレットを使用して,錠剤をそのまま嚥下する練習をして,化学療法開始時には34錠の服薬が完遂できた。

確実な投与方法に変更

錠剤を粉砕した苦味により，拒否が強く，嘔吐してしまう患児（3歳・女児）に対して，甘味剤（マービー）を混ぜる，錠剤のまま飲む，他児と一緒に飲む，ごほうびシールで励ますなど，さまざまな工夫を試したがどれもうまくいかなかった。白血病治療のための投与であり，確実に服薬しなければならず，注射剤に変更した。

●製剤情報

商品名（会社名）	色／味／におい等	添加物
デカドロンエリキシル 0.01% （日医工）	赤色／強い甘味／ペパーミントおよびチェリー様のにおい	グリセリン，エタノール，安息香酸，サッカリンナトリウム，赤色2号，香料
デキサメサゾンエリキシル 0.01%「ニッシン」 （日新製薬）	桃色／甘味／イチゴ様芳香	エタノール，安息香酸，白糖，香料，赤色2号

●原薬の性状と特徴

性状 白色〜微黄色の結晶または結晶性の粉末である。メタノール，エタノール（95），またはアセトンにやや溶けにくく，アセトニトリルに溶けにくく，水にほとんど溶けない。
融点：約245℃（分解）。

原薬の特徴 コルチゾンの16α-メチル置換体。フッ素原子を有し，ヒドロコルチゾン，プレドニゾロンなどに比べて強力な抗炎症作用を示す。

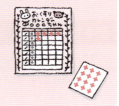

プレドニゾロン　Prednisolone（JP）

プレドニゾロン散「タケダ」1%　（武田テバ薬品＝武田）　1％1g

- ▶抗炎症作用，抗アレルギー作用を有し，幅広い疾患に適応をもつ。
- ▶ヒドロコルチゾンの3～5倍強い作用を示す一方，ナトリウム貯留作用はやや弱い。

※錠剤が粉砕されることもあるため事例に記載。

服薬における実例
- 強い苦味による拒薬，嘔吐の事例がある。
- 水に溶けにくく，粉っぽさのため服薬が困難な事例がある。

服薬介助・服薬指導のヒント
- 単シロップ，甘味剤（マービー），服薬補助ゼリー，チョコレートアイスクリームやチョコレートホイップ，はちみつ，コーヒー牛乳など味の濃いものに混ぜて与薬。
- メープルシロップとアイスクリームを混ぜたものに，薬剤を混ぜて与薬。
- ゼリーやアイスクリームでうまくいかない場合でも，練乳と一緒に与薬できた事例がある。
- ジャム（マーマレードなど）と混ぜてもよい。栄養士に毎食ジャムをつけてもらうよう依頼し，ジャムで薬をサンドして与薬できた事例がある。
- チョコレートを一度溶かし，薬剤を入れた後に再度固めて与薬。
- ココアパウダー，脂質の少ないジャムに混ぜて与薬。多めのココアと混ぜ，少量の水で練って頬の内側に塗りつけるのもよい。
- ヨーグルトに混ぜて与薬後，口直しにオレンジジュースを飲ませる。
- スポーツドリンクや乳酸菌飲料と混ぜて与薬できた事例がある。
- うどんに薬を挟むことで与薬できた事例がある〔詳細はコラム「うどんでつるっと飲ませる」（p.140）を参照〕。
- カプセルを飲める患児には，市販のカプセルに入れて与薬する方法もある。
- プレドニゾロン錠〔例：プレドニン錠5mg（直径約5.0mm，厚さ約2.3mm）など〕は比較的小さい錠剤であるため，苦味を緩和するために錠剤へ変更して与薬できた事例もある。
- パンやドーナツに錠剤をはさんで与薬できた事例もある。

138　事例集 7. 副腎皮質ホルモン

ちょっと共有

薬は薬との認識をもたせる①

　オレンジジュースやリンゴジュースなどに混ぜてみたが服薬できず，ジュースを見ただけで拒否するまでに至ってしまった。

　患児の母とも相談して，ジュース嫌いになるのを避けるために，患児には"薬は薬"という認識をもたせ，単シロップにプレドニゾロン散を溶かして口に含み，牛乳で流し込むことにより服薬できた。その後，特に牛乳嫌いにはなっていない。

薬は薬との認識をもたせる②

　患児（2歳0カ月・男児，好き嫌いなし）は苦味に敏感で，食べ物（好きなアイスクリーム，ゼリー，服薬補助ゼリー）に混ぜても，一口目はよいが，それ以降は大泣きし，絶対に口を開けようとしない状況が続いた。与薬時，両親も看護師と一緒に与薬しようとするため，両親に対する不信につながることも予測された。

　医師，薬剤師，看護師で話し合い，家族には，飲み続けなければならない薬であるため，飲食物に混ぜずに服薬する方法を説明した。少量の白湯で溶かし，シリンジで一気に口の中に入れるようにして，飲めた後はできたことをみんなでほめた。

「飲める」自覚から錠剤だけでの服薬が可能に

　プレドニン錠の粉砕を服薬したことがあり，苦いことを知っている患児（6歳・男児）の事例で，苦くて嫌だったことや，吐き出してしまったことを本人から聞き，薬をがんばって飲もうとしたことを認め，ほめた。また，本人のお気に入りのおもちゃの恐竜を使って，服薬ごっこをして遊び，本人の気持ちを和らげた。

　錠剤でも苦いということで，一緒に飲むと苦味の減るもの（チョコレートアイスクリームなど）を伝えて，どれでがんばるか本人に選んでもらい，スプーンですくったチョコレートアイスクリームにプレドニン錠を挟んで服薬した。錠剤の粉砕をアイスクリームに混ぜるより，錠剤をアイスクリームで挟んでそのまま飲み込むほうが苦味が広がりにくかった。本人もがんばって服薬できているという自覚が強くなり，徐々に慣れてきて3週間ほどでアイスクリームなしで錠剤を飲めるようになった。

避けたほうがよいこと

- 白湯での与薬は、薬の後味が残ることがある。
- 牛乳、粉ミルク、バニラアイスクリームに混ぜると、苦味が増強するとの報告がある。

●製剤情報

商品名（会社名）	色／味／におい等	添加物
プレドニゾロン散「タケダ」1% （武田テバ薬品＝武田）	白色／苦い／においはない	乳糖水和物、バレイショデンプン、無水ケイ酸

●原薬の性状と特徴

性状 白色の結晶性の粉末である。メタノールまたはエタノール（95）にやや溶けやすく、酢酸エチルに溶けにくく、水に極めて溶けにくい。融点：約235℃（分解）。

原薬の特徴 3つの水酸基を有する合成グルココルチコイド。ヒドロコルチゾンの1,2位に二重結合を導入し、強い抗炎症作用を示す。

事例集 7. 副腎皮質ホルモン

> こんな工夫もありました

うどんでつるっと飲ませる

　患児が薬を飲むことを理解したうえで与薬するのが理想的ですが，難しい場合も多々あります。2歳の患児が苦い薬であるプレドニゾロンを服薬できるようにと，うどんの麺に薬を挟み込んで飲ませたという母親の工夫を紹介します。母親は，患児のためにさまざまな工夫を試しており，「うどんは，つるっと飲み込めるのでこの方法を思いついた」そうです。

うどんに薬を挟み込む方法の再現

　プレドニゾロンの服薬方法として，母親の話をもとにうどんの茹麺に薬を挟み込む方法の再現を試みた。

準備　①市販のうどん茹麺2種類
　　　　　（普通麺1袋・伊勢うどん1袋）
　　　　②錠剤に見立てたラムネ2個
　　　　③カッターナイフ
　　　　④お茶碗
　　　　⑤希釈しただし汁

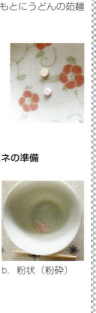

作り方
①麺を茹でる
　（電子レンジを使用）

カッターナイフで
切れ込みを入れて
から茹でる

②錠剤に見立てたラムネの準備

a. 錠剤　　　b. 粉状（粉砕）

③麺の切れ込みに薬を挟み込む

　錠剤（ラムネ）を半分にしたもの，粉状にしたものを，それぞれ箸またはカッターナイフで溝に挟み込む。
（※実際は，母親は薬袋から直接うどんの溝に粉をふり入れていた）

a. 錠剤　　b. 粉状

④指でつまんで切り口を閉じ（可能な範囲で），だし汁と一緒に飲み込む

指で切り口を閉じる　　ちゅるちゅると食す　　ごちそうさま！

　今回は，普通麺と太めの伊勢うどんを使用した。普通麺は切れ込みを入れるのに苦労したが，伊勢うどんは扱いやすかった。

　実験後に，「母親は薬袋から直接ふり入れていた」との情報があり，今回は試さなかったが，うどんに薬を仕込むときは薬袋から直接入れるほうが手間がかからないと思われる。うどんの切れ込みをどのようにして入れたのかはわからないため，今回はカッターナイフを使用した。

　母親はさまざまな服薬方法を試し，患児がうどんなら食べてくれるということから思いついた方法であり，今後も成長に合わせて対応していくと思われた。慢性疾患を抱える患児が自ら服薬できるまでの過程が長く感じられるなか，負担の少ない服薬介助の参考になれば幸いである。

（情報提供：岐阜県総合医療センター　看護部）

8. ビタミン・電解質・無機質類

L-アスパラギン酸カリウム
Potassium L-aspartate（JAN）

アスパラカリウム散50%　（ニプロES）　50% 1g　　　開封後防湿

▶幅広い疾患や薬剤連用時の低カリウム状態におけるカリウム補給に用いられる。

服薬における実例
- 水に溶けにくく，粉っぽさが残るため服薬が困難な事例がある。

服薬介助・服薬指導のヒント
- 溶解時の残渣物はほとんどが添加剤（エチルセルロース，ケイ酸アルミニウム）であるため，溶かした液剤を優先的に与薬（L-アスパラギン酸カリウムは水に極めて溶けやすい）。粉っぽさは散剤を乳鉢ですりつぶすとやや改善される。

水に溶けやすい薬に変更　　ちょっと共有

　心臓血管外科術後，カリウム補正のためにNGチューブ（経鼻胃管）からカリウム製剤を注入する際，アスパラカリウム散は水に溶けにくく，NGチューブを詰まらせてしまう事例が多かった。チューブが詰まるたびに入れ替えを行い，患児の負担が大きかったため，グルコン酸カリウム細粒に変更した。グルコン酸カリウム細粒は水に溶けやすく，変更後のトラブルはない。

●製剤情報

商品名（会社名）	色／味／におい等	添加物
アスパラカリウム散50%（ニプロES）	白色	エチルセルロース，ケイ酸アルミニウム

●原薬の性状と特徴

性状 白色の粉末で、においはなく、特異な味がある。水に極めて溶けやすく、エタノール（95）に極めて溶けにくく、ジエチルエーテルにほとんど溶けない。極めて吸湿性。

原薬の特徴 生体中で利用されるL型で、組織移行性および生体内利用率のよい有機カリウム塩。

$$\left[^-OOCCH_2-\underset{N^+H_3}{\overset{H}{C}}-COO^- \right] K^+$$

アルファカルシドール　Alfacalcidol（JAN）

アルファロール散1μg/g　（中外）　1μg1g
アルファロール内用液0.5μg/mL　（中外）　0.5μg 1mL

（内用液遮光）

▶ 慢性腎不全、副甲状腺機能低下症、ビタミンD抵抗性クル病・骨軟化症・未熟児（内用液のみ）におけるビタミンD代謝異常に伴う諸症状（低カルシウム血症、テタニー、骨痛、骨病変など）の改善に用いられる。

▶ 活性型ビタミンD₃を生理的な経路で補給し、小腸でのカルシウム吸収を促進する。

服薬における実例

● 拒薬の報告事例は特にない。

服薬介助・服薬指導のヒント

〈0歳〉ミルクに混ぜずに与薬している。

●製剤情報

商品名（会社名）	色／味／におい等	添加物
散		
アルファロール散1μg/g（中外）	白色〜微黄白色	D-マンニトール、トウモロコシデンプン、ゼラチン、L-アルギニン
内用液		
アルファロール内用液0.5μg/mL（中外）	無色〜微黄色澄明	中鎖脂肪酸トリグリセリド、無水エタノール

●原薬の性状と特徴

性状 白色の結晶または結晶性の粉末である。メタノール，エタノール（99.5），クロロホルムまたはジクロロメタンに溶けやすく，アセトンまたはジエチルエーテルにやや溶けやすく，水またはヘキサンにはほとんど溶けない。空気または光によって変化する。融点（一部分解）：135〜138℃（日局 一般試験法），137〜142℃（日局 ビタミンD_2測定法）。

原薬の特徴 アルファロールの主成分アルファカルシドール（1α-OH-D_3）は，合成ビタミンD_3の1α-水酸化体で，体内（肝）で速やかに最終活性型である$1\alpha,25$-$(OH)_2D_3$に代謝され，生体のCa代謝や骨代謝の調節に重要な役割を果たしている。

イソロイシン・ロイシン・バリン
Isoleucine・Leucine・Valine

リーバクト配合顆粒，配合経口ゼリー　　（遮光）

（EAファーマ）　4.15g 1包，20g 1個

- ▶3種類の分岐鎖アミノ酸製剤で，低アルブミン血症に用いられる。
- ▶先天性分岐鎖アミノ酸代謝異常患者には禁忌である。
- ▶顆粒剤のほか，経口ゼリー剤がある。

服薬における実例

- 苦味と特有の風味による拒薬事例がある。
- メントール味が苦手な患児が拒薬した事例がある。
- 水に溶けにくく，ざらつきによる服薬困難な事例がある。
- 服用量が多く，水で服薬すると水分を多く摂取してしまう事例がある。

服薬介助・服薬指導のヒント

- 顆粒をすりつぶさずに，そのままヨーグルトに混ぜて与薬。ピーナツバターに混ぜ，パンに挟んで与薬できた事例がある。
- オブラートに包んで与薬してもよい。

イソロイシン・ロイシン・バリン　145

ちょっと共有

自ら飲みやすい方法を探る

　服薬困難な事例に対し，次の①，②を提案した。

①試飲を行い，服薬方法を多数提案。
- ・ヨーグルト：○
- ・ご飯：×
- ・味噌汁：×
- ・コーンスープ：△〜○
- ・炭酸飲料水：△〜○
    炭酸水＜ジンジャーエール＜カルピスソーダ≦コーラ
    （右にいくほど飲みやすい）

※味噌汁，コーンスープなどは，常温またはぬるま湯程度に冷ます。
※炭酸飲料はpHが低い（pH2〜3）ため，一般には薬剤の溶剤として相応しくないが，イソロイシン・ロイシン・バリンは酸に溶けやすく問題ないと考えられる。ヨーグルトも同様。

　その他，味の濃いおかずに混ぜたり，かけたりすることも可能と説明。

②院外処方では，かさの少ない先発医薬品（リーバクト配合顆粒）や剤形変更（リーバクト配合経口ゼリー）を選択するよう提案。

　その後，処方変更はせず，毎回，工夫を行うことで，患児が飽きない，嫌がらない方法で服薬を継続できた。自ら飲みやすい方法を試しており，ゲーム感覚で服薬しているようであった。

避けたほうがよいこと

- ●〔顆粒〕顆粒をすりつぶさない（苦味が増強）。
- ●〔ゼリー〕一度に大量のゼリーを飲み込まないこと（気道をふさぐ可能性がある）。

●製剤情報

商品名（会社名）	色／味／におい等	添加物
顆粒		
リーバクト配合顆粒（EAファーマ）	白色／わずかな芳香（メントール風味）	ポビドン，ポリビニルアルコール（部分けん化物），酒石酸，サッカリンナトリウム水和物，ポビドン，香料（l-メントール）
ヘパアクト配合顆粒（東亜薬品＝日本臓器＝ケミファ）	白色／わずかに甘いが，後に苦い／特異な芳香	アスパルテーム（L-フェニルアラニン化合物），D-マンニトール，ヒドロキシプロピルセルロース，香料

8

ビタミン・電解質・無機質類

146 事例集 8. ビタミン・電解質・無機質類

商品名（会社名）	色／味／におい等	添加物
アミノバクト配合顆粒 （日医工）	白色	D-マンニトール，ヒドロキシプロピルセルロース，ヒプロメロース，マクロゴール，タルク，香料（l-メントール）
コベニール配合顆粒 （陽進堂）	白色／やや甘い／わずかな芳香	ヒドロキシプロピルセルロース，タルク，白糖，マクロゴール，ヒプロメロース，二酸化ケイ素，スクラロース，l-メントール
プラニュート配合顆粒 （日本製薬＝武田）	白色／やや甘い／わずかな芳香（サイダー風味）	ヒドロキシプロピルセルロース，マクロゴール6000，白糖，ヒプロメロース，タルク，軽質無水ケイ酸，香料，バニリン
リックル配合顆粒 （沢井）	白色／やや甘い／メントール様の芳香	軽質無水ケイ酸，白糖，ヒドロキシプロピルセルロース，l-メントール
リバレバン配合顆粒 （メディサ＝沢井）	白色／やや甘い／メントール様の芳香	軽質無水ケイ酸，白糖，ヒドロキシプロピルセルロース，l-メントール
レオバクトン配合顆粒 分包 （長生堂＝日本ジェネリック）	白色／わずかにメントールの味	ヒドロキシプロピルセルロース，スクラロース，タルク，白糖，マクロゴール6000，ヒプロメロース，含水二酸化ケイ素，l-メントール
ゼリー		
リーバクト配合経口 ゼリー （EAファーマ）	白色～帯黄白色／わずかな甘み／においはないか，またはわずかに特有なにおい ※服薬しやすくするため，本剤専用のフレーバーが3種類（青りんご味，コーヒー味，ヨーグルト味）ある。	カンテン末，キサンタンガム，クエン酸水和物，無水リン酸一水素ナトリウム，ポリオキシエチレン（105）ポリオキシプロピレン（5）グリコール，パラオキシ安息香酸エチル，サッカリンナトリウム水和物，アセスルファムカリウム，スクラロース，香料，精製水

●原薬の性状と特徴

性状 L-イソロイシン：白色の結晶または結晶性の粉末で，においはないか，またはわずかに特異なにおいがあり，味はわずかに苦い。ギ酸に溶けやすく，水にやや溶けにくく，エタノール（95）にほとんど溶けない。希塩酸に溶ける。水溶液（1→100）のpHは5.5〜6.5。

L-ロイシン：白色の結晶または結晶性の粉末で，においはないか，またはわずかに特異なにおいがあり，味はわずかに苦い。ギ酸に溶けやすく，水にやや溶けにくく，エタノール（95）にほとんど溶けない。希塩酸に溶ける。水溶液（1→100）のpHは5.5〜6.5。

L-バリン：白色の結晶または結晶性の粉末で，においはないか，またはわずかに特異なにおいがあり，味はわずかに甘いが，後に苦い。ギ酸に溶けやすく，水にやや溶けやすく，エタノール（95）にほとんど溶けない。希塩酸に溶ける。水溶液（0.5→20）のpHは5.5〜6.5。

塩化カリウム　Potassium chloride（JAN）

塩化カリウム　（各社）　10g
K.C.L.エリキシル（10W/V%）（丸石）　10%10mL

▶ 次の疾患または状態におけるカリウム補給（降圧利尿薬，副腎皮質ホルモン，強心配糖体，インスリン，ある種の抗菌薬などの連用時，低カリウム血症型周期性四肢麻痺，重症嘔吐，下痢，カリウム摂取不足および手術後），低クロール性アルカローシスの改善の目的で用いる。
▶ カリウムは細胞内液の主要な陽イオンの一つであり，細胞外液の主要な陽イオンであるナトリウムとともに，細胞の等張性，電気的活動の維持に必須の役割を果たしている。

服薬における実例
- 塩辛い味による拒薬事例がある。

服薬介助・服薬指導のヒント
- ご飯に混ぜる，あるいは味噌汁に混ぜると，飲めることが多い。

●製剤情報

商品名（会社名）	色／味／におい等	添加物
末		
塩化カリウム「日医工」（日医工ファーマ＝日医工）	無色または白色／塩辛い／においはない	―
塩化カリウム「フソー」（扶桑）	無色または白色	―
塩化カリウム「ヤマゼン」（山善）	無色または白色／塩辛い／においはない	―
内用液		
K.C.L.エリキシル（10W/V%）（丸石）	無色澄明／甘味／芳香	クエン酸水和物，パラオキシ安息香酸エチル，デヒドロ酢酸，D-ソルビトール，サッカリンナトリウム水和物，エタノール，香料

●原薬の性状と特徴
性状　無色または白色の結晶または結晶性の粉末で，においはなく，味は塩辛い。水に溶けやすく，エタノール（95）またはジエチルエーテルにほとんど溶けない。水溶液（1→10）は中性である。

148　事例集 8. ビタミン・電解質・無機質類

原薬の特徴　カリウムイオンおよびクロルイオンは，広く生体内に分布し，重要な生体活動に関与している体内最多イオンである。グリコーゲン，蛋白質の生合成および分解機構に不可欠な要素であり，骨格筋，心筋および胃腸平滑筋などの筋肉活動の生理に影響する。また酵素作用の増強，細胞の代謝調整および機能調整に関与する。カルシウムイオンと拮抗し，神経系統の興奮と緊張に大きく影響する。

塩化ナトリウム　Sodium Chloride（JP）

塩化ナトリウム　（各社）　10g

- ▶食塩喪失時の補給のために経口投与され，本薬を直接，または水に溶かして投与する。
- ▶外用には通常，等張液として皮膚，創傷面，粘膜の洗浄，湿布，含嗽，噴霧吸入に用いられる。

服薬における実例

- ●原末の塩辛い味による拒薬事例がある。

服薬介助・服薬指導のヒント

- ●ご飯に混ぜる，あるいは味噌汁に混ぜると，飲めることが多い。
- ●〈生後7カ月〉1回量（0.3g）を5mLの水に溶かし，シリンジなどを用いて，ミルクの合間に少しずつ与薬。
- ●〈2歳〉服用量が多く，水で溶解する方法では飲めなかったが，食事時，ご飯にふりかけることで，嫌がることなく摂取できた。

ちょっと共有

服薬方法は解決せず

　生後7カ月・男児の拒薬事例。塩化ナトリウムを含め6種類の薬が処方されているが，塩化ナトリウムが混ざると吐き出してしまう。塩化ナトリウムの塩味を強く感じているようなので，塩化ナトリウム単独で1回量（0.3g）を5mLの水に溶かしてシリンジで与薬するが，それでも吐き出してしまうことがよくある。母親には，なるべく溶かす水の量を増やして薄め，スポイトなどを使用して，ミルクの合間に少しずつ与薬するよう勧めた。
　1週間ほど試したが，やはり塩味を強く感じる

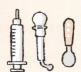

ようで，あまり服薬できなかった。離乳食を始めたが，1日1回で小さじ数杯程度であり，離乳食のご飯に混ぜても嫌がってしまうとのことだった。母親によるとアモキシシリン水和物（ワイドシリン）は飲めたとのことなので，甘い味なら服薬可能かもしれないと考え，単シロップを併用することを提案し，医師に処方を依頼した。

なるべく塩味を薄めるために，必要量をすべて同じものに混ぜるのではなく，そして必ず母親に味見してもらいながら，一部は離乳食に混ぜ，残りは水に溶かして与薬，それでも難しいときは単シロップを混ぜて与薬してみるよう勧めた。

後日，母親に状況を確認したところ，全量は服薬できず，単シロップを併用すると余計に嫌がってしまうとのことだった。1回量を減量し，服薬回数を増やすなどの工夫をすべきか，再度，服薬方法については医師・薬剤師への相談が必要な事例である。

●製剤情報

商品名(会社名)	色／味／におい等	添加物
塩化ナトリウム恵美須 (恵美須)	無色または白色	―
塩化ナトリウム「オーツカ」 (大塚工場＝大塚製薬)	無色または白色	―
塩化ナトリウム「東海」 (東海製薬)	無色または白色	―
塩化ナトリウム「日医工」 (日医工＝日興製薬販売)	無色または白色／塩辛い	―
塩化ナトリウム「フソー」 (扶桑)	無色または白色	―
塩化ナトリウム「ヤマゼン」M (山善)	無色または白色／塩辛い／においはない	―

●原薬の性状と特徴

性状 無色または白色の結晶である。なお，無臭で塩辛い。本品は水に溶けやすく，エタノール（99.5）にほとんど溶けない。純品では吸湿性はない。

原薬の特徴 生体内に最も普遍的に存在する無機質物質。血清の無機成分の90％以上を占め，細胞外液にあって体液浸透圧維持の主体をなすとともに生体水分分布の重要な因子である。塩化ナトリウムは塩類作用を呈し，その吸収によって体液の浸透圧が上昇し，組織水分は体液中に吸収され，組織代謝が亢進して利尿作用をあらわす。

クエン酸第一鉄ナトリウム　Sodium ferrous citrate（JAN）

フェロミア顆粒8.3％　（サンノーバ=エーザイ）　8.3％1g　　開封後遮光・防湿

- ▶鉄欠乏性貧血に用いられる。
- ▶顆粒剤はコーティング剤を使用していないため，水に溶けやすい特徴をもつ。非イオン型鉄剤のため，胃腸粘膜を刺激する鉄イオンを遊離しにくく消化管への刺激が少ない。

服薬における実例
- 特有の鉄風味，後味の苦味による拒薬，嘔吐の事例がある。

服薬介助・服薬指導のヒント
- 服薬補助ゼリー，プリン，プレーンヨーグルトなどに混ぜて与薬。
- ごく少量の水で溶かして与薬後，口直しに患児の好きなものを与えるのもよい。
- どうしても服薬困難な場合，溶性ピロリン酸第二鉄（インクレミンシロップ）への変更を考慮する。

避けたほうがよいこと
- セフジニルとの併用は3時間以上の間隔を空ける。

●製剤情報

商品名（会社名）	色／味／におい等	添加物
フェロミア顆粒8.3％ （サンノーバ=エーザイ）	緑白色〜緑黄白色	アスパルテーム（L-フェニルアラニン化合物），ヒドロキシプロピルセルロース，D-マンニトール，香料
クエン酸第一鉄ナトリウム顆粒8.3％「ツルハラ」 （鶴原）	緑白色〜緑黄白色／わずかに甘い／芳香（マスカット臭）	D-マンニトール，カルメロースカルシウム，アスパルテーム（L-フェニルアラニン化合物），ヒドロキシプロピルセルロース，ステアリン酸マグネシウム，軽質無水ケイ酸，香料

●原薬の性状と特徴

性状 緑白色〜帯黄緑白色の結晶性の粉末である。水に溶けにくく，エタノール（95）にほとんど溶けない。希塩酸，希硝酸または希硫酸に溶ける。光によって徐々に褐色となる。

原薬の特徴 広いpH域で溶解・低分子キレートのまま吸収されるため腸管吸収がよい。

グルコン酸カリウム　Potassium gluconate（JAN）

グルコンサンK細粒4mEq/g　（ポーラファルマ＝科研）　カリウム4mEq1g

▶低カリウム状態時のカリウム補給に広く用いられる。

服薬における実例

- 特有の風味による拒薬事例がある。

服薬介助・服薬指導のヒント

- 乳児用の粉末ジュースと薬剤を混ぜて少量の水で溶かし，授乳前などの空腹時にスポイトなどで与薬できた事例がある。与薬後，授乳や水分摂取をさせる。

●製剤情報

商品名（会社名）	色／味／におい等	添加物
グルコンサンK細粒4mEq/g（ポーラファルマ＝科研）	白色〜微黄白色	タルク，乳糖水和物，ヒドロキシプロピルセルロース

●原薬の性状と特徴

性状 白色〜黄白色の結晶性の粉末または粒で，においはなく，味はわずかに苦い。水に極めて溶けやすく，氷酢酸に溶けやすく，無水エタノール，エーテルおよびクロロホルムにほとんど溶けない。水溶液（1→25）のpHは6.9〜7.8。融点：約178℃（分解）。

原薬の特徴 塩化カリウムと比べ消化管への刺激が少なく，陰イオン部分のグルコン酸はほとんど薬理作用を示さない。

152 事例集 8. ビタミン・電解質・無機質類

経腸成分栄養剤　Enteral nutrition

エレンタール配合内用剤, エレンタールP乳幼児用配合内用剤　(開封後遮光)
（EAファーマ）　10g
エンシュア・リキッド, エンシュア・H （アボット）　10mL

▶母乳のアミノ酸組成を基本とした成分栄養剤で, 新生児・乳幼児の栄養管理に適している。
▶経腸的に高カロリー投与が可能である。

服薬における実例
- 〔エレンタール〕特有の風味による拒薬事例がある。
- 〔エレンタールP〕特有の風味による拒薬事例がある。
- 〔エンシュア〕強い甘味と特有の風味による拒薬事例がある。

服薬介助・服薬指導のヒント

〔エレンタール〕
- マンゴー, リンゴなどのフレーバーに混ぜて与薬。
- 冷やしてゼリー状またはシャーベット状にして与薬。
- ゼリーの素を加えた後, 凍らせてシャーベット状にしてから与薬。
- 短腸症では腸内の滞留時間を長くするためにゼリーの素とフレーバーを使用し, ゼリー状にして摂取させる例がある。
- フレーバーにレモン果汁を足して与薬できた事例がある。

〔エレンタールP〕
- フレーバーを混ぜ, ジュース感覚で与薬できた事例がある。

〔エンシュア〕
- コーヒーやココアフレーバーに混ぜて与薬。
- 凍らせてシャーベット状にして与薬。

避けたほうがよいこと
- お茶と混ぜるとお茶の成分であるタンニンと鉄がキレートを形成し, 液が黒く変色するので避けたほうがよい。
- 〔エネーボ, ラコールNF〕凍結保存や室温を上回る高温下での保存は避ける。

経腸成分栄養剤　　**153**

- 〔エレンタール，エレンタールP〕高温の水で溶解すると，アスコルビン酸が分解するため，微温湯または常水で溶解すること。
- 〔ツインラインNF〕本剤（A液およびB液）の凍結は避ける。また，いったん凍結したものは使用しない。

●**製剤情報**

商品名（会社名）	色／味／におい等	添加物
内用剤（散）		
エレンタール配合内用剤 （EAファーマ）	白色／特有の味／わずかに特有のにおい ※専用フレーバーあり：「ドリンクミックス」10種類（青リンゴ味，オレンジ味，パイナップル味，コーヒー味，ヨーグルト味，グレープフルーツ味，さっぱり梅味，フルーツトマト味，マンゴー味，コンソメ味），「フルーツミックス」，「ムースベース」，「ゼリーミックス」，「水で作れるゼリーミックス」	ソルビン酸カリウム，ポリソルベート80，アスパルテーム（L-フェニルアラニン化合物），香料，大豆レシチン，クエン酸水和物，乳糖水和物，カルメロースナトリウム
エレンタールP乳幼児用配合内用剤 （EAファーマ）	微黄色／特有の味／わずかに特有のにおい ※専用フレーバーあり：「エレンタール配合内用剤」の「色／味／におい等」の項目を参照	ソルビン酸カリウム，ポリソルベート80，大豆レシチン，L-アスコルビン酸ステアリン酸エステル，乳糖水和物，カルメロースナトリウム
経腸用液（経口・経管両用）		
エネーボ配合経腸用液 （アボット）	淡褐色／甘い（バニラ味）／独特の芳香	結晶セルロース（安定剤），カルメロースナトリウム（安定剤），水酸化カリウム（pH調整剤），クエン酸水和物（pH調整剤），香料（バニリン，エチルバニリンおよびプロピレングリコール）
エンシュア・リキッド （アボット）	淡褐色／甘い（バニラ味，コーヒー味，ストロベリー味。バッグ入りはバニラ味のみ）／特有の芳香	フラクトオリゴ糖（矯味剤），カラギーナン（懸濁化剤），水酸化カリウム（pH調節剤），クエン酸水和物（pH調節剤），香料（バニラ味：バニリン，エチルバニリン，プロピレングリコール，コーヒー味：バニリン，プロピレングリコール，ストロベリー味：プロピレングリコール）

8

ビタミン・電解質・無機質類

154   事例集 8. ビタミン・電解質・無機質類

商品名(会社名)	色/味/におい等	添加物
エンシュア・H (アボット)	淡褐色/甘い (バニラ味, コーヒー味, バナナ味, 黒糖味, メロン味, ストロベリー味) /特有の芳香	カラギーナン (懸濁化剤), 水酸化カリウム (pH調節剤), クエン酸水和物 (pH調節剤), 香料 (バニラ味およびコーヒー味：バニリン, エチルバニリン, プロピレングリコール, バナナおよび黒糖味：バニリン, メロン味およびストロベリー味：プロピレングリコール)
ツインラインNF配合経腸用液 (EN大塚＝大塚工場＝大塚製薬)	〈A液〉白色～微茶白色/わずかに甘い/特異なにおい 〈B液〉淡褐色～褐色/わずかに苦い/特異な芳香 (バニラ様またはプリン様) 〈A液・B液等量混合液〉白色～茶白色/わずかに苦い/特異な芳香 (バニラ様またはプリン様)	大豆レシチン (乳化剤), グリセリン脂肪酸エステル (乳化剤), エリソルビン酸 (安定剤), 炭酸ナトリウム (溶解補助剤), 香料
ラコールNF配合経腸用液 (EN大塚＝大塚工場＝大塚製薬)	微茶白色/わずかに甘い/わずかに特有の香り (〈200mL〉ミルク様, コーヒー様, バナナ様, コーン様, 抹茶様, 〈400mL〉ミルク様)	大豆レシチン (乳化剤), グリセリン脂肪酸エステル (乳化剤), エリソルビン酸ナトリウム (安定剤), 香料 (ミルクフレーバー, コーヒーフレーバー, バナナフレーバーはエチルバニリン, バニリン, プロピレングリコールを, コーンフレーバーはバニリン, プロピレングリコールを含む)
経腸用ゲル(半固形)		
ラコールNF配合経腸用半固形剤 (EN大塚＝大塚工場＝大塚製薬)	微茶白色/わずかに甘い/わずかに特有の香り (ミルク様)	アルギン酸 (粘稠剤), カンテン末 (粘稠剤), 大豆レシチン (乳化剤), グリセリン脂肪酸エステル (乳化剤), エリソルビン酸ナトリウム (安定剤), 香料 (エチルバニリン, バニリン, プロピレングリコールを含む)

フルスルチアミン塩酸塩
Fursultiamine Hydrochloride（JAN）

フルスルチアミン塩酸塩顆粒10％「廣貫堂」（廣貫堂） 10％1g

▶ビタミンB_1欠乏症の予防および治療などに用いられる。

服薬における実例
- 拒薬の報告事例は特にない。

●製剤情報

商品名（会社名）	色／味／におい等	添加物
フルスルチアミン塩酸塩顆粒10％「廣貫堂」（廣貫堂）	淡紅色／わずかに特異なにおい ※原薬の苦味がマスキングされている。	精製白糖，硬化油，クロスカルメロースナトリウム，軽質無水ケイ酸，タルク，ショ糖脂肪酸エステル，アスパルテーム（L-フェニルアラニン化合物），三二酸化鉄

●原薬の性状と特徴

性状 白色の結晶または結晶性の粉末で，においはないか，またはわずかに特異なにおいがあり，味は苦い。水，メタノールまたはエタノール（95）に溶けやすい。結晶多形が認められる。

原薬の特徴 ビタミンB_1と同様。ビタミンB_1に比べ細胞内によく取り込まれ，多量のコカルボキシラーゼを生成して，諸種の代謝活性を高める。また，腸管内アウエルバッハ神経叢内の腸運動亢進ニューロンへ作用し，腸管のぜん動運動を亢進させる。

及び鏡像異性体

メナテトレノン　Menatetrenone（JP）

ケイツーシロップ0.2％ （サンノーバ＝エーザイ）　0.2％1mL

▶ビタミンK欠乏性疾患の治療および新生児・乳児ビタミンK欠乏性出血症の予防に，新生児に投与しやすく吸収がよいシロップ剤が広く用いられている。

服薬における実例

- 甘味とわずかなとろみのため，むせる事例がある。

服薬介助・服薬指導のヒント

- 少量のミルクや白湯に混ぜ，哺乳瓶と乳首を用いて与薬。スポイトで少量ずつ与薬するのもよい。
- 〈出生後早期の新生児への投与の場合〉白湯で10倍程度に薄めるか，哺乳確立後に投与する。ミルクが10mL以下や水分制限がある場合は，ミルクに混ぜて与薬する。

●製剤情報

商品名（会社名）	色／味／におい等	添加物
ケイツーシロップ0.2％（サンノーバ＝エーザイ）	黄色澄明／オレンジ様のにおい	安息香酸ナトリウム，クエン酸水和物，ゴマ油，水酸化ナトリウム，ソルビタン脂肪酸エステル，D-ソルビトール液，パラオキシ安息香酸エチル，プロピレングリコール，ポリオキシエチレン硬化ヒマシ油60，香料

●原薬の性状と特徴

性状　黄色の結晶，結晶性の粉末，ろう様の塊または油状である。ヘキサンに極めて溶けやすく，エタノール（99.5）にやや溶けやすく，2-プロパノールにやや溶けにくく，メタノールに溶けにくく，水にほとんど溶けない。光によって分解し，着色が強くなる。融点：約37℃。

原薬の特徴　オールトランス型ビタミンK₂製剤。ビタミンK₁に比べ速効性と薬効が優れる。

溶性ピロリン酸第二鉄　157

溶性ピロリン酸第二鉄　Ferric pyrophosphate, soluble（JAN）

インクレミンシロップ5％　（アルフレッサファーマ）　1mL　　遮光

▶鉄欠乏性貧血に用いられる鉄剤では唯一のシロップ剤で，乳幼児でも服薬しやすい。

服薬における実例
- 特有の風味による拒薬事例がある。

服薬介助・服薬指導のヒント
- 授乳前にスポイトなどで与薬するのもよい。
- 授乳前に，少量のミルクに混ぜて与薬できた事例もある。
- 服薬困難な場合は，クエン酸第一鉄ナトリウム（フェロミア）への変更を考慮する。
- 麦茶を除くお茶，牛乳，ミルク（経腸栄養剤），乳製品とは2時間以上の間隔を空けたほうがよい。

避けたほうがよいこと
- 0℃を下回る場合，D-ソルビトールが析出することがある。
- 緑茶などのタンニン酸含有食品との併用に注意する（黒褐色の不溶性の塩形成による吸収阻害）。
- テトラサイクリン系抗菌薬，ニューキノロン系抗菌薬，セフジニルとの併用注意（キレート形成による吸収阻害）。
- 制酸剤との併用注意（鉄の消化管吸収を阻害）。
- 甲状腺ホルモン製剤との併用注意（難溶性複合体形成による吸収阻害）。

●製剤情報

商品名（会社名）	色／味／におい等	添加物
インクレミンシロップ5％ （アルフレッサファーマ）	だいだい色で澄明・粘稠／甘味／サクランボの芳香	ソルビン酸，安息香酸ナトリウム，D-ソルビトール，香料，バニリン，エタノール，黄色5号，塩酸，水酸化ナトリウム

8　ビタミン・電解質・無機質類

158　事例集 8. ビタミン・電解質・無機質類

●原薬の性状と特徴

性状　淡緑色透明な薄片または顆粒状の砕片で，光により変化する。水溶液（1→10）は弱酸性。水に溶けやすく，エタノール（95）にほとんど溶けない。

原薬の特徴　水に対し不溶性のピロリン酸第二鉄$Fe_4(P_2O_7)_3$にクエン酸ナトリウムを加えて可溶性にした化合物。

レチノール・カルシフェロール配合剤
Retinol・Calciferol combined

調剤用パンビタン末　（武田テバ薬品＝武田）　1g　　　遮光・防湿

▶ 11種のビタミン（ビタミンA，B_1，B_2，B_6，B_{12}，C，D，E，パントテン酸カルシウム，ニコチン酸アミド，葉酸）を配合した複合ビタミン剤。
▶ 食事からの摂取が不十分な場合のビタミン補給に用いられる。

服薬における実例
● 独特の風味とにおい，強い黄色の見た目による拒薬事例がある。

服薬介助・服薬指導のヒント
● 単シロップまたはパイナップルフレーバーに混ぜて与薬。

避けたほうがよいこと
● アルカリ剤，吸湿性薬剤と配合しない。

●製剤情報

商品名(会社名)	色／味／におい等	添加物
調剤用パンビタン末（武田テバ薬品＝武田）	だいだい黄色／レモン様のにおい	トウモロコシ油，ジブチルヒドロキシトルエン，ブチルヒドロキシアニソール，安息香酸ナトリウム，デヒドロ酢酸ナトリウム，サッカリンナトリウム水和物，モノラウリン酸ソルビタン，ゼラチン，精製白糖，乳糖水和物，グリセリン脂肪酸エステル，タルク，軽質無水ケイ酸，レモン油

9. 血液用薬

チクロピジン塩酸塩　Ticlopidine hydrochloride（JP）

パナルジン細粒10%　（サノフィ）　10% 1g

▶血小板機能抑制を目的に開発された世界初の抗血小板薬。
▶血栓性血小板減少性紫斑病，無顆粒球症，重篤な肝障害などの重篤な副作用に注意が必要である。

服薬における実例

- 強い苦味による拒薬事例がある。
- 水に溶けにくく，むせるなどの服薬困難な事例がある。

服薬介助・服薬指導のヒント

- 単シロップに混ぜて与薬。
- ごく少量の水で溶かし，ペースト状にして頬の内側に付着させ，ミルクで与薬。
- 長く口中に含んでいると舌に苦味が残ることがあるため，速やかに飲み下すよう注意する。

●製剤情報

商品名（会社名）	色／味／におい等	添加物
パナルジン細粒10% （サノフィ）	白色〜微黄白色 ※苦味および舌に対する刺激を緩和するコーティング細粒。	乳糖水和物，結晶セルロース，トウモロコシデンプン，ヒプロメロース，メタクリル酸コポリマーLD，ラウリル硫酸ナトリウム，ポリソルベート80，マクロゴール6000，タルク，ショ糖脂肪酸エステル，軽質無水ケイ酸
チクロピジン塩酸塩細粒10%「サワイ」 （沢井）	白色〜微黄白色／メントールの芳香 ※苦味および刺激性をマスキングしたフィルムコーティング製剤。	エチルセルロース，軽質無水ケイ酸，酒石酸，タルク，トウモロコシデンプン，乳糖，ヒドロキシプロピルセルロース，l-メントール

商品名(会社名)	色／味／におい等	添加物
チクロピジン塩酸塩細粒 10%「日医工」(日医工)	白色〜微帯黄白色 ※コーティング細粒。	乳糖，トウモロコシデンプン，セルロース，ヒドロキシプロピルセルロース，酒石酸，エチルセルロース，セタノール，ラウリル硫酸ナトリウム，グリセリン脂肪酸エステル，タルク，二酸化ケイ素

●原薬の性状と特徴

性状 白色〜微黄白色の結晶性の粉末である。酢酸（100）に溶けやすく，水またはメタノールにやや溶けやすく，エタノール（95）にやや溶けにくく，ジエチルエーテルにほとんど溶けない。

原薬の特徴 チエノピリジン誘導体。類似構造をもつ化合物にクロピドグレルがある。血小板のアデニレートシクラーゼ活性を増強し，血小板内cAMP産生を高め抗血小板作用を発揮する。

ワルファリンカリウム　Warfarin potassium（JP）

ワーファリン顆粒0.2%　（エーザイ）　0.2%1g　　　　遮光

▶血栓塞栓症の治療・予防に古くから用いられる代表的抗凝固薬で，2011年には用量の調整が容易な顆粒剤が発売され，小児科領域にも用いられている。

服薬における実例

- 味を嫌い，拒薬した事例がある。
- 〔ワーファリン顆粒0.2%〕顆粒の見た目（暗赤色）を好まず，拒薬した事例がある。
- 〔ワルファリンK細粒0.2%「NS」〕与薬経験は多いが，いままで拒薬されたことはないという報告もある。

服薬介助・服薬指導のヒント

- アイスクリームなど，味が濃く冷たいものに混ぜて与薬。
- 少量の野菜ジュースに混ぜて与薬できた事例がある（少量であればビタミンKの含有量は多くないことを説明する）。
- スポイトを用いて与薬するのもよい。

- 高用量を服薬する患児，またワーファリン顆粒の見た目（暗赤色）を好まず拒薬した患児に対して，ワルファリンカリウム錠を粉砕して与薬できた事例がある。
- 〔ワルファリンカリウム錠〕錠剤を粉砕し，乳酸菌飲料や牛乳に混ぜて与薬できた事例がある。
- 〔ワーファリン顆粒0.2%〕患児（8歳・女児）にとってワーファリン顆粒を「美味しい」と感じるようで，ほかの薬を先に飲んでから，最後に口直しに本薬を飲むという事例がある。

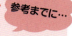

服薬時間を変更

1日1回・夕方の指示から，空腹と口渇がある朝のほうが前向きに服薬できると考え，医師と相談して服薬時間を朝に変更することで与薬できた。

避けたほうがよいこと

- 納豆などのビタミンK含有食品の併用に注意（抗凝固作用の減弱）。

●製剤情報

商品名（会社名）	色／味／におい等	添加物
ワーファリン顆粒0.2% （エーザイ）	暗赤色	軽質無水ケイ酸，酸化チタン，三二酸化鉄，タルク，乳糖水和物，ヒドロキシプロピルセルロース，ヒプロメロース，D-マンニトール
ワルファリンK細粒0.2% 「NS」 （日新製薬）	白色	乳糖水和物，ヒドロキシプロピルセルロース，ステアリン酸マグネシウム
ワルファリンK細粒0.2% 「YD」 （陽進堂）	白色	乳糖水和物，ヒドロキシプロピルセルロース，ステアリン酸マグネシウム

●原薬の性状と特徴

性状 白色の結晶性の粉末である。水に極めて溶けやすく，エタノール（95）に溶けやすい。水酸化ナトリウム試液に溶ける。水溶液（1→100）のpHは7.2〜8.3。光によって淡黄色となる。水溶液（1→10）は旋光性を示さない。

原薬の特徴 ジクマロールの構造より合成されたクマリン系抗凝固薬。ビタミンK作用に拮抗し，ビタミンK依存性血液凝固因子の生成を抑制する。

及び鏡像異性体

10. 免疫抑制薬

シクロスポリン　Ciclosporin（JP）

サンディミュン内用液10%　（ノバルティス）　10% 1 mL
ネオーラル内用液10%　（ノバルティス）　10% 1 mL

▶ 主にヘルパーT細胞の活性化を抑制する免疫抑制薬。臓器移植による免疫反応抑制のほか，ベーチェット病，尋常性乾癬，ネフローゼ症候群などに幅広く適応をもつ。
▶ サンディミュンとネオーラルは生物学的に同等ではない。ネオーラルは，サンディミュンにみられた吸収における胆汁酸や食事の影響を少なくし，安定した薬物動態が得られるよう改良した製剤。

服薬における実例

- 特有の風味（油っぽさ），エタノールのにおいなどによる拒薬事例がある。

服薬介助・服薬指導のヒント

- 少量で確実に服薬させるため，何かに溶かしたり混ぜたりするのは避けて，薬剤をシリンジやスプーンなどで飲ませた後，水や単シロップ，オレンジジュース，リンゴジュース，イチゴジュース，チョコレートドリンク，練乳，メープルシロップなどで口直しをさせるとよい。
- シロップによる口直しで服薬可能となった後，しだいに服薬後にお茶を飲むだけで嫌がらずに服薬可能となった事例もある。
- 少量の牛乳またはコーヒー牛乳に混ぜると薬剤のにおいが和らいだとの報告がある。ただし，牛乳と混ぜると風味が悪くなるとの報告もある。
- 牛乳に混ぜるのではなく，浮かべると飲みやすいという報告がある。
- 炭酸飲料で服薬できた事例がある。
- 海苔の佃煮（「ごはんですよ！」など）や，チョコレートと一緒に口に含むと風味が消えやすいという報告がある。

がんばるタイミングを明確に　参考までに…

　拒薬する気持ちから，いつも飲めている薬や食事までも拒むようになった場合に，ネオーラルだけスプーンやシリンジの色・デザインを変えることで，患児は自分のがんばるタイミングがわかるようになり，ほかの薬の拒薬がなくなった。

 避けたほうがよいこと

- グレープフルーツジュースは避けることが望ましい（本剤の血中濃度上昇）［コラム「ほかの柑橘系の果物は大丈夫？」（p.166）も参照］。
- 〔ネオーラル〕牛乳に混ぜると，風味が悪くなるとの報告がある。

●製剤情報

商品名(会社名)	色／味／におい等	添加物
細粒		
シクロスポリン細粒17%「ファイザー」（マイラン＝ファイザー）	白色〜微黄色	ショ糖脂肪酸エステル，マクロゴール6000，ステアリン酸マグネシウム
内用液		
サンディミュン内用液10%（ノバルティス）	黄色／特異なにおい	エステル化トウモロコシ油，エタノール，トウモロコシ油
ネオーラル内用液10%（ノバルティス）	微黄色〜微黄褐色澄明／特異なにおい	グリセリン脂肪酸エステル，プロピレングリコール，エタノール，ポリオキシエチレン硬化ヒマシ油，トコフェロール

●原薬の性状と特徴

性状　白色の粉末である。アセトニトリル，メタノールまたはエタノール（95）に極めて溶けやすく，ジエチルエーテルに溶けやすく，水にほとんど溶けない。

原薬の特徴　ハルダンゲル高原（ノルウェー）土壌中の真菌の一種 *Tolypocladium inflatum Gams* 培養液中より得られた，11個のアミノ酸からなる疎水性の環状ポリペプチド。

164 事例集 10. 免疫抑制薬

[構造式]
Ala-D-Ala-MeLeu-MeLeu-MeVal-N(CH₃)-...-Abu-MeGly-MeLeu-Val-MeLeu

Abu = (2S)-2-アミノ酪酸
MeGly = N-メチルグリシン
MeLeu = N-メチルロイシン
MeVal = N-メチルバリン

タクロリムス水和物　Tacrolimus hydrate（JP）

プログラフ顆粒0.2mg・1mg　（アステラス）　0.2mg・1mg 1包

- ▶ 国内で開発されたT細胞活性化を選択的に阻害する強力な免疫抑制薬。
- ▶ 臓器移植による拒絶反応の抑制のほか，重症筋無力症，関節リウマチ，潰瘍性大腸炎など幅広い適応をもつ。
- ▶ カプセル剤のほか，用量調節が容易で小児にも服薬しやすい顆粒剤がある。

服薬における実例
- ●〈離乳食開始前・開始直後の頃の患児〉ざらつきによる服薬困難な事例がある。
- ● ざらつきに加え，顆粒が溶けずに口の中にいつまでも残ることによる拒薬事例がある。
- ● 服薬時に，眼のぴりぴり感（刺激）を訴える事例がある。

服薬介助・服薬指導のヒント
- ● ゼリーやヨーグルトに包み込んで与薬する。
- ● ざらつき感のみなので，そのまま根気強く服薬してもらううちに，しだいに慣れてきて，服薬できるようになった事例もある。

避けたほうがよいこと
- ● グレープフルーツジュースは避けることが望ましい（本剤の血中濃度上昇）［コラム「ほかの柑橘系の果物は大丈夫？」（p.166）も参照］。

タクロリムス水和物　　165

●製剤情報

商品名（会社名）	色／味／におい等	添加物
プログラフ顆粒0.2mg・1mg（アステラス）	白色	乳糖水和物，ヒプロメロース，クロスカルメロースナトリウム

10

免疫抑制薬

●原薬の性状と特徴

性状　白色の結晶または結晶性の粉末である。メタノールまたはエタノール（99.5）に極めて溶けやすく，N,N-ジメチルホルムアミドまたはエタノール（95）に溶けやすく，水にほとんど溶けない。吸湿性を認めない。融点：130〜133℃。

原薬の特徴　筑波山土壌中の放線菌 *Streptomyces tsukubaensis*より得られた代謝産物で，23員環マクロライド骨格を有する。

> ここに注意！

ほかの柑橘系の果物は大丈夫？

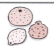

　免疫抑制薬のシクロスポリンやタクロリムスは，CYP3A4という代謝酵素によって代謝されます。グレープフルーツにはフラノクマリンという成分が含まれており，CYP3A4を阻害して薬剤の血中濃度を上昇させるので，こうした影響を受ける薬剤の服薬中は避けるべきです。

　柑橘類のうち，下記の「フラノクマリン類を含むもの」は食べないよう指導してください。食べてよい量に関する文献などもありますが，代謝酵素の種類や量も個人差があるため，摂取させないほうが無難と考えます。

フラノクマリン類を含むもの

- グレープフルーツ
- ブンタン（ザボン，パール柑，晩白柚）
- オロブランコ（スウィーティー）
- ダイダイ（サワーオレンジ，ビターオレンジ）
- ハッサク
- 甘夏みかん

フラノクマリン類を含まないもの（摂取してもよいもの）

- レモン*
- 日向夏*
- カボス
- 温州みかん
- スイートオレンジ（バレンシアオレンジ）
- ネーブルオレンジ
- ポンカン
- 伊予かん
- デコポン
- ゆず
- すだち
- きんかん

＊果実は食べさせてもよいが，果皮にフラノクマリン類が多いので避けるべき。

11. アレルギー用薬

アリメマジン酒石酸塩　Alimemazine tartrate（JP）

アリメジンシロップ0.05%　（ニプロファーマ＝第一三共）　0.05%10mL　遮光

- ▶皮膚疾患に伴うかゆみやアレルギー性鼻炎などに対し，小児科領域で古くから用いられている抗ヒスタミン薬。
- ▶抗ヒスタミン作用のほか，自律神経抑制作用，鎮静作用などを有する。

服薬における実例
- 拒薬の報告事例は特にない。

●製剤情報

商品名（会社名）	色／味／におい等	添加物
アリメジンシロップ0.05%（ニプロファーマ＝第一三共）	赤色澄明／芳香（ストロベリー臭）	精製白糖，クエン酸水和物，濃グリセリン，マクロゴール400，エタノール，乾燥亜硫酸ナトリウム，没食子酸プロピル，赤色102号，香料，バニリン，プロピレングリコール

●原薬の性状と特徴

性状　白色の粉末で，においはなく，味は苦い。水または酢酸（100）に溶けやすく，エタノール（95）にやや溶けにくく，ジエチルエーテルにほとんど溶けない。水溶液（1→50）のpHは5.0〜6.5。光によって徐々に着色する。融点：159〜163℃。

原薬の特徴　第一世代といわれる抗ヒスタミン薬で，フェノチアジン系骨格をもつ。

エピナスチン塩酸塩　Epinastine hydrochloride（JAN）

アレジオンドライシロップ1%　（日本ベーリンガー）　1%1g　遮光・開封後防湿

- 非鎮静性の第二世代抗ヒスタミン薬の1つ。
- 1日1回投与のドライシロップ剤が，小児の皮膚疾患に伴うかゆみやアレルギー性鼻炎に広く用いられている。
- ドライシロップ剤は，3歳から使用できる。

 服薬における実例

- 拒薬の報告事例は特にない。

●製剤情報

商品名（会社名）	色／味／におい等	添加物
内用液		
エピナスチン塩酸塩内用液0.2%「タイヨー」（武田テバファーマ=武田）	無色～微黄色澄明／甘くわずかに苦味／芳香（リンゴ風味）	安息香酸ナトリウム，塩化ナトリウム，精製白糖，pH調整剤，香料
ドライシロップ		
アレジオンドライシロップ1%（日本ベーリンガー）	白色～帯黄白色／甘い／ヨーグルト様	エリスリトール，アスパルテーム（L-フェニルアラニン化合物），ヒドロキシプロピルセルロース，サッカリンナトリウム水和物，含水二酸化ケイ素，グリチルリチン酸モノアンモニウム，フマル酸一ナトリウム，無水リン酸一水素ナトリウム，香料
エピナスチン塩酸塩DS小児用1%「サワイ」（沢井）	白色～帯黄白色／甘味およびわずかな苦味／ヨーグルト様の芳香	アスパルテーム（L-フェニルアラニン化合物），エチルセルロース，エリスリトール，クエン酸トリエチル，軽質無水ケイ酸，サッカリンナトリウム，セタノール，タウマチン，バニリン，ヒドロキシプロピルセルロース，D-マンニトール，ラウリル硫酸ナトリウム，リン酸水素2ナトリウム，香料
エピナスチン塩酸塩DS小児用1%「トーワ」（東和薬品）	白色～帯黄白色／ストロベリーヨーグルト風味	D-マンニトール，エリスリトール，ヒプロメロース，エチルセルロース，ステアリン酸マグネシウム，リン酸水素2ナトリウム，フマル酸ナトリウム，アスパルテーム（L-フェニルアラニン化合物），サッカリンナトリウム水和物，セルロース，カルメロースナトリウム，ヒドロキシプロピルセルロース，香料，タルク

商品名（会社名）	色／味／におい等	添加物
エピナスチン塩酸塩DS1％小児用「日医工」（日医工）	白色～帯黄白色／ヨーグルト風味	D-マンニトール，ヒドロキシプロピルセルロース，ショ糖脂肪酸エステル，エチルセルロース，硬化油，タルク，エリスリトール，アスパルテーム，サッカリンナトリウム，二酸化ケイ素，香料

● 原薬の性状と特徴

性状 白色～微黄色の粉末で，においはなく，味は苦い。水，メタノール，エタノール（95）または酢酸（100）に溶けやすく，アセトニトリルに溶けにくく，ジエチルエーテルにほとんど溶けない。水溶液（1→10）のpHは3.0～5.5。融点：約270℃（分解）。

原薬の特徴 三環系骨格を有する抗ヒスタミン薬。選択的ヒスタミンH_1受容体拮抗作用のほか，LTC_4などに対する抗メディエーター作用などをもつ。

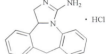

オキサトミド　Oxatomide（JAN）

オキサトミドドライシロップ2％　（各社）　2％1g

▶第二世代の抗ヒスタミン薬で，アレルギー性鼻炎のほか，じんましんなどの皮膚疾患に用いられる。
▶眠気の副作用の発現が比較的多い。

服薬における実例

● 拒薬の報告事例は特にない。

● 製剤情報

商品名（会社名）	色／味／におい等	添加物
オキサトミドDS小児用2％「サワイ」（沢井）	白色／最初甘く，溶けると少し苦い／芳香なし	軽質無水ケイ酸，白糖，ヒドロキシプロピルセルロース
オキサトミドシロップ小児用0.2％「ファイザー」（マイラン＝ファイザー）	白色／爽やかな甘味／特異なにおい	D-ソルビトール，結晶セルロース，カルメロースナトリウム，ポビドン，ポリソルベート80，ソルビタンセスキオレイン酸エステル，安息香酸ナトリウム，亜硫酸水素ナトリウム，ジメチルポリシロキサン（内服用），香料，pH調整剤

170　事例集 11. アレルギー用薬

商品名（会社名）	色／味／におい等	添加物
オキサトミドドライシロップ小児用2%「イワキ」（岩城）	白色／甘味／においはない	軽質無水ケイ酸，ソルビタン脂肪酸エステル，ショ糖脂肪酸エステル，ステアリン酸マグネシウム，乳糖水和物，精製白糖，ヒドロキシプロピルセルロース
オキサトミドドライシロップ小児用2%「ツルハラ」（鶴原）	白色／甘い／においはない	白糖，ヒドロキシプロピルセルロース，カルメロースカルシウム，ジメチルポリシロキサン，モノステアリン酸グリセリン，ソルビタンセスキオレイン酸エステル
オキサトミドドライシロップ小児用2%「日医工」（日医工）	白色／甘い／においはない	白糖，ヒドロキシプロピルセルロース，ポリソルベート80，モノステアリン酸グリセリン，ジメチルポリシロキサン（内服用）
オキサトーワDS小児用2%（東和薬品）	白色／甘い／においはない	白糖，ヒドロキシプロピルセルロース，モノラウリン酸ソルビタン，グリセリン脂肪酸エステル，ジメチルポリシロキサン，タルク

● 原薬の性状と特徴

性状　白色〜微黄白色の結晶性の粉末である。氷酢酸またはクロロホルムに溶けやすく，エタノールにやや溶けにくく，エーテルに溶けにくく，水にほとんど溶けない。融点：約155〜161℃。

原薬の特徴　ベンズイミダゾール系抗ヒスタミン薬で，ヒスタミンH_1受容体に選択的に拮抗するほか，化学伝達物質遊離抑制作用をもつ。

オロパタジン塩酸塩　Olopatadine hydrochloride（JAN）

アレロック顆粒0.5%　（協和発酵キリン）　0.5%1g

- ▶非鎮静性の第二世代抗ヒスタミン薬の1つで，皮膚疾患に伴うかゆみやアレルギー性鼻炎に用いられる。
- ▶2011年に承認された顆粒剤は，2歳から使用できる。
- ▶口腔内崩壊錠（OD錠）もある（7歳以上）。

服薬における実例

- 拒薬の報告事例は特にない。

クレマスチンフマル酸塩

●製剤情報

商品名（会社名）	色／味／におい等	添加物
アレロック顆粒0.5% （協和発酵キリン）	淡黄赤色／無臭	黄色三二酸化鉄，軽質無水ケイ酸，酸化チタン，三二酸化鉄，タルク，トリアセチン，乳糖水和物，白糖，精製白糖球状顆粒，ヒドロキシプロピルセルロース，ヒプロメロース（置換度タイプ：2910），マクロゴール4000
オロパタジン塩酸塩顆粒0.5%「MEEK」 （小林化工）	淡黄赤色／甘味 ※主薬由来の苦味をマスキングし，甘味を加えた淡黄赤色のフィルムコーティング顆粒。	精製白糖，ポリビニルアルコール・アクリル酸・メタクリル酸メチル共重合体，含水二酸化ケイ素，三二酸化鉄，黄色三二酸化鉄，酸化チタン，ヒプロメロース，タルク，トリアセチン，マクロゴール4000，乳糖水和物，軽質無水ケイ酸
オロパタジン塩酸塩顆粒0.5%「トーワ」 （東和薬品）	白色の粒を含む帯赤褐色の顆粒剤／甘味	D-マンニトール，メタクリル酸コポリマーLD，ポリソルベート80，ラウリル硫酸ナトリウム，クエン酸トリエチル，D-マンニトール球状顆粒，ヒドロキシプロピルセルロース，軽質無水ケイ酸，その他2成分

●原薬の性状と特徴

性状 白色の結晶または結晶性の粉末で，においはなく，味は苦い。ギ酸に極めて溶けやすく，水にやや溶けにくく，エタノール（99.5）に極めて溶けにくい。0.01mol/L塩酸試液に溶ける。水溶液（1→100）のpHは2.3〜3.3。融点：約250℃（分解）。

原薬の特徴 三環系構造を有する抗ヒスタミン薬。化学構造上は酸性と塩基性との両方の性質をもつ両性化合物に属する。

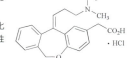

クレマスチンフマル酸塩　Clemastine fumarate（JP）

タベジール散0.1%・1%，シロップ0.01%
（日新製薬）　0.1%・1% 1g，0.01% 10mL

▶皮膚疾患に伴うかゆみやアレルギー性鼻炎などに古くから用いられている抗ヒスタミン薬。
▶比較的作用時間が長い特徴をもつ。

服薬における実例

- 拒薬の報告事例は特にない。

172 　事例集 11. アレルギー用薬

●製剤情報

商品名(会社名)	色／味／におい等	添加物
散		
タベジール散0.1% (日新製薬)	ほとんど白色／わずか に甘味	ヒドロキシプロピルセルロース，無水 ケイ酸，乳糖
タベジール散1% (日新製薬)	白色／わずかに苦味	ヒドロキシプロピルセルロース，無水 ケイ酸，乳糖
シロップ		
タベジールシロップ 0.01% (日新製薬)	無色／甘味および苦味 ／芳香(ピーチレモン)	エタノール，プロピレングリコール， リン酸水素ナトリウム，リン酸二水素 カリウム，D-ソルビトール，サッカリ ンナトリウム，パラオキシ安息香酸プ ロピル，パラオキシ安息香酸メチル， 香料，トコフェロール，バニリン
クレマスチンシロップ 0.01%「日医工」 (日医工)	無色澄明	白糖，パラオキシ安息香酸エチル，パ ラオキシ安息香酸ブチル，pH調整剤， エタノール，香料
ドライシロップ		
クレマスチンドライシ ロップ0.1%「日医工」 (日医工)	白色	精製白糖，香料
クレ・ママレットドラ イシロップ0.1% (あゆみ製薬)	白色／甘く，後にわず かに苦い／においはな い	白糖，メチルセルロース，D-マンニ トール
テルギンGドライシ ロップ0.1% (高田＝マルホ)	白色／甘い／芳香(ミ ルク風味)	D-マンニトール，精製白糖，ショ糖脂 肪酸エステル，パラオキシ安息香酸メ チル，パラオキシ安息香酸プロピル， 香料

●原薬の性状と特徴

性状 白色の結晶性の粉末で，においはない。メタノールまたは酢酸（100）にやや溶けにくく，エタノール（95）に溶けにくく，ジエチルエーテルに極めて溶けにくく，水にほとんど溶けない。融点：176〜180℃（分解）。

原薬の特徴 エタノールアミン系の第一世代抗ヒスタミン薬で，フェノチアジン系誘導体とはまったく異なる構造をもつ。

クロモグリク酸ナトリウム　Sodium cromoglicate（JP）

インタール細粒10%　（サノフィ）　10%1g　防湿

- ▶抗ヒスタミン作用をもたない代表的酸性抗アレルギー薬。
- ▶細粒剤は，食物アレルギーにもとづくアトピー性皮膚炎に適応をもつ唯一の薬剤である。
- ▶細粒剤のほか気管支喘息に用いる吸入剤や，アレルギー性結膜炎に用いる点眼剤など，幅広い剤形を有する。

服薬における実例

- 拒薬の報告事例は特にない。

●製剤情報

商品名（会社名）	色／味／におい等	添加物
インタール細粒10%（サノフィ）	白色／甘い／においはない	白糖
クロモグリク酸Na細粒小児用10%「TCK」（辰巳＝日本ジェネリック）	白色	白糖

●原薬の性状と特徴

性状　白色の結晶性の粉末で，においはなく，味ははじめはないが，後にわずかに苦い。水に溶けやすく，プロピレングリコールにやや溶けにくく，エタノール（95）に極めて溶けにくく，2-プロパノールまたはジエチルエーテルにほとんど溶けない。吸湿性。光により徐々に黄色を帯びる。

原薬の特徴　地中海原産のセリ科の植物 *Ammivisnaga* から抽出されたKhellinの誘導体で，クロモン骨格とよばれる構造を有する。ほかの抗アレルギー薬と異なり，体内にほとんど吸収されずに消化管局所に作用するため全身性副作用が少ない。

クロルフェニラミンマレイン酸塩
Chlorpheniramine maleate（JP）

ネオレスタミンコーワ散1％
　（興和＝興和創薬）　1％1g

ボララミン散1％，シロップ0.04％，ドライシロップ0.2％
　（高田）　1％1g，0.04％10mL，0.2％1g

> ▶古くから用いられている，代表的な第一世代の抗ヒスタミン薬の1つ。
> ▶皮膚疾患に伴うかゆみなどに対し，強力なヒスタミンH_1受容体拮抗作用を示す。

 服薬における実例
- 拒薬の報告事例は特にない。

●製剤情報

商品名(会社名)	色／味／におい等	添加物
散		
ポララミン散1％ （高田）	白色	トウモロコシデンプン，乳糖水和物
アレルギン散1％ （アルフレッサファーマ）	白色	トウモロコシデンプン，乳糖水和物
クロルフェニラミンマレイン酸塩散1％「イセイ」 （コーアイセイ）	白色	乳糖水和物，トウモロコシデンプン，軽質無水ケイ酸
クロルフェニラミンマレイン酸塩散1％「日医工」 （日医工）	白色	乳糖，トウモロコシデンプン
ネオレスタミンコーワ散1％ （興和＝興和創薬）	白色	トウモロコシデンプン，乳糖
ビスミラー散1％ （扶桑）	白色／風味づけはしていない	乳糖水和物
マレイン酸クロルフェニラミン散1％「ホエイ」 （マイラン＝ファイザー）	白色	乳糖水和物

クロルフェニラミンマレイン酸塩　175

商品名（会社名）	色／味／におい等	添加物
シロップ		
ポララミンシロップ0.04%（高田）	だいだい色でほとんど澄明／甘い／特異なにおい	白糖，D-ソルビトール液，塩化ナトリウム，クエン酸ナトリウム水和物，エタノール，l-メントール，安息香酸ナトリウム，香料，黄色5号
アニミングシロップ0.04%（日新製薬）	だいだい色澄明／甘味／オレンジ臭	白糖，安息香酸，dl-リンゴ酸，香料，エタノール，黄色5号
d-クロルフェニラミンマレイン酸塩シロップ0.04%「ツルハラ」（鶴原）	橙色澄明／甘味／芳香（レモン臭）	安息香酸ナトリウム，香料，黄色5号，白糖
d-クロルフェニラミンマレイン酸塩シロップ0.04%「トーワ」（東和薬品）	無色澄明／甘い／芳香（バニラ風味）	精製白糖，D-ソルビトール液，パラオキシ安息香酸メチル，パラオキシ安息香酸プロピル，香料，pH調整剤（塩酸，水酸化ナトリウム）
クロダミンシロップ0.05%（日医工）	澄明／甘味／芳香（オレンジ風味）	白糖，サッカリンナトリウム水和物，パラオキシ安息香酸エチル，パラオキシ安息香酸ブチル，エチルマルトール，香料（ネーブルオレンジエッセンス，レモンエッセンスおよびポートワインエッセンス）
クロルフェニラミンマレイン酸塩シロップ0.05%「NP」（ニプロ）	赤色／甘い／芳香（バニラ風味）	単シロップ，D-ソルビトール液，赤色2号，赤色102号，香料
ドライシロップ		
ポララミンドライシロップ0.2%（高田）	淡黄赤色／甘い／芳香（オレンジ臭）	D-マンニトール，精製白糖，香料，黄色5号

●原薬の性状と特徴

性状　白色の微細な結晶である。酢酸（100）に極めて溶けやすく，水またはメタノールに溶けやすく，エタノール（99.5）にやや溶けやすい。希塩酸に溶ける。水溶液（1→20）は旋光性を示さない。融点：130～135℃。

原薬の特徴　プロピルアミン系抗ヒスタミン薬。ラセミ体であるdl体とd体のみの製剤があり，d体はdl体に対して約2倍作用が強い。

及び鏡像異性体

ケトチフェンフマル酸塩　Ketotifen fumarate（JP）

ザジテンシロップ0.02%，ドライシロップ0.1%　　`DS開封後防湿`
　（サンファーマ＝田辺三菱）　0.02%1mL, 0.1%1g

- ▶経口の抗アレルギー薬として世界で初めて承認された気管支喘息，アレルギー性鼻炎，アレルギー性皮膚疾患に対する薬剤。
- ▶抗ヒスタミン作用，化学伝達物質遊離抑制作用などの幅広い抗アレルギー作用を有し，経口剤のほか点眼剤，点鼻剤などの剤形がある。
- ▶シロップおよびドライシロップ剤は，6カ月以上の乳幼児に使用可能である。

服薬における実例

- ●拒薬の報告事例は特にない。

●製剤情報

商品名（会社名）	色／味／におい等	添加物
シロップ		
ザジテンシロップ0.02%（サンファーマ＝田辺三菱）	無色～微黄色澄明／甘い／芳香（ストロベリー様）	パラオキシ安息香酸メチル，パラオキシ安息香酸プロピル，クエン酸，無水リン酸一水素ナトリウム，白糖，D-ソルビトール，香料，プロピレングリコール，エタノール，ベンジルアルコール，トコフェロール，バニリン
ケトチフェンシロップ0.02%「日医工」（日医工＝高田）	無色～微黄色澄明／甘い／芳香（ストロベリー風味）	リン酸水素ナトリウム，クエン酸，パラオキシ安息香酸メチル，パラオキシ安息香酸プロピル，白糖，D-ソルビトール，香料，グリセリン，エタノール
ケトチフェンシロップ0.02%「杏林」（キョーリンリメディオ＝杏林）	無色～微黄色澄明／甘い／芳香（ストロベリー様）	D-ソルビトール，水アメ，白糖，クエン酸水和物，クエン酸ナトリウム水和物，メチルパラベン，プロピルパラベン，香料，プロピレングリコール
ケトチフェンシロップ0.02%「タイヨー」（武田テバファーマ＝武田）	無色～微黄色澄明／甘い／芳香（ストロベリー風味）	精製白糖，D-ソルビトール液，パラオキシ安息香酸プロピル，パラオキシ安息香酸メチル，リン酸水素ナトリウム水和物，pH調節剤，香料
ケトチフェンシロップ小児用0.02%「トーワ」（東和薬品）	無色～微黄色澄明／甘い／芳香（パイナップル風味）	白糖，パラオキシ安息香酸メチル，パラオキシ安息香酸プロピル，香料，pH調整剤（塩酸，水酸化ナトリウム）

ケトチフェンフマル酸塩　177

商品名（会社名）	色／味／におい等	添加物
ドライシロップ		
ザジテンドライシロップ0.1%（サンファーマ＝田辺三菱）	白色／甘い／芳香（ストロベリー様）	白糖，ヒプロメロース，アラビアゴム，シリコーン樹脂，無水ケイ酸，酸化チタン，香料，グリセリン，プロピレングリコール，エチルバニリン，バニリン，D-マンニトール
ケトチフェンDS小児用0.1%「サワイ」（沢井）	白色／甘い／ストロベリー様の芳香	安息香酸ナトリウム，クエン酸，クエン酸ナトリウム，軽質無水ケイ酸，酸化チタン，乳糖，白糖，香料
ケトチフェンDS小児用0.1%「トーワ」（東和薬品）	白色／甘味／芳香（ストロベリー風味）	白糖，乳糖水和物，ヒドロキシプロピルセルロース，パラオキシ安息香酸メチル，パラオキシ安息香酸プロピル，ポリオキシエチレン硬化ヒマシ油50，モノパルミチン酸ソルビタン，香料
ケトチフェンドライシロップ0.1%「タイヨー」（武田テバファーマ＝武田＝三和化学）	白色／甘い／芳香（ヨーグルト風味）	デキストリン，乳糖水和物，白糖，ヒドロキシプロピルセルロース，プロピレングリコール，香料
ケトチフェンドライシロップ小児用0.1%「日医工」（日医工ファーマ＝日医工）	白色／甘味／特異な芳香	白糖，ヒドロキシプロピルセルロース，パラオキシ安息香酸メチル，パラオキシ安息香酸プロピル，無水ケイ酸，ステアリン酸マグネシウム，酸化チタン，香料
マゴチフェンドライシロップ0.1%（鶴原）	白色／甘い／芳香	パラオキシ安息香酸メチル，パラオキシ安息香酸プロピル，香料，白糖，軽質無水ケイ酸，酸化チタン，ヒドロキシプロピルセルロース，モノステアリン酸グリセリン，ソルビタンセスキオレイン酸エステル

●原薬の性状と特徴

性状　白色～淡黄白色の結晶性の粉末である。メタノールまたは酢酸（100）にやや溶けにくく，水，エタノール（99.5）または無水酢酸に溶けにくい。融点：約190℃（分解）。

原薬の特徴　三環系骨格を有する抗ヒスタミン薬で，化学伝達物質遊離抑制にもとづく抗アナフィラキシー作用および抗ヒスタミン作用をもつ。さらに，血小板活性化因子による気道の反応性亢進を抑制し，好酸球に対する作用を有する。

シプロヘプタジン塩酸塩水和物
Cyproheptadine hydrochloride hydrate（JP）

ペリアクチン散1％，シロップ0.04％　　　　　　　　　シ遮光
（日医工）　1％1g，0.04％10mL

▶古くから用いられている第一世代抗ヒスタミン薬。
▶抗ヒスタミン作用のほかに抗セロトニン作用をもち，幅広いアレルギー疾患に対し作用を示す。

服薬における実例
- 拒薬の報告事例は特にない。

●製剤情報

商品名（会社名）	色／味／におい等	添加物
散		
ペリアクチン散1％ （日医工）	白色／においはない	乳糖
シロップ		
ペリアクチンシロップ0.04％ （日医工）	無色～微黄色澄明／強い甘味／果実様のにおい	白糖，サッカリンナトリウム，グリセリン，エタノール，ソルビン酸，水酸化ナトリウム，香料
シプロヘプタジン塩酸塩シロップ0.04％「武田テバ」 （武田テバファーマ＝武田）	黄色澄明／甘味／特異なにおい（パイナップル風味）	エタノール，クエン酸水和物，クエン酸ナトリウム水和物，精製白糖，パラオキシ安息香酸ブチル，パラオキシ安息香酸プロピル，パラオキシ安息香酸メチル，プロピレングリコール，ポビドン，黄色4号（タートラジン），香料

●原薬の性状と特徴

性状　白色～微黄色の結晶性の粉末で，においはなく，味はわずかに苦い。メタノールまたは酢酸（100）に溶けやすく，クロロホルムにやや溶けやすく，エタノール（95）にやや溶けにくく，水に溶けにくく，ジエチルエーテルにほとんど溶けない。

$\cdot\text{HCl}\cdot 1\frac{1}{2}\text{H}_2\text{O}$

原薬の特徴　三環系骨格をもつピペリジン系抗ヒスタミン薬で，受容体部位においてヒスタミン・セロトニンと競合的かつ可逆的に拮抗する。

スプラタストトシル酸塩　Suplatast tosilate（JAN）

アイピーディドライシロップ5％　（大鵬薬品）　5％1g　（開封後防湿）

▶国内で開発されたTh2サイトカイン産生抑制作用をもつ抗アレルギー薬で，ドライシロップ剤は小児の気管支喘息に用いられる。

服薬における実例

- 拒薬の報告事例は特にない。

●製剤情報

商品名（会社名）	色／味／におい等	添加物
アイピーディドライシロップ5％（大鵬薬品）	白色／イチゴ味／特異な芳香	精製白糖，カルメロース，香料，バニリン，エチルバニリン，グリセリン，デンプン部分加水分解物

●原薬の性状と特徴

性状　白色の結晶性の粉末で，においはないかまたはわずかに特異なにおいがある。水またはメタノールに極めて溶けやすく，エタノール（99.5）に溶けやすく，ジエチルエーテルにほとんど溶けない。水溶液（1→10）は旋光性を示さない。潮解性。融点：82〜86℃。

原薬の特徴　ジメチルスルホニウム誘導体。IL-4，IL-5などのTh2サイトカインの産生を選択的に抑制する。水に溶けやすい特徴をもつ。

セチリジン塩酸塩　Cetirizine hydrochloride（JP）

ジルテックドライシロップ1.25%　（UCB＝GSK＝第一三共）　1.25%1g

- ▶第二世代抗ヒスタミン薬の1つで，比較的長い抗ヒスタミン作用を示す。
- ▶ドライシロップ剤は2歳から使用できる。

服薬における実例
- 苦味による拒薬事例がある。

服薬介助・服薬指導のヒント
- 単シロップまたは服薬補助ゼリーに混ぜて与薬。

●製剤情報

商品名（会社名）	色／味／におい等	添加物
ジルテックドライシロップ1.25% （UCB＝GSK＝第一三共）	白色〜微白色／甘く，わずかに苦い／芳香	β-シクロデキストリン，アセスルファムカリウム，クエン酸ナトリウム水和物，乳糖水和物，D-マンニトール，香料
セチリジン塩酸塩DS 1.25%「タカタ」 （高田）	白色／甘い／特異なにおい（イチゴミルク風味） ※β-シクロデキストリンで苦味をマスキング。	乳糖水和物，クエン酸ナトリウム水和物，ヒドロキシプロピルセルロース，β-シクロデキストリン，D-マンニトール，アセスルファムカリウム，香料
セチリジン塩酸塩ドライシロップ1.25%「日医工」 （日医工）	白色〜微灰白色／芳香（ストロベリー風味）	D-マンニトール，乳糖，β-シクロデキストリン，クエン酸ナトリウム，アセスルファムカリウム，ヒドロキシプロピルセルロース，無水ケイ酸，香料（ストロベリーミクロン）

●原薬の性状と特徴

性状　白色の結晶性の粉末である。水に極めて溶けやすく，エタノール（99.5）に溶けにくい。0.1mol/L塩酸試液に溶ける。水溶液（1→10）は旋光性を示さない。

原薬の特徴　ジフェニルメチルピペラジン誘導体で，ピペラジン環を有する。R体のみを光学分割したレボセチリジン塩酸塩（錠剤）も承認されている。

トラニラスト　Tranilast（JP）

リザベン細粒10％，ドライシロップ5％　（キッセイ）　10％1g, 5％1g　遮光

- ▶抗ヒスタミン作用のない経口抗アレルギー薬の1つ。
- ▶気管支喘息やアレルギー性鼻炎などのアレルギー疾患のほか，ケロイド・肥厚性瘢痕に対しても用いられる。

服薬における実例

- 特有の苦味や風味による拒薬事例がある。
- 〔細粒〕粉の量が多く，飲みにくいといった拒薬事例がある。

服薬介助・服薬指導のヒント

- 単シロップ，チョコレート味のアイスクリームや服薬補助ゼリー，ヨーグルトなどに混ぜて与薬。
- 〔細粒〕味つき（イチゴ・ブドウ）オブラートに包むように指導し，服薬できた事例もある。

●製剤情報

商品名（会社名）	色／味／におい等	添加物
細粒		
リザベン細粒10％ （キッセイ）	淡黄色／わずかに甘い／においはない	乳糖水和物，D-マンニトール，ヒドロキシプロピルセルロース，タルク
トラニラスト細粒10％ 「トーワ」 （東和薬品）	淡黄色／わずかに甘い／においはない	乳糖水和物，D-マンニトール，ヒドロキシプロピルセルロース，タルク
ドライシロップ		
リザベンドライシロップ5％ （キッセイ）	淡黄色／甘い／においはない	白糖，D-マンニトール，結晶セルロース，カルメロースナトリウム，ヒドロキシプロピルセルロース
トラニラストDS5％「CH」 （長生堂＝日本ジェネリック）	淡黄色／甘い／においはない	白糖，結晶セルロース，カルメロースナトリウム，ヒドロキシプロピルセルロース，軽質無水ケイ酸

●原薬の性状と特徴

性状 淡黄色の結晶または結晶性の粉末である。N,N-ジメチルホルムアミドに溶けやすく，アセトニトリル，メタノールまたはエタノール（99.5）に溶けにくく，水にほとんど溶けない。光によって徐々に淡い黄褐色となる。結晶多形が認められる。融点：207〜210℃。

原薬の特徴 メギ科の植物であるナンテンの配糖体より合成された抗アレルギー薬で，ヒスタミン，ロイコトリエンなどの化学伝達物質遊離抑制作用を有する。

フェキソフェナジン塩酸塩
Fexofenadine Hydrochloride（JAN）

アレグラドライシロップ5％　（サノフィ）　5％1g

- ▶主作用である選択的ヒスタミンH₁受容体拮抗作用に加えて，化学伝達物質遊離抑制作用を併せもつ抗アレルギー薬。非鎮静性の第二世代抗ヒスタミン薬。
- ▶ドライシロップ剤は，6カ月以上の乳幼児に使用可能である。
- ▶口腔内崩壊錠（OD錠）もある（7歳以上）。

服薬における実例

- ●拒薬の報告事例は特にない。
- ●〈2歳前後〉嫌がることなく服薬できている。

●製剤情報

商品名（会社名）	色／味／におい等	添加物
アレグラドライシロップ5％（サノフィ）	白色	エチルセルロース，ジオクチルソジウムスルホサクシネート，含水二酸化ケイ素，精製白糖，キサンタンガム，香料
フェキソフェナジン塩酸塩DS6％「タカタ」（高田）	微黄白色／甘い（バナナ風味）	D-マンニトール，エチルセルロース，タルク，トリアセチン，ヒプロメロース，ヒドロキシプロピルセルロース，アスパルテーム（L-フェニルアラニン化合物），サッカリンナトリウム水和物，カラメル，ステビア抽出精製物，アセスルファムカリウム，ステアリン酸マグネシウム，香料

プランルカスト水和物　**183**

商品名（会社名）	色／味／におい等	添加物
フェキソフェナジン塩酸塩DS 5％「トーワ」 （東和薬品）	白色／かすかに甘いにおい（ストロベリーヨーグルト風味）	白糖，キサンタンガム，エチルセルロース，セタノール，ラウリル硫酸ナトリウム，アクリル酸エチル・メタクリル酸メチルコポリマー，ポリオキシエチレンノニルフェニルエーテル，タルク，ジオクチルソジウムスルホサクシネート，アスパルテーム（L-フェニルアラニン化合物），含水二酸化ケイ素，香料
フェキソフェナジン塩酸塩DS 6％「トーワ」 （東和薬品）	白色／いちごヨーグルト風味 ※有効成分をポリマーでコーティングし，苦味をマスキング。	D-マンニトール，エチルセルロース，タルク，ヒドロキシプロピルセルロース，アスパルテーム（L-フェニルアラニン化合物），香料

●原薬の性状と特徴

性状　白色の結晶性の粉末である。メタノールに極めて溶けやすく，エタノール（99.5）にやや溶けやすく，水に溶けにくい。メタノール溶液（3→100）は旋光性を示さない。結晶多形が認められる。

原薬の特徴　抗原抗体反応に伴って起こる肥満細胞からのヒスタミンなどのケミカルメディエーターの遊離を抑制するとともに，ヒスタミンのH$_1$作用に拮抗することによりアレルギー症状を緩和する。

プランルカスト水和物　Pranlukast hydrate（JP）

オノンドライシロップ10％　（小野）　10％1g

- ▶国内で開発されたシステイニルロイコトリエン（CysLT$_1$）受容体拮抗薬。
- ▶気管支喘息，アレルギー性鼻炎に用いられている。

事例集 11. アレルギー用薬

服薬における実例
- 水に溶けにくく，多くの水を必要とするなどの服薬困難な事例があるが，拒薬されることなく服薬できる事例が多い。

服薬介助・服薬指導のヒント
- 原則として水に溶かすか，そのまま，または少量の水で練り頬の内側に付着させて与薬するが，チョコレートアイスクリームに混ぜて与薬した事例がある。

●製剤情報

商品名（会社名）	色／味／におい等	添加物
オノンドライシロップ10% (小野)	白色～微黄色／甘い（添加物の精製白糖による）／においはない	トウモロコシデンプン，ヒドロキシプロピルセルロース，精製白糖
プランルカストDS 10%「EK」 (小林化工＝エルメッド＝日医工)	白色～微黄色／甘い／果実様の芳香（バナナ風味）	精製白糖，トウモロコシデンプン，リン酸水素カルシウム水和物，サッカリンナトリウム水和物，ヒドロキシプロピルセルロース，香料
プランルカストDS 10%「アメル」 (共和薬品＝キョーリンリメディオ＝杏林)	白色～微黄色／甘い	精製白糖，トウモロコシデンプン，ヒプロメロース
プランルカストDS 10%「オーハラ」 (大原)	白色～微黄白色／甘い／においはない	精製白糖，トウモロコシデンプン，ヒドロキシプロピルセルロース，軽質無水ケイ酸
プランルカストDS 10%「サワイ」 (沢井)	白色～微黄色／甘い／においはない	軽質無水ケイ酸，白糖，ヒドロキシプロピルセルロース，部分アルファー化デンプン
プランルカストDS 10%「タカタ」 (高田)	白色～微黄色／甘い／においはない	D-マンニトール，エリスリトール，サッカリンナトリウム水和物，アセスルファムカリウム，ヒプロメロース，ヒドロキシプロピルセルロース，含水二酸化ケイ素
プランルカストDS 10%「トーワ」 (東和薬品)	白色～微黄色／甘い／わずかに特異なにおい	白糖，トウモロコシデンプン，サッカリンナトリウム水和物，タルク，香料，その他1成分
プランルカストDS 10%「日医工」 (日医工)	白色～微黄色／甘い／芳香（ストロベリー風味）	白糖，トウモロコシデンプン，ヒドロキシプロピルセルロース，アスパルテーム（L-フェニルアラニン化合物），香料

プランルカスト水和物　185

商品名（会社名）	色／味／におい等	添加物
プランルカストドライシロップ10%「AFP」（アルフレッサファーマ）	白色～微黄色／甘い／芳香（すっきりとした甘さでわずかにイチゴの香り）	白糖，トウモロコシデンプン，ヒドロキシプロピルセルロース，アスパルテーム（L-フェニルアラニン化合物），香料，バニリン，エチルバニリン，アラビアゴム末，デキストリン
プランルカストドライシロップ10%「DK」（大興＝三和化学）	白色～微黄色／甘い	乳糖水和物，軽質無水ケイ酸，部分アルファー化デンプン，ヒドロキシプロピルセルロース，サッカリンナトリウム水和物，含水二酸化ケイ素
プランルカストドライシロップ10%「JG」（日本ジェネリック）	白色～微黄色／甘い	精製白糖，乳糖水和物，トウモロコシデンプン，ヒドロキシプロピルセルロース
プランルカストドライシロップ10%「NP」（ニプロ）	白色～微黄色	精製白糖，乳糖水和物，トウモロコシデンプン，ヒドロキシプロピルセルロース
プランルカストドライシロップ10%「タイヨー」（武田テバファーマ＝武田）	白色～微黄色／甘い／においはない	含水二酸化ケイ素，軽質無水ケイ酸，サッカリンナトリウム水和物，乳糖水和物，ヒドロキシプロピルセルロース，部分アルファー化デンプン※フレーバーは無添加
プランルカストドライシロップ10%「ファイザー」（マイラン＝ファイザー）	白色～微黄色／甘い／においはない	乳糖水和物，軽質無水ケイ酸，部分アルファー化デンプン，ヒドロキシプロピルセルロース，サッカリンナトリウム水和物，含水二酸化ケイ素

11
アレルギー用薬

● 原薬の性状と特徴

性状　白色～淡黄色の結晶性の粉末である。エタノール（99.5）に極めて溶けにくく，水にほとんど溶けない。融点：233℃（分解）。

原薬の特徴　アレルギー反応に関与し，システイン残基をもつシステイニルロイコトリエンC_4，D_4，E_4の受容体に対し選択的な拮抗作用を示す。

プロメタジン　Promethazine

ヒベルナ散10%　（田辺三菱＝吉富薬品）　10% 1g〔ヒベンズ酸塩〕　遮光
ピレチア細粒10%　（高田）　10% 1g〔メチレンジサリチル酸塩〕　遮光

- ▶ヒスタミンH_1受容体拮抗薬で，アレルギー疾患のほか，パーキンソニズムなどにも用いられる。
- ▶2歳未満の乳幼児には禁忌である。

服薬における実例
- 拒薬の報告事例は特にない。

●製剤情報

商品名（会社名）	色／味／におい等	添加物
ヒベルナ散10% （田辺三菱＝吉富薬品）	白色	乳糖水和物，メチルセルロース
ピレチア細粒10% （高田）	白色 ※水に難溶のプロメタジンメチレンジサリチル酸塩とすることで苦味をなくしている。	乳糖水和物，トウモロコシデンプン，メチルセルロース

●原薬の性状と特徴

性状　ヒベンズ酸プロメタジン：白色の粉末で，においはない。酢酸（100）に溶けやすく，エタノール（95）に溶けにくく，水，アセトン，クロロホルムまたは酢酸エチルに極めて溶けにくく，ジエチルエーテルにほとんど溶けない。融点：196～199℃（分解）。

プロメタジンメチレンジサリチル酸塩：白色～微黄色の結晶性の粉末である。酢酸（100）に溶けやすく，エタノール（99.5）に極めて溶けにくく，水またはジエチルエーテルにほとんど溶けない。融点：約211℃（分解）。

原薬の特徴　フェノチアジン系薬剤で，抗ヒスタミン作用のほか中枢神経抑制作用，鎮けい作用，抗コリン作用を有する。

・HCl

及び鏡像異性体

ペミロラストカリウム　Pemirolast potassium（JP）

アレギサールドライシロップ0.5％　（ニプロES）　0.5％1g　　遮光
ペミラストンドライシロップ0.5％　（アルフレッサファーマ）　0.5％1g　　遮光

▶抗ヒスタミン作用をもたない酸性の抗アレルギー薬で，気管支喘息，アレルギー性鼻炎に用いられる。
▶アレルギー性結膜炎に用いる点眼剤もある。

服薬における実例
- 拒薬の報告事例は特にない。

●製剤情報

商品名(会社名)	色／味／におい等	添加物
アレギサールドライシロップ0.5％ （ニプロES）	白色～微黄白色／甘い／においはない	白糖，クエン酸ナトリウム水和物
ペミラストンドライシロップ0.5％ （アルフレッサファーマ）	白色～微黄白色／甘い（すっきりした甘さ）／においはない	白糖，クエン酸ナトリウム水和物
ペミロラストKドライシロップ0.5％「マイラン」 （マイラン＝ファイザー）	白色～微黄白色	精製白糖

●原薬の性状と特徴

性状　淡黄色の結晶性の粉末である。水に溶けやすく，メタノールに溶けにくく，エタノール（99.5）に極めて溶けにくい。水酸化カリウム試液に溶ける。融点：約322℃（分解）。

原薬の特徴　ピリドピリミジン骨格にテトラゾリル基を有した構造で，化学伝達物質遊離抑制作用のほか，アラキドン酸遊離も阻害する。

メキタジン　Mequitazine（JP）

ゼスラン小児用細粒0.6%，小児用シロップ0.03%　　　　　　　遮光
　（旭化成ファーマ）　0.6%1g, 0.03%1mL
ニポラジン小児用細粒0.6%，小児用シロップ0.03%　　　　　　遮光
　（アルフレッサファーマ）　0.6%1g, 0.03%1mL

▶第二世代抗ヒスタミン薬の1つで，抗ヒスタミン作用，抗アレルギー作用をもつ。
▶皮膚疾患に伴うかゆみや気管支喘息，アレルギー性鼻炎などのアレルギー疾患に用いられる。

服薬における実例
- 拒薬の報告事例は特にない。

●製剤情報

商品名(会社名)	色／味／におい等	添加物
細粒		
ゼスラン小児用細粒0.6%（旭化成ファーマ）	白色〜微黄白色／甘い／芳香（イチゴの香り）	D-マンニトール，タルク，ヒプロメロース，アスパルテーム（L-フェニルアラニン化合物），香料，バニリン，エチルバニリン，アラビアゴム末，デキストリン
ニポラジン小児用細粒0.6%（アルフレッサファーマ）	白色〜微黄白色／甘い／芳香（ストロベリーの香り）	D-マンニトール，タルク，ヒプロメロース，アスパルテーム（L-フェニルアラニン化合物），香料，バニリン，エチルバニリン，アラビアゴム末，デキストリン
シロップ		
ゼスラン小児用シロップ0.03%（旭化成ファーマ）	無色〜微黄色澄明／甘い／芳香（ミックスフルーツの香り）	D-ソルビトール，無水クエン酸，無水リン酸一水素ナトリウム，β-シクロデキストリン，エタノール，香料
ニポラジン小児用シロップ0.03%（アルフレッサファーマ）	無色〜微黄色澄明／甘い／芳香（フルーツの香り）	D-ソルビトール，無水クエン酸，無水リン酸一水素ナトリウム，β-シクロデキストリン，エタノール，香料

商品名(会社名)	色／味／におい等	添加物
ドライシロップ		
メキタジンDS 0.6% 「KN」 (小林化工)	白色〜微黄白色／甘い／芳香(風味の甘いオレンジの香り)	白糖，サッカリンナトリウム水和物，ポビドン，アジピン酸，リン酸水素ナトリウム水和物，ラウリル硫酸ナトリウム，シリコーン樹脂，ソルビタン脂肪酸エステル，グリセリン脂肪酸エステル，カルメロースナトリウム，香料

● 原薬の性状と特徴

性状 白色の結晶または結晶性の粉末である。メタノールまたは酢酸（100）に溶けやすく，エタノール（95）にやや溶けやすく，水にほとんど溶けない。メタノール溶液（1→50）は旋光性を示さない。光によって徐々に着色する。融点：146〜150℃。

原薬の特徴 キヌクリジン環を有するフェノチアジン系抗ヒスタミン薬。第一世代抗ヒスタミン薬に比べて，血液脳関門を通過しにくく，中枢神経抑制作用は弱い。

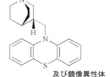

及び鏡像異性体

モンテルカストナトリウム　Montelukast sodium（JP）

(細光に不安定)(チュアブル錠)遮光・開封後防湿

キプレス細粒4mg，チュアブル錠5mg　（杏林）　4mg 1包，5mg 1錠
シングレア細粒4mg，チュアブル錠5mg　（MSD）　4mg 1包，5mg 1錠

▶ システイニルロイコトリエン（CysLT$_1$）受容体拮抗薬の1つ。
▶ 小児には6歳から使用できるチュアブル錠と，1歳から使用できる細粒が気管支喘息に用いられる。
▶ 口の中でなめて溶かすか，噛んで飲めるチュアブル錠もある（6歳以上）。
▶ 1日1回の服薬で，アドヒアランス向上を目指した製剤である。

服薬における実例

● 拒薬の報告事例は特にない。

服薬介助・服薬指導のヒント

- 〔細粒〕そのまま口の中に入れるか,スプーン1杯程度の柔らかい食物(室温以下),調製ミルクや母乳と混ぜて与薬。
- 〔細粒〕服薬補助ゼリー,ゼリー,オレンジジュース,野菜ジュース,麦茶,乳酸菌飲料,ヨーグルト,バニラアイスクリーム,プリン,おかゆ,ベビーフード(リンゴ・ニンジンなど),粉ミルクなどに混ぜてもよい。

避けたほうがよいこと

- 〔細粒〕開封後15分以上放置しない(光に不安定)。

●製剤情報

商品名(会社名)	色/味/におい等	添加物
細粒		
キプレス細粒4mg(杏林)	白色	D-マンニトール,ヒドロキシプロピルセルロース,ステアリン酸マグネシウム
シングレア細粒4mg(MSD)	白色/味はない	D-マンニトール,ヒドロキシプロピルセルロース,ステアリン酸マグネシウム
モンテルカスト細粒4mg「DSEP」(第一三共エスファ)	白色	D-マンニトール,ヒドロキシプロピルセルロース,ステアリン酸マグネシウム
モンテルカスト細粒4mg「JG」(日本ジェネリック)	白色	D-マンニトール,ヒドロキシプロピルセルロース,ステアリン酸マグネシウム
モンテルカスト細粒4mg「YD」(陽進堂)	白色	D-マンニトール,ヒプロメロース,ステアリン酸マグネシウム
モンテルカスト細粒4mg「科研」(ダイト=科研)	白色	D-マンニトール,ヒドロキシプロピルセルロース,ステアリン酸マグネシウム
モンテルカスト細粒4mg「ケミファ」(ケミファ=日本薬工)	白色	D-マンニトール,ヒプロメロース,ステアリン酸マグネシウム
モンテルカスト細粒4mg「サワイ」(沢井)	白色/わずかに甘い/芳香なし	軽質無水ケイ酸,ステアリン酸マグネシウム,ヒドロキシプロピルセルロース,D-マンニトール

モンテルカストナトリウム　191

商品名（会社名）	色／味／におい等	添加物
モンテルカスト細粒 4mg「サンド」 （サンド）	白色	D-マンニトール，ヒドロキシプロピルセルロース，ステアリン酸マグネシウム
モンテルカスト細粒 4mg「ゼリア」 （日本薬工＝ゼリア）	白色	D-マンニトール，ヒプロメロース，ステアリン酸マグネシウム
モンテルカスト細粒 4mg「タカタ」 （高田）	白色／バナナ風味	粉末還元麦芽糖水アメ，結晶セルロース，D-マンニトール，ヒプロメロース，ステアリン酸マグネシウム，香料，エチルバニリン，バニリン，プロピレングリコール
モンテルカスト細粒 4mg「武田テバ」 （武田テバファーマ＝武田）	白色／わずかな甘味 （フレーバー無添加）	アルファー化デンプン，塩化ナトリウム，ステアリン酸マグネシウム，ヒドロキシプロピルセルロース，D-マンニトール
モンテルカスト細粒 4mg「タナベ」 （ニプロES）	白色	D-マンニトール，ヒドロキシプロピルセルロース，ステアリン酸マグネシウム
モンテルカスト細粒 4mg「ツルハラ」 （鶴原）	白色	D-マンニトール，ヒドロキシプロピルセルロース，軽質無水ケイ酸，ステアリン酸マグネシウム
モンテルカスト細粒 4mg「トーワ」 （東和薬品）	白色／甘味	D-マンニトール，ヒドロキシプロピルセルロース，エリスリトール，軽質無水ケイ酸，ステアリン酸マグネシウム
モンテルカスト細粒 4mg「日医工」 （日医工）	白色	D-マンニトール，ヒドロキシプロピルセルロース，ステアリン酸カルシウム ※甘味剤，香料を含まない
モンテルカスト細粒 4mg「ニプロ」 （ニプロ）	白色／わずかな甘味	D-マンニトール，ヒドロキシプロピルセルロース，ステアリン酸マグネシウム
モンテルカスト細粒 4mg「日新」 （日新製薬）	白色	D-マンニトール，ヒプロメロース，ステアリン酸マグネシウム
モンテルカスト細粒 4mg「ファイザー」 （マイラン＝ファイザー）	白色	D-マンニトール，ヒドロキシプロピルセルロース，ステアリン酸マグネシウム
モンテルカスト細粒 4mg「明治」 （MeijiSeika）	白色／ほのかな甘さ／バナナ風味	粉末還元麦芽糖水アメ，結晶セルロース，D-マンニトール，ヒプロメロース，ステアリン酸マグネシウム，香料，エチルバニリン，バニリン，プロピレングリコール

11
アレルギー用薬

事例集 11. アレルギー用薬

商品名（会社名）	色／味／におい等	添加物
チュアブル錠		
キプレスチュアブル錠 5mg （杏林）	うすい赤色／チェリーのようなにおい	D-マンニトール，結晶セルロース，三二酸化鉄，ヒドロキシプロピルセルロース，クロスカルメロースナトリウム，ステアリン酸マグネシウム，アスパルテーム（L-フェニルアラニン化合物），香料
シングレアチュアブル錠5mg （MSD）	うすい赤色／チェリーのようなにおい （チェリー風味）	D-マンニトール，結晶セルロース，三二酸化鉄，ヒドロキシプロピルセルロース，クロスカルメロースナトリウム，ステアリン酸マグネシウム，アスパルテーム（L-フェニルアラニン化合物），香料
モンテルカストチュアブル錠5mg「AA」 （浜理＝あすか製薬）	淡赤色	D-マンニトール，結晶セルロース，クロスカルメロースナトリウム，ヒドロキシプロピルセルロース，ステアリン酸マグネシウム，アスパルテーム（L-フェニルアラニン化合物），三二酸化鉄，香料
モンテルカストチュアブル錠5mg「DSEP」 （第一三共エスファ）	うすい赤色／イチゴ味	結晶セルロース，ヒドロキシプロピルセルロース，D-マンニトール，クロスカルメロースナトリウム，アスパルテーム（L-フェニルアラニン化合物），香料，三二酸化鉄，黄色三二酸化鉄，ステアリン酸マグネシウム
モンテルカストチュアブル錠5mg「EE」 （エルメッド＝日医工）	うすい帯赤黄色	アスパルテーム（L-フェニルアラニン化合物），黄色三二酸化鉄，クロスカルメロースナトリウム，結晶セルロース，三二酸化鉄，ステアリン酸マグネシウム，ヒドロキシプロピルセルロース，D-マンニトール，メタケイ酸アルミン酸マグネシウム ※香料不使用
モンテルカストチュアブル錠5mg「JG」 （日本ジェネリック）	うすい赤色	D-マンニトール，ヒプロメロース酢酸エステルコハク酸エステル，クロスカルメロースナトリウム，ヒドロキシプロピルセルロース，三二酸化鉄，香料，アスパルテーム（L-フェニルアラニン化合物），軽質無水ケイ酸，ステアリン酸マグネシウム ※香料：ストロベリーミクロン
モンテルカストチュアブル錠5mg「KN」 （小林化工）	うすい帯赤黄色／ほのかな甘味	D-マンニトール，メタケイ酸アルミン酸マグネシウム，クロスカルメロースナトリウム，三二酸化鉄，黄色三二酸化鉄，低置換度ヒドロキシプロピルセルロース，結晶セルロース，アスパルテーム（L-フェニルアラニン化合物），ステアリン酸マグネシウム ※無香料

モンテルカストナトリウム　193

商品名（会社名）	色／味／におい等	添加物
モンテルカストチュアブル錠5mg「SN」（シオノ＝江州）	うすい赤色	D-マンニトール，ヒプロメロース酢酸エステルコハク酸エステル，クロスカルメロースナトリウム，ヒドロキシプロピルセルロース，三二酸化鉄，香料，アスパルテーム（L-フェニルアラニン化合物），軽質無水ケイ酸，ステアリン酸マグネシウム
モンテルカストチュアブル錠5mg「TCK」（辰巳）	うすい赤色／甘味／ストロベリー風味	D-マンニトール，ヒプロメロース酢酸エステルコハク酸エステル，クロスカルメロースナトリウム，ヒドロキシプロピルセルロース，三二酸化鉄，香料，アスパルテーム（L-フェニルアラニン化合物），軽質無水ケイ酸，ステアリン酸マグネシウム
モンテルカストチュアブル錠5mg「YD」（陽進堂）	うすい赤色	D-マンニトール，ヒプロメロース酢酸エステルコハク酸エステル，クロスカルメロースナトリウム，ヒドロキシプロピルセルロース，三二酸化鉄，香料，アスパルテーム（L-フェニルアラニン化合物），無水ケイ酸，ステアリン酸マグネシウム
モンテルカストチュアブル錠5mg「アスペン」（田村薬品＝アスペン）	淡赤色	D-マンニトール，結晶セルロース，クロスカルメロースナトリウム，ヒドロキシプロピルセルロース，ステアリン酸マグネシウム，アスパルテーム（L-フェニルアラニン化合物），三二酸化鉄，香料
モンテルカストチュアブル錠5mg「オーハラ」（大原）	淡赤色／ストロベリー風味	D-マンニトール，結晶セルロース，クロスカルメロースナトリウム，ヒドロキシプロピルセルロース，ステアリン酸マグネシウム，アスパルテーム（L-フェニルアラニン化合物），三二酸化鉄，香料
モンテルカストチュアブル錠5mg「科研」（ダイト＝科研）	うすい赤色	D-マンニトール，結晶セルロース，クロスカルメロースナトリウム，ヒドロキシプロピルセルロース，トウモロコシデンプン，ステアリン酸マグネシウム，三二酸化鉄，ステビア抽出精製物，香料
モンテルカストチュアブル錠5mg「ケミファ」（ケミファ＝日本薬工）	うすい赤色／チェリーのようなにおい	D-マンニトール，三二酸化鉄，ヒドロキシプロピルセルロース，クロスカルメロースナトリウム，ステアリン酸マグネシウム，アスパルテーム（L-フェニルアラニン化合物），香料，プロピレングリコール
モンテルカストチュアブル錠5mg「サワイ」（沢井）	うすい赤色／甘いストロベリー様の芳香	アスパルテーム（L-フェニルアラニン化合物），アラビアゴム，クロスカルメロースナトリウム，軽質無水ケイ酸，結晶セルロース，三二酸化鉄，ステアリン酸マグネシウム，デキストリン，バニリン，ヒドロキシプロピルセルロース，プロピレングリコール，D-マンニトール，香料

11

アレルギー用薬

194　事例集　11. アレルギー用薬

商品名(会社名)	色／味／におい等	添加物
モンテルカストチュアブル錠5mg「サンド」(サンド)	うすい赤色	D-マンニトール, 結晶セルロース, クロスカルメロースナトリウム, ヒドロキシプロピルセルロース, トウモロコシデンプン, ステアリン酸マグネシウム, 三二酸化鉄, ステビア抽出精製物, 香料
モンテルカストチュアブル錠5mg「三和」(三和化学)	うすい赤色	D-マンニトール, トウモロコシデンプン, 結晶セルロース, クロスカルメロースナトリウム, ヒドロキシプロピルセルロース, サッカリンナトリウム水和物, 香料, 三二酸化鉄, ステアリン酸マグネシウム
モンテルカストチュアブル錠5mg「ゼリア」(日本薬工=ゼリア)	うすい赤色／チェリーのようなにおい	D-マンニトール, 三二酸化鉄, ヒドロキシプロピルセルロース, クロスカルメロースナトリウム, ステアリン酸マグネシウム, アスパルテーム (L-フェニルアラニン化合物), 香料, プロピレングリコール
モンテルカストチュアブル錠5mg「タカタ」(高田＝共創未来ファーマ)	うすい赤色／特異なにおい (イチゴ風味)	D-マンニトール, 結晶セルロース, クロスカルメロースナトリウム, ヒドロキシプロピルセルロース, 黄色三二酸化鉄, 三二酸化鉄, アスパルテーム (L-フェニルアラニン化合物), アセスルファムカリウム, 香料, ステアリン酸マグネシウム
モンテルカストチュアブル錠5mg「武田テバ」(武田テバファーマ=武田)	うすい赤色／甘味のあるストロベリー風味	アスパルテーム (L-フェニルアラニン化合物), クロスカルメロースナトリウム, ステアリン酸マグネシウム, 低置換度ヒドロキシプロピルセルロース, ヒドロキシプロピルセルロース, プロピレングリコール, ポリビニルアルコール (完全けん化物), D-マンニトール, 三二酸化鉄, 香料
モンテルカストチュアブル錠5mg「タナベ」(ニプロES)	うすい赤色／ストロベリー風味	D-マンニトール, ヒプロメロース酢酸エステルコハク酸エステル, クロスカルメロースナトリウム, ヒドロキシプロピルセルロース, 三二酸化鉄, 香料, アスパルテーム, 軽質無水ケイ酸, ステアリン酸マグネシウム
モンテルカストチュアブル錠5mg「トーワ」(東和薬品)	うすい赤色／ピーチヨーグルト風味	D-マンニトール, 低置換度ヒドロキシプロピルセルロース, クロスカルメロースナトリウム, ヒドロキシプロピルセルロース, 三二酸化鉄, 黄色三二酸化鉄, 軽質無水ケイ酸, 部分アルファー化デンプン, アスパルテーム (L-フェニルアラニン化合物), 香料, ステアレン酸カルシウム, その他2成分
モンテルカストチュアブル錠5mg「日医工」(日医工)	うすい赤色／ストロベリー風味	D-マンニトール, 結晶セルロース, クロスカルメロースナトリウム, ヒドロキシプロピルセルロース, 三二酸化鉄, 黄色三二酸化鉄, ステアリン酸マグネシウム, アスパルテーム (L-フェニルアラニン化合物), 香料 (ストロベリーフレーバー)

モンテルカストナトリウム　195

商品名（会社名）	色／味／におい等	添加物
モンテルカストチュアブル錠5mg「ニプロ」（ニプロ）	うすい赤色／甘味／ストロベリー風味	結晶セルロース，ヒドロキシプロピルセルロース，D-マンニトール，クロスカルメロースナトリウム，アスパルテーム（L-フェニルアラニン化合物），香料，三二酸化鉄，黄色三二酸化鉄，ステアリン酸マグネシウム
モンテルカストチュアブル錠5mg「ファイザー」（ファイザー）	まだらをもつうすい赤色	乳糖水和物，結晶セルロース，D-マンニトール，クロスカルメロースナトリウム，三二酸化鉄，ヒドロキシプロピルセルロース，アスパルテーム，ステアリン酸マグネシウム，香料
モンテルカストチュアブル錠5mg「明治」（日新製薬＝MeijiSeika）	うすい赤色／ほのかな甘さ／チェリーのようなにおい	D-マンニトール，ヒドロキシプロピルセルロース，クロスカルメロースナトリウム，三二酸化鉄，香料，プロピレングリコール，アスパルテーム（L-フェニルアラニン化合物），ステアリン酸マグネシウム

●原薬の性状と特徴

性状　白色～微黄白色の粉末である。メタノールおよびエタノール（99.5）に極めて溶けやすく，水に溶けやすい。吸湿性。光によって黄色に変化する。結晶多形が認められる。

原薬の特徴　アレルギー反応に関与し，システイン残基をもつシステイニルロイコトリエンC₄，D₄，E₄の受容体に対し選択的な拮抗作用を示す。

レボセチリジン塩酸塩　Levocetirizine hydrochloride（JAN）

ザイザルシロップ0.05%　（GSK）　0.05%1mL　　　　　　　　　　　　　遮光

- ▶非鎮静性の第二世代抗ヒスタミン薬。
- ▶アレルギー性鼻炎［季節性アレルギー性鼻炎（SAR），通年性アレルギー性鼻炎（PAR）］および慢性特発性蕁麻疹（CIU）を適応症として，世界で広く承認されている。
- ▶シロップ剤は，6カ月以上の乳幼児に使用可能である。

服薬における実例

- 甘味があり，1回服用量も少なく，独特なにおいなどもないため，拒薬の頻度は低い。
- まれに甘いのを嫌がる患児において拒薬事例がある。

服薬介助・服薬指導のヒント

- シロップ剤には，風味づけはなく，ガムシロップに近いという報告がある。
- 甘味が苦手な患児の場合，ヨーグルトなどに混ぜて甘味を和らげる。
- リンゴジュースやオレンジジュース，プリンやヨーグルトに混ぜても，味が悪くなることはなく服薬可能。

●製剤情報

商品名（会社名）	色／味／におい等	添加物
ザイザルシロップ0.05%（GSK）	無色澄明	酢酸ナトリウム水和物，氷酢酸，マルチトール液，グリセリン，パラオキシ安息香酸メチル，パラオキシ安息香酸プロピル，サッカリンナトリウム水和物，香料，精製水

●原薬の性状と特徴

性状　白色の粉末である。水に溶けやすく，アセトニトリルおよびアセトンに極めて溶けにくく，ヘキサンにほとんど溶けない。融点：約232℃。

原薬の特徴　レボセチリジン塩酸塩（以下，レボセチリジン）はラセミ体であるセチリジン塩酸塩（以下，セチリジン）のR-エナンチオマーで，持続性の選択H₁受容体拮抗作用を有する。レボセチリジンのヒスタミンH₁受容体への親和性は，セチリジンの約2倍，もう1つのエナンチオマーであるデキストロセチリジンの約33倍高く，解離速度は緩徐である。

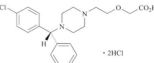

ロラタジン　Loratadine（JAN）

クラリチンドライシロップ1%　（バイエル＝塩野義）　1%1g

- ▶非鎮静性の第二世代抗ヒスタミン薬で，皮膚疾患に伴うかゆみやアレルギー性鼻炎に用いられる。
- ▶ドライシロップ剤は3歳から使用できる。
- ▶口腔内崩壊錠（OD錠）もある（7歳以上）。

服薬における実例
- 拒薬の報告事例は特にない。

避けたほうがよいこと
- リンゴジュース，オレンジジュース，スポーツドリンクに混ぜると，苦味が出現するとの報告がある。

●製剤情報

商品名（会社名）	色／味／におい等	添加物
クラリチンドライシロップ1%（バイエル＝塩野義）	白色	白糖，ヒドロキシプロピルセルロース，含水二酸化ケイ素
ロラタジンDS1%「JG」（長生堂＝日本ジェネリック）	白色	精製白糖，ヒドロキシプロピルセルロース，含水二酸化ケイ素
ロラタジンDS1%「サワイ」（沢井）	白色／甘い／ストロベリー様の芳香	二酸化ケイ素，白糖，ヒドロキシプロピルセルロース，香料
ロラタジンDS1%「トーワ」（東和薬品）	白色	白糖，ヒドロキシプロピルセルロース，含水二酸化ケイ素
ロラタジンドライシロップ1%「NP」（ニプロ）	白色／わずかな甘味	精製白糖，ヒドロキシプロピルセルロース，含水二酸化ケイ素
ロラタジンドライシロップ1%「日医工」（日医工）	白色	白糖，ヒドロキシプロピルセルロース，二酸化ケイ素

●原薬の性状と特徴

性状　白色の結晶性の粉末で，N,N-ジメチルホルムアミド，メタノールまたはエタノール（99.5）に溶けやすく，アセトニトリルにやや溶けやすく，水にほとんど溶けない。融点：134℃。

原薬の特徴　三環系構造を有する抗ヒスタミン薬で，原体，および，その活性代謝物 descarboethoxyloratadine（DCL）が選択的ヒスタミンH_1受容体拮抗作用を示す。

12. 抗菌薬

アジスロマイシン水和物　Azithromycin hydrate（JP）

ジスロマック細粒小児用10％，カプセル小児用100mg
（ファイザー）　100mg 1g，100mg 1カプセル

▶ 幅広い抗菌スペクトルを有する15員環マクロライド系抗生物質。
▶ 1日1回，3日間投与で優れた臨床効果を示し，約7日間の極めて長い組織内有効濃度が持続する。

服薬における実例
- 強い苦味による拒薬事例がある。
- 1回の服用量が多いことによる拒薬事例がある。

服薬介助・服薬指導のヒント
- 水のほか，バニラアイスクリーム，チョコレートアイスクリームやペースト，ココア，プリン，ウーロン茶，麦茶，牛乳，ピーナツバター，服薬補助ゼリーなどに混ぜて速やかに与薬。
- チョコレートなど，苦味を有するものと混ぜると，風味が緩和されるとの報告がある。
- つぶしたバナナと混ぜて与薬してもよい。
- できるだけ他剤と同時服用せず，2～3回に分けて与薬。
- 口の中に残った薬剤が苦くなることがあるため，服薬後に水などを飲ませるとよい。

避けたほうがよいこと
- オレンジジュース，リンゴジュース，ピーチジュース，ヨーグルト，ジャム，乳酸菌飲料やスポーツドリンク，そのほか酸性の飲食物や薬剤との混合は避けたほうがよい（苦味が増強）。
- 細粒を噛んだり，すりつぶしたりしない（苦味が増強）。
- つくり置きはしない。

アジスロマイシン水和物　199

●製剤情報

商品名（会社名）	色／味／におい等	添加物
ジスロマック細粒小児用10% （ファイザー）	淡いだいだい色／甘い／特異な芳香	白糖，結晶セルロース，酸化チタン，ヒドロキシプロピルセルロース，ヒプロメロース，タルク，ステアリン酸マグネシウム，アミノアルキルメタクリレートコポリマーE，キサンタンガム，L-アルギニン，香料，サッカリンナトリウム水和物，黄色三二酸化鉄，三二酸化鉄
アジスロマイシン細粒10%小児用「KN」 （小林化工＝ニプロES）	淡いだいだい色／甘い／特異な芳香（オレンジサイダー風味）	D-マンニトール，結晶セルロース，ヒドロキシプロピルセルロース，アミノアルキルメタクリレートコポリマーE，タルク，ラウリル硫酸ナトリウム，ステアリン酸，軽質無水ケイ酸，アセスルファムカリウム，スクラロース，炭酸マグネシウム，三二酸化鉄，黄色三二酸化鉄，酸化チタン，香料
アジスロマイシン細粒小児用10%「JG」 （長生堂＝日本ジェネリック）	淡いだいだい色／オレンジ風味	乳糖水和物，結晶セルロース，ヒドロキシプロピルセルロース，アスパルテーム（L-フェニルアラニン化合物），アミノアルキルメタクリレートコポリマーE，酸化チタン，ステアリン酸マグネシウム，含水二酸化ケイ素，三二酸化鉄，黄色三二酸化鉄，香料
アジスロマイシン細粒小児用10%「SN」 （シオノ）	淡いだいだい色	乳糖水和物，結晶セルロース，ヒドロキシプロピルセルロース，アスパルテーム（L-フェニルアラニン化合物），アミノアルキルメタクリレートコポリマーE，酸化チタン，ステアリン酸マグネシウム，二酸化ケイ素，三二酸化鉄，黄色三二酸化鉄，香料
アジスロマイシン細粒小児用10%「TCK」 （辰巳）	淡いだいだい色	乳糖水和物，セルロース，ヒドロキシプロピルセルロース，低置換度ヒドロキシプロピルセルロース，アスパルテーム（L-フェニルアラニン化合物），アミノアルキルメタクリレートコポリマーE，酸化チタン，ステアリン酸マグネシウム，二酸化ケイ素，三二酸化鉄，黄色三二酸化鉄，香料

12
抗菌薬

200　**事例集** 12. 抗菌薬

商品名（会社名）	色／味／におい等	添加物
アジスロマイシン細粒小児用10%「YD」（陽進堂）	淡いだいだい色	乳糖水和物，セルロース，ヒドロキシプロピルセルロース，アスパルテーム（L-フェニルアラニン化合物），アミノアルキルメタクリレート共重合体E，酸化チタン，ステアリン酸マグネシウム，二酸化ケイ素，三二酸化鉄，香料
アジスロマイシン細粒小児用10%「トーワ」（東和薬品）	白色〜淡いだいだい色／ストロベリー風味	乳糖水和物，結晶セルロース，沈降炭酸カルシウム，白糖，低置換度ヒドロキシプロピルセルロース，ヒプロメロース，ヒドロキシプロピルセルロース，アミノアルキルメタクリレートコポリマーE，タルク，三二酸化鉄，黄色三二酸化鉄，酸化チタン，軽質無水ケイ酸，サッカリンナトリウム水和物，アスパルテーム（L-フェニルアラニン化合物），香料
アジスロマイシン小児用細粒10%「タカタ」（高田）	淡黄白色／甘い／においはないか，またはわずかに特異なにおい（バナナ風味）	アミノアルキルメタクリレートコポリマーE，乳糖水和物，タルク，結晶セルロース，ヒドロキシプロピルセルロース，D-マンニトール，サッカリンナトリウム水和物，スクラロース，アセスルファムカリウム，グリチルリチン酸一アンモニウム，キサンタンガム，黄色三二酸化鉄，香料，ステアリン酸マグネシウム，含水二酸化ケイ素

●原薬の性状と特徴

性状　白色の結晶性の粉末である。メタノールまたはエタノール（99.5）に溶けやすく，水にほとんど溶けない。

原薬の特徴　エリスロマイシンの9a位にN-メチル基が導入された世界唯一の15員環マクロライド。組織移行性に優れ，マクロライド系薬では抗菌力が弱かったインフルエンザ菌などにも強い抗菌活性を示す。

・2H$_2$O

アムホテリシンB　Amphotericin B（JP）

ファンギゾンシロップ100mg/mL　（BMS）　100mg 1mL
ハリゾンシロップ100mg/mL　（富士製薬）　100mg 1mL

 遮光

- ▶ポリエンマクロライド系の抗生物質。
- ▶消化管よりほとんど吸収されないため，シロップ剤は小児の消化管におけるカンジダ異常増殖に対して用いられる。

服薬における実例

- ●〔ファンギゾン〕特有の風味，苦味，食感などによる，拒薬，嘔吐の事例もある。
- ●〔ハリゾン〕特有の風味による拒薬事例がある。服薬を続けるうちに慣れてくるという報告もある。

服薬介助・服薬指導のヒント

- ●歯の表面に色素が付着し，黄色くなる場合があるので，服薬後1時間程度経ったら歯ブラシでブラッシングするなどの口腔ケアを行う。

〔ファンギゾン〕
- ●与薬後，口直しに牛乳を飲ませるとよい。
- ●乳酸菌飲料，チョコレートなどに混ぜて与薬。
- ●とろみのあるピーチジュースに混ぜて与薬できた事例がある。
- ●経腸栄養剤用のフレーバーを混ぜて与薬できた事例がある。

〔ハリゾン〕
- ●チョコレートを患児の口に入れ，少しずつ与薬を繰り返すことで与薬できた事例がある。

●製剤情報

商品名（会社名）	色／味／におい等	添加物
ファンギゾンシロップ100mg/mL（BMS）	うすいだいだい色／甘い／オレンジ様の芳香	パラオキシ安息香酸メチル，パラオキシ安息香酸プロピル，D-ソルビトール液，安息香酸ナトリウム，無水リン酸一水素ナトリウム，結晶リン酸二水素ナトリウム，塩化カリウム，エタノール，グリセリン，カルメロースナトリウム，無水クエン酸，黄色5号アルミニウムレーキ，赤色3号アルミニウムレーキ，香料，トコフェロール

商品名（会社名）	色／味／におい等	添加物
ハリゾンシロップ 100mg/mL （富士製薬）	オレンジ色／甘い（白糖含有）／特異な芳香がある（イチゴ風味）	パラオキシ安息香酸メチル，パラオキシ安息香酸プロピル，安息香酸ナトリウム，ヒドロキシエチルセルロース，シリコーン樹脂，D-ソルビトール，白糖，黄色5号，赤色3号，香料

●原薬の性状と特徴

性状 黄色〜橙色の粉末である。ジメチルスルホキシドに溶けやすく，水またはエタノール（95）にほとんど溶けない。

原薬の特徴 *Streptomyces nodosus* の培養菌体中より得られるポリエンマクロライド系抗真菌性抗生物質。細胞膜のエルゴステロールと結合し，その透過性障害作用により菌を死滅させる。

アモキシシリン水和物　Amoxicillin hydrate（JP）

サワシリン細粒10%　（LTL）　100mg 1g　　　　　　　　　　　　（防湿）
パセトシン細粒10%　（アスペン）　100mg 1g
アモリン細粒10%　（武田テバ薬品＝武田）　100mg 1g
ワイドシリン細粒10%・20%　（MeijiSeika）　100mg・200mg 1g

▶幅広い細菌感染症に用いられるペニシリン系抗生物質。
▶消化管からの吸収に優れる。小児用には細粒剤がある。

服薬における実例

- 〔サワシリン〕オレンジ風味で甘味があり，拒薬事例はほとんどなく，白湯または水で問題なく服薬できているという報告がある。
- 〔パセトシン〕特有のにおいがあり，水に溶かすとにおいが強くなることによる拒薬事例がある。

アモキシシリン水和物 203

- 〔ワイドシリン〕特有の強いにおいによる拒薬事例がある。
- 〔ワイドシリン〕1回の服用量が多いことによる拒薬事例がある。

服薬介助・服薬指導のヒント

- 〔サワシリン〕口中に長時間残ると味に変化が起きるため,適量の水分を用意したうえで,服薬後に速やかに飲ませるとよい。
- 〔パセトシン〕バニラアイスクリームに薬剤を少量ずつ混ぜて与薬。
- 〔ワイドシリン〕アイスクリームに混ぜ,においを和らげて与薬。
- 〔ワイドシリン〕分割して少しずつ与薬するとよい。

避けたほうがよいこと

- 〔パセトシン〕酸味のあるジュースとの混合は避けたほうがよい(味の変化)。

●製剤情報

商品名(会社名)	色/味/におい等	添加物
サワシリン細粒10% (LTL)	うすいだいだい色/甘い/芳香(栄養ドリンクのようなメディカル的な香りで,ほんのりストロベリー主体のフルーツ香)	クエン酸ナトリウム水和物,安息香酸ナトリウム,白糖,香料,バニリン,プロピレングリコール,デキストリン,黄色5号アルミニウムレーキ
パセトシン細粒10% (アスペン)	だいだい色/甘味/パイナップル臭	安息香酸ナトリウム,黄色5号,シリコーン樹脂,白糖(本剤1g中:約850mg含有),ヒドロキシプロピルセルロース,香料
アモキシシリン細粒10%「タツミ」 (辰巳)	橙赤色/オレンジ風味	D-マンニトール,白糖,サッカリンナトリウム水和物,黄色5号,香料
アモキシシリン細粒20%「タツミ」 (辰巳)	橙赤色/オレンジ風味	D-マンニトール,白糖,サッカリンナトリウム水和物,黄色5号,香料
アモリン細粒10% (武田テバ薬品=武田)	うすいだいだい色/甘い/発酵乳(ヨーグルト)の芳香	黄色5号,香料,ヒドロキシプロピルセルロース,シリコーン樹脂,精製白糖
ワイドシリン細粒10% (MeijiSeika)	うすいだいだい色/甘味/芳香(ミックスフルーツ風味)	クエン酸ナトリウム水和物,安息香酸ナトリウム,白糖,プロピレングリコール,デキストリン,黄色5号アルミニウムレーキ,香料,バニリン

商品名（会社名）	色／味／におい等	添加物
ワイドシリン細粒 20% (MeijiSeika)	桃色／甘味／芳香（ミックスフルーツ風味）	クエン酸ナトリウム水和物，軽質無水ケイ酸，D-マンニトール，サッカリンナトリウム水和物，パラオキシ安息香酸メチル，パラオキシ安息香酸プロピル，ヒドロキシプロピルセルロース，シリコーン樹脂，ソルビタン脂肪酸エステル，グリセリン脂肪酸エステル，ポリオキシエチレン硬化ヒマシ油60，カルミン，香料，乳糖，微結晶セルロース，微粒二酸化ケイ素，バニリン，エチルバニリン，プロピレングリコール

● **原薬の性状と特徴**

性状 白色～淡黄白色の結晶または結晶性の粉末である．水またはメタノールに溶けにくく，エタノール（95）に極めて溶けにくい．

原薬の特徴 アンピシリン水和物のベンゼン環のpara位に水酸基を導入した構造の合成ペニシリン．細菌の細胞壁合成を阻害し，殺菌的に作用する．

アモキシシリン水和物・クラブラン酸カリウム
Amoxicillin hydrate・Potassium clavulanate

クラバモックス小児用配合ドライシロップ （GSK） （636.5mg）1g 〔防湿〕

▶ クラブラン酸カリウムとアモキシシリン水和物を1:14の比率で配合した抗生物質製剤．
▶ 旧来の1:2比率製剤（オーグメンチン）の適応を引き継ぎ，ペニシリン耐性肺炎球菌，インフルエンザ菌，モラクセラ（ブランハメラ）カタラーリスによる感染症に高い効果を示す．

服薬における実例

● 細粒が細かく，患児がむせる事例がある．また薬袋を開封する際に，薬剤が飛び散ることがある．

アモキシシリン水和物・クラブラン酸カリウム　205

服薬介助・服薬指導のヒント
- 白湯や水のほか，オレンジジュース，バニラやチョコレートアイスクリーム，ヨーグルト，プリンなどに混ぜて与薬。
- 特に嫌がらない患児の場合は，そのまま与薬するという報告もある。

避けたほうがよいこと
- リンゴジュース（風味の変化，苦味が増強），乳酸菌飲料（苦味が増強，沈殿），牛乳（力価低下の傾向，苦味が増強）との混合は避けたほうがよい。
- 服薬時は十分に振り混ぜること。
- 懸濁液調製後は冷蔵庫（4℃）に保存し，10日以内に使用すること。

●製剤情報

商品名（会社名）	色／味／におい等	添加物
クラバモックス小児用配合ドライシロップ（GSK）	白色～帯黄白色／ストロベリークリームの芳香	軽質無水ケイ酸，カルボキシメチルセルロースナトリウム，アスパルテーム（L-フェニルアラニン化合物），キサンタンガム，含水二酸化ケイ素，香料

●原薬の性状と特徴

性状　アモキシシリン水和物：白色～淡黄白色の結晶または結晶性の粉末である。水またはメタノールに溶けにくく，エタノール（95）に極めて溶けにくい。

クラブラン酸カリウム：白色～淡黄白色の結晶性の粉末である。水に極めて溶けやすく，メタノールにやや溶けやすく，エタノール（95）に溶けにくい。吸湿性。

原薬の特徴　β-ラクタマーゼを不可逆的に阻害し，アモキシシリン水和物の加水分解を防ぐクラブラン酸カリウムを配合し，アモキシシリン水和物感受性菌に加えβ-ラクタマーゼを産生するアモキシシリン水和物耐性菌に対しても抗菌力を示す。

アンピシリン水和物　Ampicillin hydrate（JP）

ビクシリンドライシロップ10%　（MeijiSeika）　100mg 1g　　開封後防湿

▶古くから用いられているペニシリン系抗生物質で，幅広い細菌感染症に適応をもつ。

服薬における実例
- 拒薬の報告事例は特にない。

●製剤情報

商品名(会社名)	色／味／におい等	添加物
ビクシリンドライシロップ10% (MeijiSeika)	淡紅色／甘い／芳香 （ミックスフルーツ臭）	ヒドロキシプロピルセルロース，安息香酸ナトリウム，塩化ナトリウム，サッカリンナトリウム水和物，シリコーン樹脂，精製白糖，黄色5号アルミニウムレーキ，香料，プロピレングリコール，グリセリン脂肪酸エステル，カルボキシメチルセルロースナトリウム，微結晶セルロース，微粒二酸化ケイ素，乳糖，精製カラギナン，バニリン，エチルバニリン，ジブチルヒドロキシトルエン，トコフェロール

●原薬の性状と特徴

性状　白色〜淡黄白色の結晶または結晶性の粉末である。水にやや溶けにくく，メタノールに溶けにくく，エタノール（95）に極めて溶けにくく，アセトニトリルにほとんど溶けない。水溶液（1→400）のpHは3.5〜5.5。

原薬の特徴　β-ラクタム骨格を有する合成ペニシリンで，細菌の細胞壁合成を阻害し，殺菌的に作用する。

イソニアジド　Isoniazid（JP）

イスコチン原末　（アルフレッサファーマ）　1g　　　　　　　　遮光

▶古くから肺結核やその他の結核に用いられ，肺結核初回治療の first-line-drugとなっている。

服薬における実例
- 苦味による拒薬事例がある。

服薬介助・服薬指導のヒント
- 白湯で溶かしてスポイトで与薬。
- 単シロップ，服薬補助ゼリー，ジャム，チョコレートシロップに混ぜて与薬。
- 〈7歳〉粉末では飲めなかったが，錠剤へ変更して服薬できた事例もある。

避けたほうがよいこと
- 食品との相互作用が比較的多く，マグロなどのヒスチジンを多く含む食品や，チーズなどのチラミンを多く含む食品との併用にも注意が必要である。

●製剤情報

商品名（会社名）	色／味／におい等	添加物
イスコチン原末 （アルフレッサファーマ）	白色／においはない	―

●原薬の性状と特徴

性状　無色の結晶または白色の結晶性の粉末で，においはない。水または酢酸（100）に溶けやすく，エタノール（95）にやや溶けにくく，無水酢酸に溶けにくく，ジエチルエーテルに極めて溶けにくい。1gを新たに煮沸して冷却した水10mLに溶かした液のpHは6.5〜7.5。融点：170〜173℃。

原薬の特徴　モノアミン酸化酵素阻害薬に分類される。結核菌の細胞壁成分ミコール酸の合成を阻害し，細胞壁合成を阻害するといわれている。

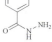

イソニアジドメタンスルホン酸ナトリウム水和物
Isoniazid sodium methanesulfonate hydrate（JAN）

ネオイスコチン原末　（アルフレッサファーマ）　1g

▶イソニアジドの毒性軽減を目的として開発された抗結核薬。

服薬における実例
- 拒薬の報告事例は特にない。

●製剤情報

商品名(会社名)	色／味／におい等	添加物
ネオイスコチン原末 （アルフレッサファーマ）	白色／においはない	―

●原薬の性状と特徴
性状　白色の結晶，粒または結晶性の粉末で，においはない。水に溶けやすく，エタノールに極めて溶けにくく，エーテルにほとんど溶けない。水溶液（1→20）のpHは6.0～7.0。融点：165～168℃（分解）。

原薬の特徴　イソニアジドにメタンスルホン酸を結合させ，その毒性を軽減させた薬剤で，イソニアジドとほぼ同等の効力を示す。

エリスロマイシンエチルコハク酸エステル
Erythromycin ethylsuccinate (JP)

エリスロシンW顆粒20%，ドライシロップ10%・W20%　(DS 調製後は冷蔵庫保存)
（マイランEPD）　顆粒200mg 1g，DS100mg・200mg 1g

- ▶ 古くから用いられているマクロライド系抗生物質。
- ▶ グラム陽性菌や一部のグラム陰性菌のほか，マイコプラズマ，トレポネーマ，レプトスピラ，リケッチア，クラミジア，赤痢アメーバなど幅広く抗菌力を示す。
- ▶ 経口により体内によく吸収され，各組織に広く分布する。

服薬における実例
- 拒薬の報告事例は特にない。

●製剤情報

商品名（会社名）	色／味／におい等	添加物
顆粒		
エリスロシンW顆粒20%（マイランEPD）	白色／甘い／特異な芳香（ヨーグルト風味）	クエン酸ナトリウム水和物，D-マンニトール，ヒドロキシプロピルセルロース，軽質無水ケイ酸，香料
ドライシロップ		
エリスロシンドライシロップ10%（マイランEPD）	白色／甘い／わずかに特異な芳香（バニラ味）	クエン酸ナトリウム水和物，白糖，カルメロースナトリウム，ショ糖脂肪酸エステル，軽質無水ケイ酸，香料
エリスロシンドライシロップW20%（マイランEPD）	白色／甘い／わずかに特異な芳香（バニラ味）	クエン酸ナトリウム水和物，白糖，カルメロースナトリウム，ショ糖脂肪酸エステル，軽質無水ケイ酸，香料

●原薬の性状と特徴

性状　白色の粉末である。メタノールまたはアセトンに溶けやすく，エタノール（95）にやや溶けやすく，水にほとんど溶けない。

原薬の特徴　*Streptomyces erythreus*から得られた14員環ラクトンを有するエリスロマイシンのエチルコハク酸エステル。細菌により静菌的あるいは殺菌的な作用を示す。

カナマイシン一硫酸塩　Kanamycin mono sulfate（JP）

カナマイシンシロップ5％「明治」（MeijiSeika）　50mg 1mL

- ▶大腸菌，赤痢菌，腸炎ビブリオによる感染性腸炎に適応をもつ。
- ▶小児用にはシロップ剤とドライシロップ剤がある。
- ▶消化管からほとんど吸収されない。

服薬における実例

- 〔シロップ〕オレンジのにおいが強く，甘酸っぱい風味による拒薬事例がある。

服薬介助・服薬指導のヒント

- 〔シロップ〕オレンジが嫌いな患児に対し，チョコレートと練乳を混ぜ，オレンジのにおいと甘酸っぱい風味を和らげて与薬できた事例がある。

●製剤情報

商品名（会社名）	色／味／におい等	添加物
カナマイシンシロップ5％「明治」（MeijiSeika）	振り混ぜると白濁／芳香（オレンジ風味）	クエン酸水和物，サッカリンナトリウム水和物，エタノール，クエン酸カルシウム，亜硫酸水素ナトリウム，トラガント末，パラオキシ安息香酸メチル，パラオキシ安息香酸プロピル，D-ソルビトール，香料，プロピレングリコール，バニリン

●原薬の性状と特徴

性状　白色の結晶性の粉末である。水に溶けやすく，エタノール（99.5）にほとんど溶けない。

原薬の特徴　長野県の土壌から分離した放線菌 *Streptomyces Kanamyceticus* から得られたアミノグリコシド系抗生物質。多価陽イオン性のため細胞膜を通過しにくい特徴をもつ。

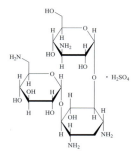

クラリスロマイシン　Clarithromycin（JP）

クラリシッド・ドライシロップ10％小児用，錠50mg小児用　　　(遮光)
（マイランEPD）　100mg 1g, 50mg 1錠
クラリスドライシロップ10％小児用，錠50小児用
（大正製薬）　100mg 1g, 50mg 1錠

▶国内で開発された代表的なマクロライド系抗生物質。
▶小児用には錠剤のほかドライシロップ剤が汎用され，幅広い感染症に適応を有している。

服薬における実例

- 製剤のなかにはイチゴ風味のものもあるが，原薬特有の強い苦味による拒薬事例がある。

服薬介助・服薬指導のヒント

- 水のほか，バニラやチョコレートアイスクリーム，牛乳，練乳，ココア，プリン，ウーロン茶，ピーナツバター，メープルシロップなどに混ぜて与薬。
- 砕いた氷に少量ずつ混ぜて与薬できた事例がある。
- スプーンなどでの与薬は舌に苦味を感じるため，スポイトなどを用いて，口角のあたりから頬の内側に沿って与薬するのがよい。

パンフレットの作成とシールで声かけ　　ちょっと工夫

　自閉症児（4歳・男児）で，初回服薬時は白湯で飲めたが，苦いことがわかり拒薬された。患児の様子によりアイスクリームで飲めるときもあれば，何に混ぜても飲めないときがあった。そこで，母親には服薬介助のポイントを記したパンフレットを作成し，患児には服薬できた後に貼るシールを準備した。服薬できたらシールを貼ろうと患児に声をかけ，シールを貼れたらがんばりをほめるなどして服薬支援を行った［総論 3．乳幼児・小児の服薬説明（p.16）も参照］。

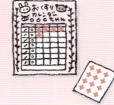

避けたほうがよいこと

- オレンジジュース，リンゴジュース，ピーチジュース，ヨーグルト，ジャム，スポーツドリンク，そのほか酸性の飲食物や薬剤との混合は避けたほうがよい（苦味が増強）。
- つくり置きしない（苦味が増強）。
- L-カルボシステインドライシロップと混合すると，苦味が出るため避けたほうがよい。

● 製剤情報

商品名（会社名）	色／味／におい等	添加物
クラリシッド・ドライシロップ10%小児用 （マイランEPD）	微赤白色／甘い／芳香 ※主薬が苦味を有するため口内のpH（約7.4）では溶解せず，胃内のpH（1.2～5）で溶解する製剤的工夫がされている。	モノステアリン酸グリセリン，アミノアルキルメタクリレートコポリマーE，アンモニオアルキルメタクリレートコポリマー，ソルビン酸，水酸化ナトリウム，ポリソルベート80，カルメロースナトリウム，軽質無水ケイ酸，酸化マグネシウム，D-マンニトール，トウモロコシデンプン，ヒドロキシプロピルセルロース，サッカリンナトリウム水和物，メタケイ酸アルミン酸マグネシウム，三二酸化鉄，香料
クラリスドライシロップ10%小児用 （大正製薬）	微赤白色／甘い／芳香	モノステアリン酸グリセリン，アミノアルキルメタクリレートコポリマーE，アンモニオアルキルメタクリレートコポリマー，ソルビン酸，水酸化ナトリウム，ポリソルベート80，カルメロースナトリウム，軽質無水ケイ酸，酸化マグネシウム，D-マンニトール，トウモロコシデンプン，ヒドロキシプロピルセルロース，サッカリンナトリウム水和物，メタケイ酸アルミン酸マグネシウム，三二酸化鉄，香料
クラリスロマイシンDS10%「MEEK」 （小林化工＝MeijiSeika）	白色／甘い／芳香 （ストロベリー風味）	結晶セルロース，D-マンニトール，ヒドロキシプロピルセルロース，エチルセルロース，セタノール，ラウリル硫酸ナトリウム，クエン酸トリエチル，アミノアルキルメタアクリレートコポリマーE，ステアリン酸，タルク，軽質無水ケイ酸，炭酸マグネシウム，香料，その他3成分

クラリスロマイシン　213

商品名（会社名）	色／味／におい等	添加物
クラリスロマイシンDS 10%小児用「EMEC」 （メディサ＝エルメッド ＝日医工）	白色／甘い／ストロ ベリー様の芳香	アミノアルキルメタクリレートコポリ マーE，エチルセルロース，カルメロー スナトリウム，軽質無水ケイ酸，香料， サッカリンナトリウム，酸化マグネシ ウム，トウモロコシデンプン，ヒドロ キシプロピルセルロース，D-マンニ トール
クラリスロマイシンDS 10%小児用「サワイ」 （沢井）	白色／甘い／ストロ ベリー様の芳香	アミノアルキルメタクリレートコポリ マーE，エチルセルロース，カルメロー スナトリウム，軽質無水ケイ酸，サッ カリンナトリウム，酸化マグネシウム， トウモロコシデンプン，ヒドロキシプ ロピルセルロース，D-マンニトール， 香料
クラリスロマイシンDS 10%小児用「日医工」 （日医工）	白色／甘い／ストロ ベリー風味	D-マンニトール，セルロース，カルメ ロースナトリウム，タルク，酸化マグ ネシウム，無水ケイ酸，ヒドロキシプ ロピルセルロース，アミノアルキルメ タクリレートコポリマーE，アンモニオ アルキルメタクリレートコポリマー， サッカリンナトリウム，香料
クラリスロマイシンDS 小児用10%「科研」 （シオノ＝科研）	白色／甘い／におい はない（ストロベ リーサイダー風味）	タルク，精製白糖，酸化マグネシウム， トウモロコシデンプン，カルメロース ナトリウム，ヒドロキシプロピルセル ロース，サッカリンナトリウム水和物， ジメチルポリシロキサン，二酸化ケイ 素，香料，プロピレングリコール，そ の他2成分
クラリスロマイシンDS 小児用10%「タカタ」 （高田＝大原）	微黄白色〜微褐色／ 甘い（バナナ味）／ においはないか、ま たはわずかに特異な におい	アミノアルキルメタクリレートコポリ マーE，ポリビニルアセタールジエチル アミノアセテート，モノステアリン酸 グリセリン，タルク，メタケイ酸アル ミン酸マグネシウム，エリスリトール， D-マンニトール，ヒドロキシプロピル セルロース，酸化マグネシウム，サッ カリンナトリウム水和物，グリチルリ チン酸一アンモニウム，アセスルファ ムカリウム，カラメル，香料
クラリスロマイシンDS 小児用10%「トーワ」 （東和薬品）	白色〜帯黄白色／甘 い／特異な芳香（ス トロベリー風味）	D-マンニトール，メタケイ酸アルミン 酸マグネシウム，酸化マグネシウム， ヒドロキシプロピルセルロース，エチ ルセルロース，アミノアルキルメタク リレートコポリマーE，ステアリン酸マ グネシウム，マクロゴール6000，結晶 セルロース，カルメロースナトリウム， サッカリンナトリウム水和物，アセス ルファムカリウム，タルク，香料，デ キストリン，アラビアガム

12

抗菌薬

商品名（会社名）	色／味／におい等	添加物
クラリスロマイシンドライシロップ10%小児用「タイヨー」 （武田テバファーマ=武田）	白色／甘い／においはない（ストロベリー風味）	アミノアルキルメタクリレートコポリマーE，エチルセルロース，カルメロースナトリウム，含水二酸化ケイ素，サッカリンナトリウム水和物，酸化マグネシウム，ジメチルポリシロキサン，精製白糖，タルク，トウモロコシデンプン，二酸化ケイ素，ヒドロキシプロピルセルロース，プロピレングリコール，香料
クラリスロマイシンドライシロップ10%小児用「マイラン」 （マイラン=ファイザー）	白色～帯黄白色／フルーツ様のにおい	ポビドン，ヒドロキシプロピルセルロース，アミノアルキルメタクリレートコポリマーE，タルク，精製白糖，アスパルテーム（L-フェニルアラニン化合物），デキストリン，D-マンニトール，アラビアゴム，シリコーン樹脂，香料

●原薬の性状と特徴

性状 白色の結晶性の粉末で，味は苦い。アセトンまたはクロロホルムにやや溶けやすく，メタノール，エタノール（95）またはジエチルエーテルに溶けにくく，水にほとんど溶けない。融点：220～227℃。

原薬の特徴 エリスロマイシン（EM）の6位の水酸基のみを選択的にメトキシ基とし，メチル化した14員環マクロライド。

ジョサマイシンプロピオン酸エステル
Josamycin propionate（JP）

ジョサマイシロップ3％，ドライシロップ10％　　　遮光(DS 開封後遮光)
（LTL）　30mg 1mL，100mg 1g

▶国内で開発されたマクロライド系抗生物質の1つで，グラム陽性菌のほか，マイコプラズマなどにも強い抗菌力を示す。
▶乳幼児にはシロップ剤，ドライシロップ剤が用いられている。

服薬における実例

- 拒薬の報告事例は特にない。

ジョサマイシンプロピオン酸エステル　215

●製剤情報

商品名(会社名)	色/味/におい等	添加物
ジョサマイシロップ3% (LTL)	白色/甘い/ストロベリー様の芳香がある	ヒプロメロース，ソルビタン脂肪酸エステル，結晶セルロース，カルメロースナトリウム，クエン酸ナトリウム水和物，パラオキシ安息香酸エチル，パラオキシ安息香酸メチル，ジメチルポリシロキサン，二酸化ケイ素，精製白糖，pH調節剤，香料
ジョサマイドライシロップ10% (LTL)	淡紅色/甘い/芳香がある	精製白糖，D-マンニトール，クエン酸ナトリウム水和物，カルメロースナトリウム，パラオキシ安息香酸メチル，パラオキシ安息香酸プロピル，ヒドロキシプロピルセルロース，軽質無水ケイ酸，赤色3号，ジメチルポリシロキサン，二酸化ケイ素，グリセリン脂肪酸エステル，香料

●原薬の性状と特徴

性状　白色～淡黄白色の結晶性の粉末である。アセトニトリルに極めて溶けやすく，メタノールまたはエタノール（99.5）に溶けやすく，水にほとんど溶けない。融点：127～132℃。

原薬の特徴　高知県の土壌から分離された放線菌*Streptomyces narbonensis* ver. *josamyceticus*の培養ろ液中に生産された16員環マクロライド系抗生物質をプロピオン酸でエステル化し，苦味を軽減させている。

スルタミシリントシル酸塩水和物
Sultamicillin tosilate hydrate（JP）

ユナシン細粒小児用10％ （ファイザー）　100mg1g　　開封後防湿

- ▶幅広い細菌感染症に用いられるペニシリン系抗生物質。
- ▶経口投与後，腸管から効率よく吸収され，腸壁のエステラーゼによりスルバクタムとアンピシリンに加水分解される。

服薬における実例
- コーラ風味で甘いが，後味に苦味を感じた事例がある。

服薬介助・服薬指導のヒント
- 白湯や水のほか，牛乳に混ぜて速やかに服薬させる。

避けたほうがよいこと
- 酸味のある飲料，リンゴジュース，ピーチジュース，スポーツドリンクなどとの混合は避けたほうがよい（苦味が増強）。
- お茶との混合は避けたほうがよい（懸濁性の悪化）。
- 細粒をすりつぶさない（苦味が増強）。

● 製剤情報

商品名（会社名）	色／味／におい等	添加物
ユナシン細粒小児用10％（ファイザー）	淡いだいだい色／甘い（コーラ風味） ※主薬の苦味を防ぐためコーティングを施した細粒。	白糖，ヒプロメロース，アクリル酸エチル・メタクリル酸メチルコポリマー，ポリオキシエチレンノニルフェニルエーテル，ポリビニルアセタールジエチルアミノアセテート，ステアリン酸マグネシウム，メタケイ酸アルミン酸マグネシウム，サッカリンナトリウム水和物，香料，黄色5号

● 原薬の性状と特徴

性状　白色〜帯黄白色の結晶性の粉末である。アセトニトリル，メタノールまたはエタノール（99.5）に溶けやすく，水に極めて溶けにくい。

原薬の特徴 「ミューチュアル プロドラッグ」とよばれる，アンピシリンとβ-ラクタマーゼ阻害剤スルバクタムをエステル結合させた合成ペニシリン。1分子中で2つの成分が相互にプロドラッグであるという特徴をもつ。

スルファメトキサゾール・トリメトプリム
Sulfamethoxazole・Trimethoprim

バクタ配合顆粒 （塩野義） 1g 遮光
バクトラミン配合顆粒 （太陽ファルマ） 1g 遮光・吸湿注意

- ▶ST合剤とよばれる配合剤。
- ▶肺炎や感染性腸炎など幅広い適応をもつほか，ニューモシスチス肺炎の治療および発症抑制にも用いられる。

※配合剤のためなるべく粉砕は避ける。

服薬における実例

- 強い苦味と特有の風味，ざらつきによる，拒薬，嘔吐の事例がある。
- 1回の服用量が多いことによる拒薬，服薬困難な事例がある。
- 〔バクタ〕初回は白湯で服薬できたが苦いことがわかり，2回目から拒薬された事例がある。
- 〔バクタ〕乳児は味で嫌がることはないが，食事をするようになり，味覚の発達とともに好みが出てくる幼児になると，服薬が困難になる。
- 〔ダイフェン〕砂糖水や，患児の好きなジュースに混ぜても，嘔吐した事例がある。

服薬介助・服薬指導のヒント

〈服薬方法〉
- 〈乳児〉ごく少量の水に溶かし，ペースト状にして頬の内側に付着させ与薬。
- 少量の水で与薬後，口直しにチョコレートやゼリー，アイスクリームなど患児の好きな飲食物を与える。

- チョコレートペーストやココアパウダー，バニラアイスクリーム，海苔の佃煮，オリゴ糖，ブドウ100%ジュースなど，味の濃いものに混ぜて与薬。
- 単シロップ，黒みつ，プリン，ピーナツバター，イチゴジャム，オレンジジュース，ココア，コーヒー牛乳，ヨーグルト，乳酸菌飲料，スポーツドリンクなどに混ぜてもよい。

〔バクタ〕
- ソフトタイプのキャンディーで包んで与薬できた事例がある。
- 溶かしたアイスクリームに薬剤を混ぜ，再度凍らせてから与薬できた事例がある。
- 化学療法中の患児の場合，甘味を苦く感じて嫌がることがあり，海苔の佃煮に挟んで与薬できた事例がある。
- チョコレートペーストに混ぜても拒薬されたが，トマトケチャップに混ぜて与薬できた事例がある。
- 〈2歳〉ゼリーにのせて与薬できた事例がある。
- 〈4歳〉ビスケットの中にチョコレートが注入された一口サイズのスナック菓子（コアラのマーチ）の背中に，穴を開けて薬剤を詰めることで与薬できた事例もある。

〔バクトラミン〕
- シュークリームの中に薬剤を入れ，与薬できた事例がある。

〔ダイフェン〕
- トマトケチャップ，海苔の佃煮に混ぜて与薬できた事例がある。

〔バクタ配合錠・バクトラミン配合錠（粉砕）〕
- 〈3歳〉顆粒剤の場合，1回の服用量が多いため，錠剤の粉砕へ処方変更し，1回量のかさを減らすことで服薬できた事例がある（コーヒー牛乳やアイスクリームに混ぜるなどの工夫もした）。
- 〈1歳11カ月〉アイスクリームやゼリーでは拒薬したが，人気キャラクターのジュースを1/3の量に減らして，薬剤をジュースのパックの中に入れると飲めた。そのキャラクターのジュースであれば，味の種類は関係なく何でも飲めたという事例がある。
- 〈2歳10カ月〉チョコレートでコーティングされた一口サイズのアイス（ピノ）を1/4にカットし，薬剤をはさんで飲めたという事例もある。

〈その他の工夫や服薬指導〉
- 主薬の苦味を除くためにコーティングが施されており，ほかの飲料と混ぜるなどして懸濁すると苦味が出るおそれがあるため，水またはジュースなどとともにサッとすぐに飲み込むよう説明する。なお，主成分であるスルファメトキサゾール，トリメトプリ

ムはいずれも水に溶けない。

〈説明の仕方の事例〉
1. ダイフェンに苦手意識のある患児にはダイフェンがあることを伝えず，ほかの薬剤と一緒に服薬してもらい，服薬できたらダイフェンも混ざっていたことを伝えた。その後，ダイフェンが飲めたと自信がもてるようになった。
2. 「おくすりがんばったよ」表を作成。服薬できたら，表にシールを貼ってもらった。シールが増えていたら担当看護師以外もほめるようにした。

参考までに…

シンプルな方法で再トライ

〔バクタ〕「苦すぎる，見るのも嫌」と言って拒薬した事例（8歳・女児）がある。次の①〜③の方法を試しても服薬できなかったが，多めの単シロップと混ぜることで飲めるようになった。
①チョコレートアイス：味はよいが，白い粉が見える。
②バニラアイス：白い粒は見えなくなるが，ざらつきが残る。
③顆粒剤から錠剤に変更：分割しても錠剤が大きく，嚥下を躊躇するうちに溶け出して苦味が出る。

　本事例のほかにも，錠剤の大きさ（バクタ配合錠：直径約11.0mm，厚さ約5.1mm），顆粒剤の苦味・舌触り（ざらつき）・外観（白い粒）を嫌がり，同様に飲めない学童期の患児の事例を複数経験した。

溶かすと苦味が出るが…

〔バクタ〕溶かしてしまうと苦味が出るため，コーティングが溶けないうちにサッと飲み込むよう指導しているが，温かくて甘い飲み物（ミルクココアやコーヒー牛乳など）に顆粒を溶かすことで与薬できた事例もある。温かく甘い飲み物で苦味が抑えられ，溶かすことで舌触りや見た目にも有効であったと考える。

　同様に，強い苦味により嘔吐してしまう患児（5歳）の事例で，看護師と母親で服薬補助ゼリーなどを検討したものの飲めなかったが，ココアに溶かして飲めたという事例がある。

乳児のときは飲めていたのに

〔バクタ〕生後6カ月の頃から週2回バクタが処方され，単シロップを用いて服薬できていたが，1歳6カ月頃に，突然口から出し拒薬

するようになった事例がある。単シロップの量を増やしたり減らしたりして調整を試みたが飲めず，空腹感のある食事前にタイミングを変えて，単シロップに混ぜて与薬できた。

粘度が高いと飲みにくい

〔バクタ〕顆粒を白湯で溶き，単シロップで矯味することで味はマスクされたが，粘度が高く患児が飲み込みにくそうであったため，患児が泣いて口を開けた隙に白湯で溶いた薬剤をシリンジで流し込むように与薬していた。錠剤の粉砕に処方を変更して白湯で溶いたとき，粘度が顆粒ほど高くならず，単シロップを加えて与薬できた。

学童期の感覚は複雑

〔バクタ〕乳幼児期では苦味を調整すると服薬できる例が多いが，学童期では錠剤の大きさ，顆粒剤の味覚・舌触り・外観というさまざまな要因がバクタの服薬を困難にしており，服薬方法を確立するまでに時間がかかる。服薬後に「頑張ったね！」，「偉かったね！」とさまざまな人から声をかけられ，「気持ちを切り替えたいのに，バクタの話題が続くのがとても嫌だった」という学童期の患児の意見もあった。

時間と飲み方を患児と相談

〔ダイフェン配合錠〕今までかぜ薬の粉薬などはカプセルに入れて飲んでいた患児（5歳6カ月・男児）が，ダイフェン配合錠を混ぜた服薬補助ゼリーでは，15分ほどスプーンを持ったまま進まなかった。そこで毎回，何時頃に飲めるのか，患児と1日の計画を立てた。飲まなければいけない理由を何度も説明しており，5歳ではあるが患児なりに理解できていると考えられる。そのため，患児の意見を取り入れながら，服薬時間と，チョコレートやどら焼きなどの何に混ぜて服薬するかを相談しながら行った結果，服薬できるようになった。

錠剤も一長一短

〔ダイフェン配合錠〕発達段階によっては錠剤へ剤形変更することもあるが，錠剤は大きいため嚥下しにくい。苦味やざらつきによる拒薬に対し，ダイフェン配合錠1錠を2分割，4分割，あるいは粉砕して服薬できた事例もある。一方で，2分割，4分割したとき，断面

が苦いため服薬困難となる事例もある。また，分割した錠剤に角ができてしまい，嚥下時に痛みを感じる患児もいる。

避けたほうがよいこと

- コーティングされた顆粒剤のため，噛んだり，すりつぶしたりしない（苦味が増強）。
- 水などに懸濁したまま放置しない（苦味が増強）。
- 牛乳や緑茶，ブドウゼリー，ヨーグルト（加糖），炭酸飲料（レモン），リンゴジュース，乳酸菌飲料などでは，苦味を感じるとの報告もある。

●製剤情報

商品名（会社名）	色／味／におい等	添加物
バクタ配合顆粒 （塩野義）	白色～微褐色を帯びた白色／はじめわずかに甘く，後に苦い／においなし	ヒドロキシプロピルセルロース，カルメロースカルシウム，トウモロコシデンプン，白糖，含水二酸化ケイ素
バクトラミン配合顆粒 （太陽ファルマ）	白色～帯微黄白色	精製白糖，カルメロースカルシウム，ヒドロキシプロピルセルロース，ステアリン酸ポリオキシル40
ダイフェン配合顆粒 （鶴原）	白色～微褐色／はじめわずかに甘く，後に苦い／においはない	白糖，トウモロコシデンプン，ヒドロキシプロピルセルロース，カルメロースカルシウム，ヒプロメロース，含水二酸化ケイ素

●原薬の性状と特徴

性状 スルファメトキサゾール：白色の結晶または結晶性の粉末で，においはなく，味はわずかに苦い。N,N-ジメチルホルムアミドに極めて溶けやすく，エタノール（95）にやや溶けにくく，ジエチルエーテルに溶けにくく，水に極めて溶けにくい。水酸化ナトリウム試液に溶ける。光にあって徐々に着色する。融点：169～172℃。
トリメトプリム：白色の結晶または結晶性の粉末で，においはなく，味は苦い。酢酸（100）に溶けやすく，メタノール，希酢酸またはクロロホルムにやや溶けにくく，エタノール（95）またはアセトンに溶けにくく，水に極めて溶けにくく，ジエチルエーテルにほとんど溶けない。融点：199～203℃。

原薬の特徴 持続性サルファ剤スルファメトキサゾールと2,4-ジアミノピリミジン系抗菌薬トリメトプリムの配合剤。スルファメトキサゾールは微生物体内での葉酸生成を阻害し，トリメトプリムは葉酸の活性化を阻害して抗菌作用を示し，殺菌作用を示す。

事例集 12. 抗菌薬

セファクロル　Cefaclor（JP）

ケフラール細粒小児用100mg　（共和薬品）　100mg 1g　　遮光
L-ケフラール顆粒　（共和薬品）　375mg 1包　　遮光

▶ 幅広い細菌感染症に適応をもち，30年以上にわたり汎用されている代表的第一世代セフェム系抗生物質。
▶ 細粒剤のほか，胃溶性と腸溶性の顆粒を配合した徐放性顆粒製剤がある。

 ### 服薬における実例
- 〔ケフラール〕甘味を感じる薬剤で拒薬の事例はほとんどないが，1回の服用量が多いことによる拒薬事例がある。
- 〔L-ケフラール〕拒薬の報告事例は特にない。

 ### 服薬介助・服薬指導のヒント
- 〔ケフラール〕水分量が多いと吐き出しやすいため，ごく少量の水でペースト状にして与薬。
- 〔ケフラール〕粘性のあるバニラアイスクリームや練乳，ジャムなどに混ぜて与薬してもよい。

 ### 避けたほうがよいこと
- 〔L-ケフラール〕服薬時に噛まないようにする。
- 〔L-ケフラール〕制酸剤とは時間をずらして与薬する。

● 製剤情報

商品名（会社名）	色／味／におい等	添加物
ケフラール細粒小児用100mg（共和薬品）	うすい黄色／わずかなオレンジ様のにおい	白糖，コムギデンプン，アルギン酸ナトリウム，ヒドロキシプロピルセルロース，シリコーン樹脂，β-カロテン，流動パラフィン，アラビアゴム，プロピレングリコール，リン酸，アスコルビン酸，含水二酸化ケイ素，香料

セファクロル　223

商品名(会社名)	色/味/におい等	添加物
L-ケフラール顆粒 (共和薬品)	淡黄白色～淡黄褐色/ わずかに特異なにおい	D-マンニトール, トウモロコシデンプン, 低置換度ヒドロキシプロピルセルロース, メチルセルロース, β-カロテン, 流動パラフィン, アラビアゴム, プロピレングリコール, リン酸, アスコルビン酸, ヒプロメロース酢酸エステルコハク酸エステル, タルク, クエン酸トリエチル, ソルビタンセスキオレイン酸エステル, 含水二酸化ケイ素
セファクロル細粒 10%「日医工」 (日医工)	うすい黄色	精製白糖, トウモロコシデンプン, ポリソルベート80, アスコルビン酸, シリコーン樹脂, 香料, リボフラビンリン酸エステルナトリウム, 黄色三二酸化鉄, メチルヘスペリジン
セファクロル細粒 小児用10%「JG」 (長生堂=日本ジェネリック)	うすい黄色/甘く, 特有の味がある/わずかな芳香(オレンジ)	精製白糖, トウモロコシデンプン, アルギン酸ナトリウム, ヒドロキシプロピルセルロース, アスコルビン酸, シリコーン樹脂, 黄色4号(タートラジン),黄色5号,含水二酸化ケイ素,香料
セファクロル細粒 小児用10%「サワイ」 (沢井)	うすいだいだい色/甘く, わずかに苦い/わずかなオレンジ様のにおい	アスコルビン酸, 軽質無水ケイ酸, トウモロコシデンプン, 二酸化ケイ素, 白糖, ヒドロキシプロピルセルロース, 黄色5号アルミニウムレーキ, 香料
セファクロル細粒 20%「日医工」 (日医工)	うすい橙色	精製白糖, トウモロコシデンプン, ポリソルベート80, アスコルビン酸, シリコーン樹脂, 香料, 黄色5号

●原薬の性状と特徴

性状 白色～黄白色の結晶性の粉末である。水またはメタノールに溶けにくく, *N,N*-ジメチルホルムアミドまたはエタノール(99.5)にほとんど溶けない。

原薬の特徴 7-アミノセファロスポラン酸骨格の3位にCl基のついた3-chlorocephem化合物に7位側鎖の化学修飾を行った経口セフェム系抗生物質。細菌の細胞壁合成を阻害し, 殺菌的に作用する。

12. 抗菌薬

セファレキシン　Cefalexin（JP）

ケフレックスシロップ用細粒100・200　（共和薬品）　100mg・200mg 1g　遮光
L-ケフレックス小児用顆粒・顆粒　（共和薬品）　200mg・500mg 1g

- ▶1970年より臨床現場で用いられている第一世代セフェム系抗生物質。
- ▶ドライシロップ剤のほか，胃溶性と腸溶性の顆粒を配合した小児用顆粒剤がある。

 ## 服薬における実例
- 〔L-ケフレックス〕オレンジのにおいが苦手な患児が拒薬した事例がある。

 ## 服薬介助・服薬指導のヒント
- 〔L-ケフレックス〕バニラアイスクリームに混ぜて与薬。

 ## 避けたほうがよいこと
- 牛乳，ジュースなどに懸濁したまま放置しない。
- 服薬時に噛まないようにする。

●製剤情報

商品名（会社名）	色／味／におい等	添加物
顆粒		
L-ケフレックス小児用顆粒（共和薬品）	うすいだいだい色／わずかに甘い／わずかにオレンジ様のにおい	白糖，トウモロコシデンプン，低置換度ヒドロキシプロピルセルロース，D-マンニトール，メチルセルロース，タルク，ヒプロメロース酢酸エステルコハク酸エステル，クエン酸トリエチル，サラシミツロウ，含水二酸化ケイ素，香料，黄色5号
L-ケフレックス顆粒（共和薬品）	ごくうすいだいだい色／味はほとんどない／わずかに特異なにおい	白糖，トウモロコシデンプン，低置換度ヒドロキシプロピルセルロース，ヒドロキシプロピルセルロース，D-マンニトール，メチルセルロース，タルク，ヒプロメロース酢酸エステルコハク酸エステル，クエン酸トリエチル，サラシミツロウ，含水二酸化ケイ素，黄色5号

セファレキシン　225

商品名（会社名）	色／味／におい等	添加物
セファレキシン複合顆粒500mg「トーワ」（東和薬品＝ジェイドルフ）	淡橙色／特異な味／特異なにおい（パイナップル風味）	乳糖水和物，ヒドロキシプロピルセルロース，サッカリンナトリウム水和物，黄色5号，香料，精製白糖，メタクリル酸コポリマーL，マクロゴール6000，タルク
セファレキシン顆粒500mg「JG」（長生堂＝日本ジェネリック）	ごくうすいだいだい色／わずかに甘い／わずかに特異なにおい	トウモロコシデンプン，精製白糖，ヒドロキシプロピルセルロース，カルメロースカルシウム，D-マンニトール，軽質無水ケイ酸，ポビドン，クロスカルメロースナトリウム，メタクリル酸コポリマーL，マクロゴール6000，タルク，含水二酸化ケイ素，黄色5号
ドライシロップ		
ケフレックスシロップ用細粒100（共和薬品）	だいだい色／甘い／特異なにおい	白糖，ポリソルベート80，シリコーン樹脂，アルギン酸ナトリウム，含水二酸化ケイ素，香料，黄色5号アルミニウムレーキ，黄色5号
ケフレックスシロップ用細粒200（共和薬品）	赤みのだいだい色／甘い／特異なにおい	白糖，ポリソルベート80，シリコーン樹脂，アルギン酸ナトリウム，含水二酸化ケイ素，香料，黄色5号アルミニウムレーキ，黄色5号
セファレキシンドライシロップ小児用50%「日医工」（日医工）	白色／甘味／オレンジ様の芳香	ヒドロキシプロピルセルロース，クエン酸，クエン酸ナトリウム，D-マンニトール，グリチルリチン酸2カリウム，香料
ラリキシンドライシロップ小児用10%（富士フイルム富山化学）	微黄赤色／芳香	サッカリンナトリウム水和物，香料，ヒドロキシプロピルセルロース，ショ糖脂肪酸エステル，精製白糖，黄色5号
ラリキシンドライシロップ小児用20%（富士フイルム富山化学）	淡橙色／芳香	サッカリンナトリウム水和物，香料，デキストリン，黄色5号，精製白糖

12
抗菌薬

●原薬の性状と特徴

性状　白色〜淡黄白色の結晶または結晶性の粉末である。水にやや溶けにくく，メタノールに溶けにくく，エタノール（95）または*N,N*-ジメチルホルムアミドにほとんど溶けない。吸湿性。

原薬の特徴　7-アミノセファロスポラン酸骨格を有するセフェム系抗生物質で，細菌の細胞壁合成を阻害し，殺菌的に作用する。

セフィキシム水和物　Cefixime hydrate（JP）

セフスパン細粒50mg　（長生堂＝日本ジェネリック）　50mg 1g

- ▶国内で開発された第三世代セフェム系抗生物質。
- ▶各種β-ラクタマーゼに安定で，グラム陽性，陰性菌に広範囲な抗菌スペクトラムを有する。

服薬における実例
- 特有のにおいやざらつき，また1回の服用量が多いことによる服薬困難な事例がある。

服薬介助・服薬指導のヒント
- 数滴の水を加え，小さめの団子状にして，数回に分けて与薬。

避けたほうがよいこと
- 牛乳，ジュースなどに懸濁したまま放置しない。

●製剤情報

商品名（会社名）	色／味／におい等	添加物
セフスパン細粒50mg（長生堂＝日本ジェネリック）	淡いだいだい色／甘い／芳香（味は良く，特異なにおいもない）	白糖，ヒドロキシプロピルセルロース，トラガント末，オレンジ油，デキストリン，アラビアゴム，黄色5号
セフィーナ細粒50（武田テバファーマ＝武田）	淡いだいだい色／甘い／芳香（オレンジ風味）	含水二酸化ケイ素，精製白糖，ヒドロキシプロピルセルロース，黄色5号，香料
セフィーナ細粒100（武田テバファーマ＝武田）	淡いだいだい色／甘い／芳香（オレンジ風味）	含水二酸化ケイ素，精製白糖，ヒドロキシプロピルセルロース，黄色5号，香料

●原薬の性状と特徴

性状　白色～淡黄色の結晶性の粉末である。メタノールまたはジメチルスルホキシドに溶けやすく，エタノール（99.5）にやや溶けにくく，水にほとんど溶けない。

原薬の特徴　7-アミノセファロスポラン酸骨格の3位にビニル基を，7位にカルボキシメトキシイミノ基を有するセフェム系抗生物質。細菌の細胞壁合成を阻害し，殺菌的に作用する。

セフカペン　ピボキシル塩酸塩水和物
Cefcapene pivoxil hydrochloride hydrate（JP）

フロモックス小児用細粒100mg　（塩野義）　100mg 1g　　遮光・防湿

▶国内で開発された第三世代セフェム系抗生物質。
▶幅広い抗菌スペクトルを有する。低カルニチン血症に注意が必要である。

服薬における実例
- 特有の風味による拒薬事例がある。
- イチゴ風味で甘いが，後味に苦味を感じた事例がある。

服薬介助・服薬指導のヒント
- バニラアイスクリーム，ヨーグルト，チョコレート，牛乳などに混ぜて与薬。与薬後に何かを飲食させてもよい。
- 〈5歳〉水を入れて練ると色が変わるお菓子（ねるねるねるね）に混ぜて服薬できた事例がある。

避けたほうがよいこと
- スポーツドリンク，オレンジジュース，ピーチジュース，パイナップルジュースとの混合は避けたほうがよい（苦味が増強。オレンジジュースとパイナップルジュースは力価低下）。
- お茶との混合は避けたほうがよい（懸濁性の悪化）。
- 細粒をすりつぶさない（苦味が増強）。

●製剤情報

商品名（会社名）	色／味／におい等	添加物
フロモックス小児用細粒100mg（塩野義）	赤白色／甘い（イチゴ味）／芳香	硬化油，低置換度ヒドロキシプロピルセルロース，粉末還元麦芽糖水アメ，D-マンニトール，ステアリン酸マグネシウム，アスパルテーム（L-フェニルアラニン化合物），キシリトール，ヒドロキシプロピルセルロース，アルファー化デンプン，含水二酸化ケイ素，三二酸化鉄，トウモロコシデンプン，ポリオキシエチレン(160)ポリオキシプロピレン(30)グリコール，香料

12 抗菌薬

228 事例集 12. 抗菌薬

商品名（会社名）	色／味／におい等	添加物
セフカペンピボキシル塩酸塩細粒10%小児用「日医工」 （日医工ファーマ＝日医工）	白色の粒を含む赤白色の細粒／甘い／芳香（ストロベリー風味）	タルク，白糖，三二酸化鉄，アスパルテーム（L-フェニルアラニン化合物），ステアリン酸マグネシウム，香料，その他5成分
セフカペンピボキシル塩酸塩細粒小児用10%「CH」 （長生堂＝日本ジェネリック）	白色の粒を含む赤白色の細粒／甘く，後に苦い／芳香（ストロベリー風味）	硬化油，ショ糖脂肪酸エステル，タルク，カルメロースカルシウム，白糖，D-マンニトール，ヒドロキシプロピルセルロース，三二酸化鉄，アスパルテーム（L-フェニルアラニン化合物），ステアリン酸マグネシウム，香料
セフカペンピボキシル塩酸塩細粒小児用10%「YD」 （陽進堂）	白色の粒を含む赤白色の細粒／甘い／芳香（ストロベリー風味）	硬化油，ショ糖脂肪酸エステル，タルク，カルメロースカルシウム，白糖，D-マンニトール，ヒドロキシプロピルセルロース，三二酸化鉄，アスパルテーム（L-フェニルアラニン化合物），ステアリン酸マグネシウム，香料
セフカペンピボキシル塩酸塩細粒小児用10%「トーワ」 （東和薬品）	白色の粒を含む赤白色の細粒／甘い／芳香（ストロベリー風味）	硬化油，ショ糖脂肪酸エステル，タルク，カルメロースカルシウム，白糖，D-マンニトール，ヒドロキシプロピルセルロース，三二酸化鉄，アスパルテーム（L-フェニルアラニン化合物），ステアリン酸マグネシウム，香料
セフカペンピボキシル塩酸塩細粒小児用10%「ファイザー」 （マイラン＝ファイザー）	白色の粒を含む赤白色の細粒／甘い／芳香	硬化油，ショ糖脂肪酸エステル，タルク，カルメロースカルシウム，白糖，D-マンニトール，ヒドロキシプロピルセルロース，三二酸化鉄，アスパルテーム（L-フェニルアラニン化合物），ステアリン酸マグネシウム，香料
セフカペンピボキシル塩酸塩細粒小児用100mg「TCK」 （辰巳）	白色の粒を含む赤白色の細粒／甘い／芳香（ストロベリー臭）	硬化油，ショ糖脂肪酸エステル，タルク，カルメロースカルシウム，白糖，D-マンニトール，ヒドロキシプロピルセルロース，三二酸化鉄，アスパルテーム（L-フェニルアラニン化合物），ステアリン酸マグネシウム，香料
セフカペンピボキシル塩酸塩小児用細粒10%「サワイ」 （沢井）	赤白色／甘い／オレンジヨーグルト様の芳香	アスパルテーム（L-フェニルアラニン化合物），エチルセルロース，キシリトール，軽質無水ケイ酸，三二酸化鉄，バニリン，ヒドロキシプロピルセルロース，D-マンニトール，香料

セフジトレン　ピボキシル　229

●原薬の性状と特徴

性状　白色～微黄白色の結晶性の粉末または塊で，わずかに特異なにおいがある。N,N-ジメチルホルムアミドまたはメタノールに溶けやすく，エタノール（99.5）にやや溶けやすく，水に溶けにくく，ジエチルエーテルにほとんど溶けない。

原薬の特徴　セフェム母核の3位および7位両側鎖部分を化学修飾した活性本体セフカペンを，経口吸収させるため，ピバロイルオキシメチルエステル化させたプロドラッグ。

（構造式）　・HCl・H$_2$O

セフジトレン　ピボキシル　Cefditoren pivoxil（JP）

メイアクトMS小児用細粒10%　（MeijiSeika）　100mg 1g　（遮光・防湿）

▶ 国内で開発された第三世代セフェム系抗生物質で，幅広い抗菌スペクトルを有する。ただし，低カルニチン血症に注意が必要である。
▶ 肺炎，中耳炎，副鼻腔炎に対し，2012年に，1回6mg（力価）/kg 1日3回までの高用量投与が承認された。

服薬における実例

- バナナ風味で甘いが，後味の苦味による拒薬の事例がある。

服薬介助・服薬指導のヒント

- バニラアイスクリーム，牛乳，ヨーグルト，プリンなどに混ぜて与薬。
- 少量の水でペースト状に練り，口中に入れて与薬してもよい。
- 〈乳児〉経管栄養での与薬時は，ミルク（母乳または人工乳）2～3mLで溶解し，授乳前に与薬。哺乳瓶と乳首での与薬時は，白湯2～3mLで溶解し，授乳前に与薬。

避けたほうがよいこと

- オレンジジュース，スポーツドリンクとの混合は避けたほうがよい（苦味が増強，懸濁性の悪化）。
- コーヒー牛乳との混合は風味が合わないとの報告がある。

● 製剤情報

商品名（会社名）	色／味／におい等	添加物
メイアクトMS小児用細粒10% （MeijiSeika）	だいだい色／甘味およびわずかな苦味／芳香（バナナ風味）	ヒプロメロース，ヒドロキシプロピルセルロース，クロスカルメロースナトリウム，精製白糖，アスパルテーム（L-フェニルアラニン化合物），塩化ナトリウム，黄色5号，その他1成分 香料，デキストリン，アラビアゴム，プロピレングリコール，バニリン，エチルバニリン
セフジトレンピボキシル細粒10%小児用「日医工」 （日医工ファーマ＝日医工）	だいだい色／甘く，わずかに苦い／芳香（オレンジ風味）	白糖，メチルセルロース，クロスカルメロースナトリウム，ポリリン酸ナトリウム，タルク，二酸化ケイ素，アスパルテーム（L-フェニルアラニン化合物），香料，黄色5号
セフジトレンピボキシル細粒小児用10%「トーワ」 （東和薬品）	だいだい色／甘味，わずかな酸味およびわずかな苦味／芳香（オレンジ風味）	白糖，グリセリン脂肪酸エステル，ヒプロメロース，低置換度ヒドロキシプロピルセルロース，アスパルテーム（L-フェニルアラニン化合物），サッカリンナトリウム水和物，タルク，クエン酸水和物，塩化ナトリウム，香料，デキストリン，アラビアガム，トコフェロール，黄色5号
セフジトレンピボキシル小児用細粒10%「CH」 （長生堂＝日本ジェネリック）	だいだい色／服用直後は甘く，わずかに苦い。後に苦い／芳香（オレンジ）	白糖，メチルセルロース，クロスカルメロースナトリウム，ポリリン酸ナトリウム，タルク，含水二酸化ケイ素，アスパルテーム（L-フェニルアラニン化合物），黄色5号，香料
セフジトレンピボキシル小児用細粒10%「EMEC」 （メディサ＝エルメッド＝日医工）	だいだい色／甘い／バナナ様の芳香	アスパルテーム（L-フェニルアラニン化合物），安息香酸ベンジル，エチルバニリン，クロスカルメロースナトリウム，軽質無水ケイ酸，香料，白糖，バニリン，ヒドロキシプロピルセルロース，ヒプロメロース，黄色5号，ラウリル硫酸ナトリウム

セフジトレン　ピボキシル　231

商品名（会社名）	色／味／におい等	添加物
セフジトレンビボキシル小児用細粒10%「OK」（大蔵＝MeijiSeika）	だいだい色／甘味およびわずかな苦味／芳香	ヒプロメロース，ヒドロキシプロピルセルロース，クロスカルメロースナトリウム，精製白糖，アスパルテーム（L-フェニルアラニン化合物），塩化ナトリウム，黄色5号，その他1成分香料，デキストリン，アラビアゴム，プロピレングリコール，バニリン，エチルバニリン
セフジトレンビボキシル小児用細粒10%「サワイ」（沢井）	だいだい色／甘味の中に苦味あり／バナナ様の芳香※有効成分の苦味をマスキング。	アスパルテーム（L-フェニルアラニン化合物），安息香酸ベンジル，エチルバニリン，クロスカルメロースナトリウム，軽質無水ケイ酸，白糖，バニリン，ヒドロキシプロピルセルロース，ヒプロメロース，ラウリル硫酸ナトリウム，黄色5号，香料

●原薬の性状と特徴

性状　淡黄白色〜淡黄色の結晶性の粉末である。メタノールにやや溶けにくく，アセトニトリルまたはエタノール（95）に溶けにくく，ジエチルエーテルに極めて溶けにくく，水にほとんど溶けない。
希塩酸に溶ける。

原薬の特徴　活性本体セフジトレンの2位カルボン酸にピバロイルオキシメチル基（ピボキシル基）をエステル結合させ，経口吸収性を高めたエステル型プロドラッグ。

セフジニル　Cefdinir（JP）

セフゾン細粒小児用10%　（LTL）　100mg 1g　　　　　　　　　　遮光・防湿

▶ 国内で開発された第三世代セフェム系抗生物質。
▶ 各種のβ-ラクタマーゼに安定で，幅広い抗菌スペクトルを有する。

 服薬における実例
- 拒薬の報告事例は特にない。

 避けたほうがよいこと
- 鉄剤，制酸剤（アルミニウムまたはマグネシウム含有）との同時服用を避ける。

●製剤情報

商品名(会社名)	色／味／におい等	添加物
セフゾン細粒小児用10%（LTL）	淡赤白色／甘い／芳香（ストロベリー様）	白糖，ヒドロキシプロピルセルロース，トラガント末，香料，バニリン，プロピレングリコール，アラビアゴム，デキストリン，含水二酸化ケイ素，赤色102号
セフジニル細粒10%小児用「TYK」（武田テバ薬品＝武田テバファーマ＝武田）	淡赤白色／イチゴ風味	白糖，乳糖水和物，デキストリン，ヒドロキシプロピルセルロース，含水二酸化ケイ素，赤色102号，バニリン，香料
セフジニル細粒10%小児用「日医工」（日医工）	淡赤白色／甘い／ストロベリー風味	白糖，乳糖，デキストリン，ヒドロキシプロピルセルロース，二酸化ケイ素，赤色102号，バニリン，香料
セフジニル細粒10%小児用「ファイザー」（マイラン＝ファイザー）	淡赤白色	白糖，乳糖水和物，デキストリン，ヒドロキシプロピルセルロース，含水二酸化ケイ素，赤色102号，バニリン，香料
セフジニル細粒小児用10%「JG」（長生堂＝日本ジェネリック）	淡赤白色／甘い／芳香（ストロベリー風味）	白糖，乳糖水和物，デキストリン，ヒドロキシプロピルセルロース，含水二酸化ケイ素，赤色102号，バニリン，香料，プロピレングリコール

商品名(会社名)	色/味/におい等	添加物
セフジニル細粒小児用10%「YD」(陽進堂)	淡赤白色/ストロベリー風味	白糖, 乳糖水和物, デキストリン, ヒドロキシプロピルセルロース, 二酸化ケイ素, 赤色102号, バニリン, 香料, プロピレングリコール
セフジニル細粒小児用10%「サワイ」(沢井)	淡赤白色/甘い/ストロベリー様の芳香	アスパルテーム (L-フェニルアラニン化合物), カルメロースナトリウム, 軽質無水ケイ酸, 白糖, ヒドロキシプロピルセルロース, 赤色102号, 香料
セフジニル細粒小児用10%「トーワ」(東和薬品)	淡赤白色/甘い/芳香(ストロベリー風味)	白糖, ヒドロキシプロピルセルロース, タルク, 軽質無水ケイ酸, バニリン, 香料, 赤色102号

●原薬の性状と特徴

性状 白色〜淡黄色の結晶性の粉末である。水, エタノール (95) またはジエチルエーテルにほとんど溶けない。pH7.0の0.1mol/Lリン酸塩緩衝液に溶ける。

原薬の特徴 7-アミノセファロスポラン酸骨格の3位にビニル基を, 7位に2-アミノチアゾリルヒドロキシイミノ基を有するセフェム系抗生物質。細菌の細胞壁合成を阻害し, 殺菌的に作用する。

セフテラム ピボキシル　Cefteram pivoxil（JP）

トミロン細粒小児用20%　(富士フイルム富山化学)　200mg 1g　(防湿)

- ▶国内で開発された第三世代セフェム系抗生物質。
- ▶従来のセフェム系経口剤よりも優れた抗菌力を示し, β-ラクタマーゼ産生の耐性菌に対しても高い安定性を有する。低カルニチン血症による低血糖に注意が必要である。

服薬における実例

- 拒薬の報告事例は特にない。

●製剤情報

商品名(会社名)	色／味／におい等	添加物
トミロン細粒小児用20% (富士フイルム富山化学)	淡赤色／甘い／芳香 (イチゴ風味)	ショ糖脂肪酸エステル，精製白糖，クロスポビドン，カルメロースナトリウム，含水二酸化ケイ素，アスパルテーム（L-フェニルアラニン化合物），アセスルファムカリウム，タウマチン，三二酸化鉄，香料
セフテラムピボキシル細粒小児用10%「日医工」 (日医工)	淡橙色／甘い／芳香 (ストロベリー風味)	白糖，ショ糖脂肪酸エステル，セルロース，カルメロースナトリウム，サッカリンナトリウム，無水ケイ酸，ジメチルポリシロキサン（内服用），黄色5号，香料

●原薬の性状と特徴

性状 白色～微黄白色の粉末である。アセトニトリルに極めて溶けやすく，メタノール，エタノール（95）またはクロロホルムに溶けやすく，水にほとんど溶けない。

原薬の特徴 消化管吸収を高める目的でピボキシル基がエステル結合されたプロドラッグ製剤。腸管より吸収後，腸管壁のエステラーゼにより分解されて抗菌活性体のセフテラムとなる。

セフポドキシム　プロキセチル
Cefpodoxime proxetil (JP)

バナンドライシロップ5％　(第一三共＝GSK)　50mg 1g　　開封後防湿

▶国内で開発された第三世代セフェム系抗生物質。
▶β-ラクタマーゼに安定で，β-ラクタマーゼ産生株に対しても強い抗菌力を示す。

服薬における実例

● 拒薬の報告事例は特にない。

服薬介助・服薬指導のヒント

● 牛乳に混ぜて与薬。

セフポドキシム　プロキセチル　　235

●製剤情報

商品名(会社名)	色／味／におい等	添加物
バナンドライシロップ5% (第一三共＝GSK)	赤みのだいだい色〜だいだい色／甘い。オレンジ味	乳糖水和物，カルメロースカルシウム，ヒドロキシプロピルセルロース，塩化ナトリウム，L-グルタミン酸ナトリウム，アスパルテーム（L-フェニルアラニン化合物），三二酸化鉄，カルメロースナトリウム，安息香酸ナトリウム，pH調節剤，白糖，トリオレイン酸ソルビタン，香料，軽質無水ケイ酸，タルク
セフポドキシムプロキセチルDS小児用5%「サワイ」 (沢井)	赤みのだいだい色〜だいだい色／甘く，やや苦味が残る／わずかにオレンジ様の芳香	アスパルテーム（L-フェニルアラニン化合物），カルメロースカルシウム，カルメロースナトリウム，クエン酸，L-グルタミン酸ナトリウム，軽質無水ケイ酸，三二酸化鉄，タルク，白糖，ヒドロキシプロピルセルロース，香料

●原薬の性状と特徴

性状　白色〜淡褐白色の粉末である。アセトニトリル，メタノールまたはクロロホルムに極めて溶けやすく，エタノール（99.5）に溶けやすく，水に極めて溶けにくい。

原薬の特徴　エステル型プロドラッグ。セフポドキシムの1-[（1-メチルエトキシ）カルボニルオキシ]エチルエステル誘導体として経口投与を可能にした。腸管より吸収後，腸管壁のエステラーゼにより加水分解されて，抗菌活性体セフポドキシムに変換される。

及びC*位エピマー

セフロキサジン水和物　Cefroxadine hydrate（JP）

オラスポア小児用ドライシロップ10%　　（防湿）
（アルフレッサファーマ）　100mg 1g

- ▶第一世代セフェム系抗生物質で広い抗菌スペクトルを有する。
- ▶剤形は小児用ドライシロップ剤のみが販売されている。

服薬における実例
- 拒薬の報告事例は特にない。

避けたほうがよいこと
- 他剤とやむを得ず配合した場合は冷所に保存し，7日以内に使用する。またS・M配合散，ビオフェルミン配合散，ポララミンシロップ0.04%との配合時は5日以内に使用し，アスピリンと配合し液剤とした場合は冷所保存のうえ，3日以内に使用する。

●製剤情報

商品名（会社名）	色／味／におい等	添加物
オラスポア小児用ドライシロップ10%（アルフレッサファーマ）	だいだい色／甘い／ミックスフルーツの香り	白糖，カルメロースナトリウム，結晶セルロース，フマル酸一ナトリウム，黄色5号，香料，プロピレングリコール，アラビアゴム，ゼラチン，デキストリン

●原薬の性状と特徴

性状　微黄白色～淡黄色の結晶性の粒または粉末である。ギ酸に極めて溶けやすく，水またはメタノールに溶けにくく，エタノール（95）に極めて溶けにくい。0.001mol/L塩酸試液または希酢酸に溶ける。

原薬の特徴　7-アミノセファロスポラン酸骨格の3位にメトキシ基を有するセフェム系抗生物質。細菌の細胞壁合成を阻害し，殺菌的に作用する。

テビペネム ピボキシル　Tebipenem pivoxil（JAN）

オラペネム小児用細粒10%　（MeijiSeika）　100mg 1g　防湿

- ▶経口カルバペネム系抗生物質。
- ▶ペニシリン耐性肺炎球菌，マクロライド耐性肺炎球菌，インフルエンザ菌などに対し，強い抗菌力を有する。
- ▶特に，小児の感染症治療上，問題となっているペニシリン耐性肺炎球菌，マクロライド耐性肺炎球菌およびインフルエンザ菌に対しても強い抗菌力を有する。
- ▶耐性菌出現防止の観点から，適正使用情報にもとづく使用が推進されている。

服薬における実例

- 拒薬の報告事例は特にない。

●製剤情報

商品名（会社名）	色／味／におい等	添加物
オラペネム小児用細粒10%（MeijiSeika）	帯黄淡赤色／イチゴ風味	結晶セルロース，ヒドロキシプロピルセルロース，ヒプロメロース，タルク，エチルセルロース，セタノール，ラウリル硫酸ナトリウム，アクリル酸エチル・メタクリル酸メチルコポリマー，ポリオキシエチレンノニルフェニルエーテル，クエン酸トリエチル，精製白糖，アスパルテーム（L-フェニルアラニン化合物），赤色102号，黄色5号，他2成分．香料，バニリン，エチルバニリン

●原薬の性状と特徴

性状　白色の結晶性の粉末である。メタノールおよびアセトニトリルに溶けやすく，エタノール（99.5）にやや溶けやすく，エーテルに溶けにくく，水には極めて溶けにくい。融点：134℃。

原薬の特徴　C3位側鎖にチアゾリニルアゼチジン基を有し，活性本体であるテビペネムのC2位カルボン酸をピボキシル基でエステル化したプロドラッグ。

トスフロキサシントシル酸塩水和物
Tosufloxacin tosilate hydrate (JP)

オゼックス細粒小児用15%　（富士フイルム富山化学）　150mg 1g

- ▶ 国内で開発されたニューキノロン系合成抗菌薬。
- ▶ 細粒剤は国内初の小児用ニューキノロン系細粒剤。経口剤のほか，点眼剤がある。

服薬における実例
- 苦味による拒薬事例がある。

服薬介助・服薬指導のヒント
- チョコレートアイスクリームに混ぜて与薬。

避けたほうがよいこと
- 原則として牛乳での服薬は避ける。カルシウムを多く含む飲食物と一緒に服薬すると，効果が減弱するおそれがある。

●製剤情報

商品名（会社名）	色／味／におい等	添加物
オゼックス細粒小児用15%（富士フイルム富山化学）	淡赤色／甘い／イチゴ風味	白糖，アスパルテーム（L-フェニルアラニン化合物），ヒドロキシプロピルセルロース，含水二酸化ケイ素，三二酸化鉄，香料
トスフロキサシントシル酸塩細粒小児用15%「TCK」（辰巳＝日本ジェネリック）	淡赤色	精製白糖，L-アスパラギン酸，アスパルテーム（L-フェニルアラニン化合物），ポリビニルアルコール・アクリル酸・メタクリル酸メチル共重合体，三二酸化鉄，含水二酸化ケイ素，香料
トスフロキサシントシル酸塩細粒小児用15%「タカタ」（高田）	淡赤色／甘い／イチゴ風味	粉末還元麦芽糖水アメ，D-マンニトール，低置換度ヒドロキシプロピルセルロース，ポビドン，アスパルテーム（L-フェニルアラニン化合物），三二酸化鉄，香料，含水二酸化ケイ素
トスフロキサシントシル酸塩細粒小児用15%「トーワ」（東和薬品）	淡赤色／ストロベリー風味	白糖，アスパルテーム（L-フェニルアラニン化合物），含水二酸化ケイ素，三二酸化鉄，香料，その他1成分

バンコマイシン塩酸塩 239

商品名（会社名）	色／味／におい等	添加物
トスフロキサシントシル酸塩小児用細粒15%「明治」(MeijiSeika)	淡赤色／甘い／イチゴ風味	粉末還元麦芽糖水アメ，D-マンニトール，低置換度ヒドロキシプロピルセルロース，ポビドン，アスパルテーム（L-フェニルアラニン化合物），三二酸化鉄，含水二酸化ケイ素，香料

● **原薬の性状と特徴**

性状 白色～微黄白色の結晶性の粉末である。N,N-ジメチルホルムアミドに溶けやすく，メタノールにやや溶けにくく，水またはエタノール（99.5）にほとんど溶けない。メタノール溶液（1→100）は旋光性を示さない。融点：約254℃（分解）。

原薬の特徴 6-フルオロナリジクス酸構造で，ナフチリジン環の1位にジフルオロフェニル基，7位にアミノピロリジニル基を有するラセミ体混合物。製剤的な安定性が溶解性を高めるため，トスフロキサシンをトシル酸塩とした。

バンコマイシン塩酸塩　Vancomycin hydrochloride（JP）

塩酸バンコマイシン散0.5g（塩野義）　500mg 1瓶

▶ MRSAによる感染性腸炎，骨髄移植時の消化管内殺菌に用いられる。
▶ 経口投与で消化管からほとんど吸収されず，高い消化管内濃度を保つ。

服薬における実例

● 強い苦味と渋味，後味による拒薬事例がある。

服薬介助・服薬指導のヒント

● ココアに混ぜて与薬。
● 少量のブドウジュースやオレンジジュースなどに混ぜて凍らせ，氷状にすることにより，苦味が緩和されて服薬できた事例がある（長時間置かないこと）。

240　事例集 12. 抗菌薬

●製剤情報

商品名（会社名）	色／味／におい等	添加物
塩酸バンコマイシン散0.5g （塩野義）	白色／においはない	―
バンコマイシン塩酸塩散0.5g 「MEEK」 （小林化工＝MeijiSeika）	白色／風味なし	D-マンニトール，マクロゴール 400
バンコマイシン塩酸塩散0.5g 「サワイ」 （沢井）	白色／わずかに苦い ／においはない	―
バンコマイシン塩酸塩散0.5g 「タイヨー」 （武田テバファーマ＝武田）	白色	ニコチン酸アミド，D-マンニトー ル，pH調節剤
バンコマイシン塩酸塩散0.5g 「ファイザー」 （マイラン＝ファイザー）	白色～灰白色	―

●原薬の性状と特徴

性状 白色の粉末である。水に溶けやすく，ホルムアミドにやや溶けやすく，メタ
ノールに溶けにくく，エタノール（95）に極めて溶けにくく，アセトニトリルにほ
とんど溶けない。吸湿性。水溶液（0.25→5）のpHは2.5～4.5。

原薬の特徴 *Amycolatopsis orientalis*の発酵により得られた三環構造をもつグリコペプ
チド系抗生物質。細菌の細胞壁合成を阻害し，殺菌的に作用する。

ピラジナミド　Pyrazinamide（JP）

ピラマイド原末　（アルフレッサファーマ）　1g

- ▶肺結核およびその他の結核症に対して、ほかの抗結核薬と併用で用いられる。
- ▶初回治療時に、ほかの抗結核薬と2カ月間併用することで、結核治療期間を短縮することが可能となった。

服薬における実例
- 苦味による拒薬事例がある。

服薬介助・服薬指導のヒント
- 白湯で溶かしてスポイトで与薬。
- 単シロップ、服薬補助ゼリー、ジャム、チョコレートシロップに混ぜて与薬。

●製剤情報

商品名（会社名）	色／味／におい等	添加物
ピラマイド原末 （アルフレッサファーマ）	白色	―

●原薬の性状と特徴

性状　白色の結晶または結晶性の粉末である。水またはメタノールにやや溶けにくく、エタノール（99.5）または無水酢酸に溶けにくい。融点：188～193℃。

原薬の特徴　ほかの抗結核薬が無効な酸性環境で抗菌作用を有する。

ファロペネムナトリウム水和物
Faropenem sodium hydrate（JP）

ファロムドライシロップ小児用10% （マルホ） 100mg 1g 　遮光・開封後防湿

- ▶国内で開発された経口ペネム系抗生物質。
- ▶各種β-ラクタマーゼに分解されにくく，幅広い抗菌スペクトルを有する。
- ▶下痢，軟便の副作用が比較的多い。

服薬における実例
- 水に溶かして与薬後，嘔吐した事例がある。

服薬介助・服薬指導のヒント
- 単シロップ，アイスクリームに混ぜて与薬。服薬補助ゼリーなどに包んでもよい。

避けたほうがよいこと
- つくり置きしない。

● 製剤情報

商品名（会社名）	色／味／におい等	添加物
ファロムドライシロップ小児用10%（マルホ）	だいだい色／甘い（オレンジ味）／芳香	精製白糖，D-マンニトール，アスパルテーム（L-フェニルアラニン化合物），エチレンジアミン四酢酸カルシウムニナトリウム，ヒドロキシプロピルセルロース，黄色5号，香料

● 原薬の性状と特徴

性状 白色～淡黄色の結晶または結晶性の粉末である。水またはメタノールに溶けやすく，エタノール（95）に溶けにくく，ジエチルエーテルにほとんど溶けない。

原薬の特徴 ペネム・カルバペネムの合成中間体から創製され，ペネム骨格にテトラヒドロフラン環を有する。細菌の細胞壁合成を阻害し，殺菌的に作用する。

ホスホマイシンカルシウム水和物
Fosfomycin calcium hydrate（JP）

ホスミシンドライシロップ200・400　（MeijiSeika）　200mg・400mg 1g

▶幅広い抗菌スペクトルをもち，グラム陽性菌，陰性菌に対し，殺菌的に作用する薬剤で，ほかの抗生物質と交差耐性がない特徴をもつ。
▶ドライシロップ剤のほか，注射剤，点耳剤など多様な剤形がある。

服薬における実例
● 1回の服用量が多いことによる服薬困難な事例がある。

服薬介助・服薬指導のヒント
●〔ホスミシン〕水で溶かすと製剤のヨーグルト風味がよくなり，服薬しやすくなる。

●製剤情報

商品名（会社名）	色／味／におい等	添加物
ホスミシンドライシロップ200 (MeijiSeika)	白色／甘味／芳香 （乳酸飲料風味）	ヒドロキシプロピルセルロース，塩化ナトリウム，パラオキシ安息香酸メチル，パラオキシ安息香酸プロピル，ソルビタンセスキオレイン酸エステル，ソルビタン脂肪酸エステル，グリセリン脂肪酸エステル，ショ糖脂肪酸エステル，ポリオキシエチレン硬化ヒマシ油60，結晶セルロース，カルメロースナトリウム，シリコーン樹脂，白糖 香料，バニリン，エチルバニリン
ホスミシンドライシロップ400 (MeijiSeika)	白色／甘味／芳香 （乳酸飲料風味）	ヒドロキシプロピルセルロース，塩化ナトリウム，サッカリンナトリウム水和物，パラオキシ安息香酸メチル，パラオキシ安息香酸プロピル，ソルビタンセスキオレイン酸エステル，ソルビタン脂肪酸エステル，グリセリン脂肪酸エステル，ショ糖脂肪酸エステル，ポリオキシエチレン硬化ヒマシ油60，結晶セルロース，カルメロースナトリウム，シリコーン樹脂，白糖 香料，バニリン，エチルバニリン
ホスホマイシンカルシウムドライシロップ40%「日医工」 （日医工）	白色／甘い／芳香 （アプリコット風味）	精製白糖，マクロゴール6000，ヒドロキシプロピルセルロース，クエン酸水和物，パラオキシ安息香酸エチル，パラオキシ安息香酸ブチル，香料

●原薬の性状と特徴

性状 白色の結晶性の粉末である。水に溶けにくく、メタノールまたはエタノール（99.5）にほとんど溶けない。

原薬の特徴 スペインの土壌から分離された*Streptomyces fradiae*の培養液中に発見された抗生物質。独特の化学構造を有し、分子量が小さい。細胞壁合成の初期段階を阻害する。

ミノサイクリン塩酸塩　Minocycline hydrochloride（JP）

ミノマイシン顆粒2%　（ファイザー）　20mg 1g　　　　　　　　遮光

▶代表的なテトラサイクリン系抗生物質。
▶MRSAにも強い抗菌力を示すなど、広い抗菌スペクトルを有する。
▶特に歯牙形成期の小児に使用する場合は、歯牙の着色・エナメル質形成不全などに注意が必要である。

服薬における実例

● オレンジ風味で甘いが、後味の苦味による拒薬の事例がある。

避けたほうがよいこと

● 牛乳、粉ミルク、乳製品、スポーツドリンク、そのほかカルシウムを含有する飲食物との併用に注意する（キレート形成。与薬はこれらの飲食後2時間以上空ける）。

●製剤情報

商品名（会社名）	色／味／におい等	添加物
ミノマイシン顆粒2%（ファイザー）	淡橙色／甘味／オレンジの香り	精製白糖、ヒドロキシプロピルセルロース、香料、黄色5号アルミニウムレーキ
ミノサイクリン塩酸塩顆粒2%「サワイ」（沢井）	淡橙色／甘味／ハッカ様の芳香	軽質無水ケイ酸、白糖、パラオキシ安息香酸プロピル、パラオキシ安息香酸メチル、ヒドロキシプロピルセルロース、*l*-メントール、黄色5号アルミニウムレーキ

●原薬の性状と特徴

性状 黄色の結晶性の粉末である。N,N-ジメチルホルムアミドに溶けやすく、メタノールにやや溶けやすく、水にやや溶けにくく、エタノール（95）に溶けにくい。水溶液（1→100）のpHは3.5〜4.5。

原薬の特徴 6-デオキシテトラサイクリンから半合成的に得られたテトラサイクリン系抗生物質。細菌のリボソーム70Sに特異的に作用し、細菌の蛋白質合成を阻害する。

レボフロキサシン水和物　Levofloxacin hydrate（JP）

クラビット細粒10%　　　　　　　　　　　　　　　遮光（分包除く）

（第一三共）　100mg 1g（レボフロキサシンとして）

- ▶国内で開発され、幅広い感染症に用いられている代表的ニューキノロン系合成抗菌薬。
- ▶PK-PDの観点から、2009年に高用量の1日1回投与法が承認された。

服薬における実例

- 水に溶かしたところ拒薬した事例がある。

服薬介助・服薬指導のヒント

- 単シロップ、アイスクリームに混ぜて与薬。
- 服薬補助ゼリーなどに包んでもよい。

避けたほうがよいこと

- 〔レボフロキサシン内用液250mg「トーワ」〕茶葉抽出飲料（緑茶、紅茶、ウーロン茶）およびコーラに混ぜると沈殿が生じるため、混ぜないようにする。

246 　事例集 12. 抗菌薬

●製剤情報

商品名(会社名)	色/味/におい等	添加物
細粒		
クラビット細粒10% (第一三共)	淡黄白色〜黄白色/わずかに甘い ※コーティング細粒	乳糖水和物, タルク, トウモロコシデンプン, 酸化チタン, 軽質無水ケイ酸, ショ糖脂肪酸エステル, アスパルテーム (L-フェニルアラニン化合物), 香料, その他2成分
レボフロキサシン細粒 10%「DSEP」 (第一三共エスファ)	淡黄白色〜黄白色/わずかに甘い ※コーティング細粒	乳糖水和物, タルク, トウモロコシデンプン, 酸化チタン, 軽質無水ケイ酸, ショ糖脂肪酸エステル, アスパルテーム (L-フェニルアラニン化合物), 香料, その他2成分
内用液		
レボフロキサシン内用液 250mg「トーワ」 (東和薬品)	黄色澄明/パイナップル風味	粉末還元麦芽糖水アメ, スクラロース, アスパルテーム (L-フェニルアラニン化合物), 安息香酸ナトリウム, pH調整剤 (乳酸), l-メントール, ベンジルアルコール, 香料

●原薬の性状と特徴

性状 淡黄白色〜黄白色の結晶または結晶性の粉末である。酢酸（100）に溶けやすく, 水またはメタノールにやや溶けにくく, エタノール（99.5）に溶けにくい。0.1mol/L塩酸試液に溶ける。光によって徐々に暗淡黄白色になる。融点：約226℃（分解）。

原薬の特徴 ラセミ体であるオフロキサシンの光学異性体。細菌のDNAジャイレースおよびトポイソメラーゼIVに働いてDNA複製を阻害し, 殺菌的に作用する。

13. 抗真菌薬

アトバコン　Atovaquone（JAN）

サムチレール内用懸濁液15%　（GSK）　750mg 5mL 1包　（凍結を避ける）

▶ニューモシスチス肺炎（PCP）およびその発症抑制に，ST合剤使用が困難な場合に用いられる。
▶ほかの真菌や細菌には効力をもたない。

服薬における実例
● 苦味と強い粘性のため，薬剤が口に残存した事例がある。

●製剤情報

商品名（会社名）	色／味／におい等	添加物
サムチレール内用懸濁液15% （GSK）	鮮黄色／果実様の芳香	ベンジルアルコール，キサンタンガム，ポリオキシエチレン(160)ポリオキシプロピレン(30)グリコール，サッカリンナトリウム水和物，香料

●原薬の性状と特徴

性状　黄色の粉末である。融点：221℃。

原薬の特徴　ニューモシスチス・イロベチー（*Pneumocystis jirovecii*）のミトコンドリア内膜に作用し，電子伝達系の機能を阻害して核酸およびATPの合成を阻害し，抗*P. jirovecii*活性を示すと考えられる。

イトラコナゾール　Itraconazole（JP）

イトリゾール内用液1%　（ヤンセン）　1%1mL

- ▶各種の全身性・深在性真菌症などに対して用いられる代表的トリアゾール系抗真菌薬。
- ▶イトラコナゾールは難溶性であり，内用液は溶解補助剤（ヒドロキシプロピル-β-シクロデキストリン）により液剤化している。

服薬における実例
- 特有の風味，苦味による拒薬事例がある。
- 1回の服用量が多いことによる拒薬事例がある。

服薬介助・服薬指導のヒント
- 原則として原液のまま与薬させるため，与薬後すぐに口直しのジュース，コーヒー牛乳など味の濃いものを飲ませる。酸性飲料を与えてもよい。

避けたほうがよいこと
- ほかの飲料（水を含む）と混ぜると，溶解補助剤との溶解バランスがくずれ，結晶が析出し薬効が減弱するおそれがあるため，避けたほうがよい。

●製剤情報

商品名(会社名)	色／味／におい等	添加物
イトリゾール内用液1% （ヤンセン）	黄色〜微褐色澄明／チェリー様のにおい	ヒドロキシプロピル-β-シクロデキストリン（溶解補助剤），プロピレングリコール，塩酸，水酸化ナトリウム，サッカリンナトリウム水和物，D-ソルビトール液，カラメル，香料
イトラコナゾール内用液1% 「ファイザー」 （ファイザー）	黄色〜微褐色澄明／チェリー様のにおい	ヒドロキシプロピル-β-シクロデキストリン，D-ソルビトール液，プロピレングリコール，サッカリンナトリウム水和物，チェリー香料，カラメル香料，塩酸，水酸化ナトリウム，精製水

●原薬の性状と特徴

性状 白色の粉末である。N,N-ジメチルホルムアミドにやや溶けやすく，エタノール（99.5）に極めて溶けにくく，水および2-プロパノールにほとんど溶けない。N,N-ジメチルホルムアミド溶液（1→100）は旋光性を示さない。融点：166～170℃。

原薬の特徴 トリアゾール系骨格を有する抗真菌薬で，4種類の立体異性体混合物。真菌のチトクロームP450に特異的に作用し，真菌細胞膜のエルゴステロールの生合成を阻害し，抗真菌作用を示す。

フルコナゾール Fluconazole（JP）

ジフルカンドライシロップ350mg・1400mg
（ファイザー） 10mg・40mg 1mL（懸濁後の内用液として）

▶各種の全身性・深在性真菌症などに対して用いられる代表的トリアゾール系抗真菌薬。
▶開発要請のあったドライシロップ剤が2012年に承認された。

服薬における実例

● 拒薬の報告事例は特にない。

●製剤情報

商品名（会社名）	色／味／におい等	添加物
ジフルカンドライシロップ 350mg・1400mg（ファイザー）	白色～黄色／オレンジの芳香	精製白糖，軽質無水ケイ酸，酸化チタン，キサンタンガム，クエン酸ナトリウム，無水クエン酸，安息香酸ナトリウム，香料

●原薬の性状と特徴

性状 白色～微黄白色の結晶性の粉末である。エタノール（99.5）にやや溶けやすく，水に溶けにくい。希塩酸に溶ける。融点：137～141℃。

原薬の特徴 トリアゾール系骨格にフッ素原子を有する抗真菌薬。真菌細胞膜成分のエルゴステロール生合成を抑制し，抗真菌作用を示す。

ミコナゾール　Miconazole（JP）

フロリードゲル経口用2%　（持田＝昭和薬化）　2％1g　　（高温を避ける）

- ▶代表的なトリアゾール系抗真菌薬。
- ▶経口用ゲル剤が口腔および食道カンジダ症に用いられるほか，表在性真菌症に用いる軟膏剤・腟坐剤，深在性真菌症に用いられる注射剤がある。

服薬における実例

- 苦味，べたつきなどの不快感による拒薬事例がある。

服薬介助・服薬指導のヒント

- 離乳食前の乳児の場合，口腔内に必要量を含ませた後，空の乳首で吸てつさせる。
- 服薬困難な場合に，アムホテリシンB（ファンギゾンシロップ）へ変更して与薬できた事例もある。

●製剤情報

商品名(会社名)	色／味／におい等	添加物
フロリードゲル経口用2%（持田＝昭和薬化）	白色〜微黄白色／わずかに甘い	ラウリル硫酸ナトリウム，カルメロースナトリウム，アルギン酸ナトリウム，クロスカルメロースナトリウム，ポリアクリル酸ナトリウム，結晶リン酸二水素ナトリウム，リン酸水素ナトリウム水和物，濃グリセリン

●原薬の性状と特徴

性状　白色〜微黄白色の結晶性の粉末である。メタノール，エタノール（95）または酢酸（100）に溶けやすく，ジエチルエーテルにやや溶けやすく，水にほとんど溶けない。メタノール溶液（1→20）は旋光性を示さない。融点：84〜87℃。

原薬の特徴　トリアゾール系骨格を有する抗真菌薬。低濃度では主に真菌細胞膜に作用して膜透過性の変化を起こし，高濃度では細胞の壊死性変化をもたらして殺菌的に作用する。

及び鏡像異性体

14. 抗ウイルス薬

アシクロビル　Aciclovir（JP）

ゾビラックス顆粒40%　（GSK）　40% 1g

- ▶単純疱疹，帯状疱疹，水痘などに広く用いられる抗ウイルス薬。
- ▶経口剤のほか，注射剤，眼軟膏，軟膏剤など多くの剤形がある。

服薬における実例
- 強い苦味による拒薬事例がある。

服薬介助・服薬指導のヒント
- チョコレートアイスクリームに混ぜて与薬。
- 〈乳児〉単シロップに混ぜて与薬してもよい。

●製剤情報

商品名（会社名）	色／味／におい等	添加物
顆粒			
ゾビラックス顆粒40% （GSK）	白色～微黄白色	乳糖水和物，トウモロコシデンプン，低置換度ヒドロキシプロピルセルロース，メチルセルロース
アシクロビル顆粒40% 「CH」 （長生堂＝日本ジェネリック）	白色～微黄白色／無味	乳糖水和物，トウモロコシデンプン，低置換度ヒドロキシプロピルセルロース，メチルセルロース，ラウリル硫酸ナトリウム，タルク，含水二酸化ケイ素
アシクロビル顆粒40% 「CHOS」 （CHO＝ファイザー）	白色～微黄白色／無味	乳糖水和物，トウモロコシデンプン，低置換度ヒドロキシプロピルセルロース，メチルセルロース，ラウリル硫酸ナトリウム，タルク，含水二酸化ケイ素
アシクロビル顆粒40% 「サワイ」 （沢井）	白色～微黄白色／味ほとんどなし／芳香なし	軽質無水ケイ酸，トウモロコシデンプン，乳糖，ポリオキシエチレンポリオキシプロピレングリコール，メチルセルロース

事例集 14. 抗ウイルス薬

商品名(会社名)	色／味／におい等	添加物
アシクロビル顆粒40%「タカタ」(高田)	白色～微黄白色／粉っぽいが甘く、服用しやすい。後に若干の苦味がある(20%濃度での溶解液)	乳糖水和物, トウモロコシデンプン, 低置換度ヒドロキシプロピルセルロース, メチルセルロース, アスパルテーム(L-フェニルアラニン化合物), メタケイ酸アルミン酸マグネシウム ※香料なし
アシクロビル顆粒40%「テバ」(武田テバ薬品＝武田テバファーマ＝武田)	白色～微黄白色	乳糖水和物, トウモロコシデンプン, ヒドロキシプロピルセルロース, メチルセルロース, ラウリル硫酸ナトリウム, タルク, 二酸化ケイ素
アシクロビル顆粒40%「トーワ」(東和薬品)	白色～微黄白色	乳糖水和物, トウモロコシデンプン, メチルセルロース, 低置換度ヒドロキシプロピルセルロース
アシクロビル顆粒40%「日医工」(日医工)	白色～微黄白色	乳糖, トウモロコシデンプン, ステアリン酸マグネシウム, メチルセルロース, ヒドロキシプロピルセルロース
ビクロックス顆粒40%(小林化工＝MeijiSeika)	白色～微黄白色／甘味／ヨーグルト風味	D-マンニトール, 結晶セルロース, ポビドン, デンプングリコール酸ナトリウム, アスパルテーム(L-フェニルアラニン化合物), 香料
シロップ		
アシクロビルシロップ8%「タカタ」(高田)	振り混ぜるとき白色／甘い／芳香(ヨーグルト風味)	結晶セルロース, カルメロースナトリウム, 乾燥水酸化アルミニウムゲル, グァーガム, クエン酸水和物, クエン酸ナトリウム水和物, プロピレングリコール, パラオキシ安息香酸メチル, パラオキシ安息香酸プロピル, アスパルテーム(L-フェニルアラニン化合物), 香料
ビクロックスシロップ8%(小林化工＝MeijiSeika)	振り混ぜるとき白色／甘い／特異な芳香(バナナ風味)	結晶セルロース, カルメロースナトリウム, サッカリンナトリウム水和物, アスパルテーム(L-フェニルアラニン化合物), 亜硫酸水素ナトリウム, クエン酸ナトリウム水和物, パラオキシ安息香酸メチル, パラオキシ安息香酸プロピル, クエン酸水和物, エタノール, 香料
ドライシロップ		
アシクロビルDS 80%「サワイ」(沢井)	白色～微黄白色／甘い／ストロベリー様の芳香	アスパルテーム(L-フェニルアラニン化合物), 軽質無水ケイ酸, サッカリンナトリウム, ヒドロキシプロピルセルロース, D-マンニトール, 香料

商品名(会社名)	色／味／におい等	添加物
アストリックドライシロップ80% (日本化薬)	白色～微黄白色／甘味	D-マンニトール，ヒドロキシプロピルセルロース，サッカリンナトリウム水和物，アスパルテーム(L-フェニルアラニン化合物)
ゼリー		
アシクロビル内服ゼリー200mg・800mg 「日医工」 (日医工)	白色～微黄白色／甘い／アプリコット風味	カラギーナン，カロブビーンガム，ポリアクリル酸ナトリウム，グリセリン，D-ソルビトール，パラオキシ安息香酸プロピル，クエン酸ナトリウム，クエン酸，香料，エタノール

●原薬の性状と特徴

性状 白色～微黄白色の結晶性の粉末である。水に溶けにくく，エタノール(99.5)に極めて溶けにくい。0.1mol/L塩酸試液または希水酸化ナトリウム試液に溶ける。

原薬の特徴 ヌクレオシドの糖環が開いた非環状側鎖を有するプリン骨格の抗ウイルス薬。ウイルスDNA鎖の伸長を停止させ，ウイルスDNAの複製を阻害する。

オセルタミビルリン酸塩　Oseltamivir phosphate (JAN)

タミフルドライシロップ3%　(中外)　3%1g　　開栓後防湿

▶経口抗インフルエンザウイルス薬。A型・B型インフルエンザウイルス感染症治療および予防に適応をもつ。

服薬における実例

- 〔タミフルドライシロップ〕ミックスフルーツの風味づけがなされているが，苦味が強いため，拒薬，嘔吐の事例がある。

服薬介助・服薬指導のヒント

- チョコレートアイスクリームやペースト，ココア，オレンジジュース，プレーンまたはイチゴ味のヨーグルトに混ぜて与薬。
- 味の濃いピーチジュースに混ぜると，味が改善し与薬できる。
- ココアの粉を混ぜて，散剤のまま与薬するという事例もある。
- 年長児は溶かさずに水でそのまま服薬，年少児は水に溶いてシリンジで与薬できた事例がある。

避けたほうがよいこと

- リンゴジュース，バニラアイスクリーム，乳酸菌飲料，スポーツドリンクとの混合は避けたほうがよい（苦味が増強）。
- 水で溶かした場合，時間を置くと苦味が増強するため，つくり置きしない。また，口の中に長時間とどめてしまうと苦味が増強するため，速やかに飲み下すよう注意する。

●製剤情報

商品名（会社名）	色／味／におい等	添加物
タミフルドライシロップ3％ （中外）	白色〜淡黄色／ミックスフルーツ風味	エリスリトール，ポビドン，トウモロコシデンプン，アセスルファムカリウム，サッカリンナトリウム水和物，軽質無水ケイ酸，ショ糖脂肪酸エステル，デキストリン，中鎖脂肪酸トリグリセリド，香料
オセルタミビルDS3％「サワイ」 （沢井）	白色〜淡黄色／わずかに甘い／フルーツミックス様の芳香	アセスルファムカリウム，軽質無水ケイ酸，サッカリンナトリウム，タウマチン，トウモロコシデンプン，乳糖，バニリン，ポリビニルアルコール（部分けん化物），l-メントール，香料

●原薬の性状と特徴

性状 白色〜微黄白色の粉末または塊のある粉末である。水およびメタノールに溶けやすく，エタノール（95）にやや溶けやすく，N,N-ジメチルアセトアミドに溶けにくく，アセトニトリルにほとんど溶けない。融点：192〜195℃（分解）。

原薬の特徴 シアル酸類似体で，エチルエステル型プロドラッグ。吸収後，肝エステラーゼにより活性体へ変換され，インフルエンザウイルスのノイラミニダーゼを阻害しウイルスの増殖を抑制する。

バラシクロビル塩酸塩　Valaciclovir hydrochloride（JAN）

バルトレックス顆粒50%　（GSK）　50% 1g

▶ 単純疱疹，帯状疱疹，水痘などに広く用いられる抗ウイルス薬。
▶ アシクロビルと比較して高いバイオアベイラビリティを有し，アシクロビルは1日4回投与であるのに対して本薬は1日2〜3回と投与回数が少ない特徴をもつ。

服薬における実例
- 顆粒のざらつきや苦味による拒薬事例がある。
- 1回量が多いことによる拒薬事例がある。

服薬介助・服薬指導のヒント
- 単シロップのほか，ココア，ヨーグルト，イチゴジャム，練乳などの味の濃いものや，アイスクリームなどの冷たいものと一緒に混ぜて与薬。
- 顆粒を溶解せず，そのままスプーンにのせて与薬できた事例もある。
- 舌触りの改善，1回量のかさ減少のため，錠剤を粉砕して与薬できた事例もある。
- アシクロビルドライシロップに変更した事例もある。

避けたほうがよいこと
- 顆粒をすりつぶさない（苦味が増強）。
- 顆粒を噛むと苦味が出るため，噛まないように注意する。
- ポカリスエットやカルピスウォーターなどと一緒に混ぜてから，しばらく経過すると苦味が出ることがあるという報告がある（混ぜた直後に服薬すれば苦味なし）。

●製剤情報

商品名（会社名）	色／味／におい等	添加物
バルトレックス顆粒50%（GSK）	白色〜微黄白色／においはないか，わずかに特異なにおい	結晶セルロース（粒），ポビドン，アクリル酸エチル・メタクリル酸メチルコポリマー，ポリオキシエチレンノニルフェニルエーテル，ヒドロキシプロピルセルロース，タルク，軽質無水ケイ酸

商品名（会社名）	色／味／におい等	添加物
バラシクロビル顆粒50%「MEEK」（小林化工）	白色～微黄白色※主薬由来の苦味をマスキングしたマスクコート顆粒。	D-マンニトール，ヒドロキシプロピルセルロース，アクリル酸エチル・メタクリル酸メチルコポリマー，ポリオキシエチレンノニルフェニルエーテル，タルク，軽質無水ケイ酸
バラシクロビル顆粒50%「アスペン」（アスペン）	白色～微黄白色／においはないか，わずかに特異なにおい	結晶セルロース（粒），ポビドン，アクリル酸エチル・メタクリル酸メチルコポリマー，ポリオキシエチレンノニルフェニルエーテル，ヒドロキシプロピルセルロース，タルク，軽質無水ケイ酸
バラシクロビル顆粒50%「トーワ」（東和薬品）	白色～微黄白色／においはないか，わずかに特異なにおい※有効成分の苦味をマスキングした顆粒。	D-マンニトール球状顆粒，ポビドン，アミノアルキルメタクリレートコポリマーRS，エチルセルロース，タルク
バラシクロビル顆粒50%「日医工」（日医工）	白色～微黄白色※苦味をマスキングしたコーティング顆粒。	セルロース，ポビドン，ヒドロキシプロピルセルロース，エチルセルロース，タルク，無水ケイ酸
バラシクロビル顆粒50%「明治」（MeijiSeika）	白色～微黄白色※主薬由来の苦味をマスクしたコーティング顆粒。	D-マンニトール，ヒドロキシプロピルセルロース，アクリル酸エチル・メタクリル酸メチルコポリマー，ポリオキシエチレンノニルフェニルエーテル，タルク，軽質無水ケイ酸

●原薬の性状と特徴

性状 白色～微黄白色の結晶性の粉末である。水に溶けやすく，エタノール（99.5）に極めて溶けにくい。0.05mol/L塩酸試液に溶ける。結晶多形が認められる。融点：約200℃（分解）。

原薬の特徴 アシクロビルの経口吸収性を改善したL-バリルエステル型プロドラッグ。吸収後，活性代謝物のアシクロビルに変換される。

バルガンシクロビル塩酸塩
Valganciclovir hydrochloride（JAN）

バリキサドライシロップ5000mg，錠450mg
（田辺三菱） 50mg 1 mL（懸濁後の内用液として），
450mg 1錠

DS 調製後は冷蔵庫保存，
錠 開封後防湿

▶ガンシクロビルのプロドラッグで，吸収効率が改善された抗ウイルス薬。
▶2018年に，「臓器移植（造血幹細胞移植を除く）におけるサイトメガロウイルス感染症の発症抑制」の小児適応が追加されるとともに，ドライシロップ剤が承認された。

服薬における実例
- 〔バリキサ錠〕苦味があり，服薬が困難な事例がある。

服薬介助・服薬指導のヒント
- 〔バリキサ錠〕単シロップや服薬補助ゼリーに混ぜて与薬。

避けたほうがよいこと
- 〔ドライシロップ〕ほかの飲食物と混ぜて服薬しないこと。
- 〔ドライシロップ〕精製水で調製後は，凍結を避けて冷蔵庫（2～8℃）に保存し，49日以内に使用すること。

●製剤情報

商品名（会社名）	色／味／におい等	添加物
バリキサドライシロップ5000mg（田辺三菱）	白色～微黄色〔1瓶（12.0g）に精製水91mLを加えて調製した溶液は無色～黄赤色の澄明な液〕	D-マンニトール，フマル酸，ポビドン，安息香酸ナトリウム，サッカリンナトリウム水和物，マルトデキストリン，プロピレングリコール，アラビアゴム末，香料
バリキサ錠450mg（田辺三菱）	淡赤色 ※フィルムコーティング錠	クロスポビドン，酸化チタン，三二酸化鉄，ステアリン酸，セルロース，ヒプロメロース，ポビドン，ポリソルベート80，マクロゴール400

●原薬の性状と特徴
性状 白色～灰白色の粉末である。水，N,N-ジメチルホルムアミドまたはメタノールに溶けやすく，エタノール（99.5）に溶けにくい。0.001mol/L塩酸試液に溶ける。

原薬の特徴 ガンシクロビルのL-バリンエステル体（プロドラッグ）。経口投与後に腸管および肝臓のエステラーゼにより速やかに加水分解され，ガンシクロビルに変換される。ガンシクロビルは2′-デオキシグアノシンの合成誘導体で，サイトメガロウイルスをはじめとするヘルペスウイルス科のウイルスに対し抗ウイルス活性を有する。

・HCl 及びC*位エピマー

ラニナミビルオクタン酸エステル水和物
Laninamivir octanoate hydrate（JAN）

イナビル吸入粉末剤20mg　（第一三共）　20mg 1キット

▶ラニナミビルのプロドラッグで，ウイルスの増殖部位である呼吸器に長時間にわたり貯留して作用を示す，長時間作用型ノイラミニダーゼ（NA）阻害薬。
▶A型・B型インフルエンザウイルス感染症治療および予防に対して，単回の吸入で完結するため，患者の自己判断による服薬中止や服薬忘れがない。

服薬における実例

- きちんと吸入できるか否かは，手技の優劣で左右される可能性があり，練習でうまくいっても，本番で吸入口に息を吹きかけてしまい失敗する事例がある。

服薬介助・服薬指導のヒント

- 専用の吸入練習キットの笛で（楽しく）十分練習した後，時間を空けずに本薬を吸入させる。
- 本番では薬剤の粉末が出ることを伝えておく。粉末に驚いた経験から，吸入を嫌がるようになった患児の事例がある。

参考までに…

きちんと吸入できているか？

インフルエンザA型陽性の患児（10歳・男児）の事例で，吸えていれば音が出る練習用の笛を用い，吸入方法を練習した。患児に笛の音が鳴るまで吸ってほしい旨を伝え，練習を繰り返してもらっ

た。その後，イナビル2本の吸入を実施したが，吸い込む力が弱かったためか，少量の薬剤が口腔内に残存した。子どもの吸引力を把握することは難しく，一定の吸引力で安定した投薬には，ある程度の年齢と成長発達段階でないと難しいと感じた。

避けたほうがよいこと

- 添加物に乳糖水和物（夾雑物として乳蛋白を含む）を含むため，アナフィラキシーを発現した症例報告があり，注意が必要である（乳製品アレルギーの既往歴のある患者に対し慎重投与）。

●製剤情報

商品名（会社名）	色／味／におい等	添加物
イナビル吸入粉末剤20mg （第一三共）	白色	乳糖水和物（夾雑物として乳蛋白を含む）

●原薬の性状と特徴

性状 白色の粉末である。ジメチルスルホキシドおよびメタノールに溶けやすく，エタノール（99.5）に溶けにくく，水に極めて溶けにくく，アセトニトリルおよびヘキサンにほとんど溶けない。わずかに吸湿性である。融点：約235℃（分解）。

原薬の特徴 ラニナミビルオクタン酸エステル水和物（3-アシル体と2-アシル体の2種類の位置異性体の混合物）の活性代謝物ラニナミビルは，A型およびB型インフルエンザウイルスのノイラミニダーゼを選択的に阻害し，新しく形成されたウイルスの感染細胞からの遊離を阻害することにより，ウイルスの増殖を抑制する。

3-アシル体

2-アシル体

> こんな工夫もありました

患児の特徴に合わせて絵本を手作り

　白血病の患児への説明用に作成された，手作り絵本を紹介します。
　図1は，2～3歳の患児向けに専門用語を使用せず，平易な言葉で，「どんな薬なのか（薬の役割）」，「どんな薬があるか（剤形）」，「どのように飲むか（服薬方法）」などを，簡潔に1枚にまとめた手描きの説明書です。
　図2は，3～6歳向けに手作りした絵本の一部を抜粋して示します。患児が自身の病気のことを知り，薬を飲むことの大切さ，生活のなかで気をつけることなどを理解できるよう，数ページのストーリーにまとめています。
　患児の好きなキャラクターをイラストに添えるなど，特徴に合わせた絵本を作成することで，服薬に対する恐怖心を和らげ，イラストで興味をひきながら，服薬に対する理解へと結びつけます。

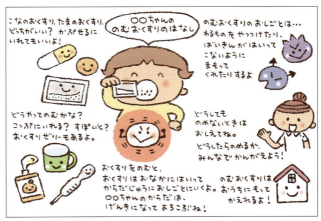

図1　手描き絵本（2～3歳向け）

○○ちゃんへ
たいせつなおはなし

○○ちゃんは，どうしてびょういんにおとまりしていたのかな？
それはね，○○ちゃんのからだのなかに「わるいち」がいたからなんだ。
○○ちゃんのからだのなかの「ちのこうじょう」がこわれてしまって「わるいち」がふえてしまったんだよ。

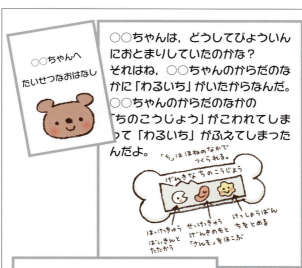

「わるいち」がふえると，ねつがでたり，からだがいたくなったり，ちがとまらなくなったりしちゃう。
「わるいち」をやっつけるために，びょういんにおとまりしたんだよ。

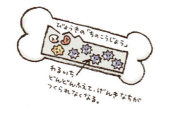

図2 手描き絵本（3〜6歳向け）
（情報提供：静岡県立こども病院 看護部）

15. 麻薬

モルヒネ塩酸塩水和物
Morphine hydrochloride hydrate（JP）

オプソ内服液5mg・10mg （大日本住友） 2.5mL・5mL 1包　　(床遮光)

▶各種がんにおける鎮痛に用いられる，分包内用液剤。

服薬における実例
- 特有の風味による拒薬事例がある。

服薬介助・服薬指導のヒント
- ジュース，アイスクリームに混ぜて与薬。

●製剤情報

商品名（会社名）	色／味／におい等	添加物
オプソ内服液 5mg・10mg（大日本住友）	無色澄明	亜硫酸水素ナトリウム，D-ソルビトール，クエン酸水和物，L-グルタミン酸ナトリウム，パラオキシ安息香酸メチル，pH調節剤

●原薬の性状と特徴

性状　白色の結晶または結晶性の粉末である。ギ酸に溶けやすく，水にやや溶けやすく，メタノールにやや溶けにくく，エタノール（95）に溶けにくい。光によって徐々に黄褐色を帯びる。水溶液（0.1→10）のpHは4.0～6.0。

原薬の特徴　オピオイドμ-受容体を介し，求心性痛覚伝導路を抑制し，脳幹から脊髄後角にいたる下行性痛覚抑制系を賦活することにより鎮痛作用を示す。

16. その他

抗悪性腫瘍薬

イマチニブメシル酸塩　Imatinib Mesilate（JAN）

グリベック錠100mg　（ノバルティス）　100mg

- ▶フィラデルフィア染色体により生成されるチロシンキナーゼの活性化を阻害し，腫瘍細胞の増殖を抑制する分子標的薬。
- ▶慢性骨髄性白血病，KIT（CD117）陽性消化管間質腫瘍，フィラデルフィア染色体陽性急性リンパ性白血病，FIP1L1-PDGFRα陽性の好酸球増多症候群・慢性好酸球性白血病に使用される。

※望ましくはないが，やむをえず粉砕・半錠にした事例も記載。

服薬における実例

- ●錠剤粉砕：強い苦味による拒薬事例がある。

服薬介助・服薬指導のヒント

- ●錠剤粉砕：濃いめのココアを50mLほど作成し，混ぜることで服薬できた事例がある。
- ●半錠：切った側面からの苦味があり，服薬に時間がかかるなどの服薬困難な状況であったが，服薬後にミルクティーや乳酸菌飲料（ピルクル）で口直しすることで，継続的な服薬が可能となった事例がある。
- ●錠剤をプリンにのせることで苦味が緩和されたという報告がある。
- ●成長とともに錠剤を飲めるようになり，解決した事例もある。

混ぜるときは容器への付着などに注意

ちょっと共有

　4歳3カ月の男児で，ほかの薬は砂糖水に溶かせばスムーズに飲めていた。グリベック錠の粉砕により強い苦味が出て拒薬し，口に入れてもすぐ吐き出してしまうなど，服薬に毎回1時間ほど時間を要していた。ピーナツバターで苦味が緩和できると患児の母親からコメントをもらって試してみたが混ざりにくく，混ぜるときに使用

する容器に大量に薬剤が付着してしまい，血中濃度が低かった事例がある。

体験と合わせて根気よく説明

4歳3カ月の男児に対し，下記①〜④の順に少しずつ服薬説明することで，錠剤を飲めるようになった事例。

①病気について説明した後に，病気を治すためには必要な大事な薬であることを説明した。

②服薬を1時間以上嫌がったときは，経鼻胃管チューブを挿入し注入した。経鼻胃管チューブを入れてでも服薬しなければならない大切な薬であることを説明した。

③錠剤はコーティングされており，苦味を感じにくいことを説明。母親と一緒に，ラムネを使用して錠剤を飲み込む練習をした。

④「おくすりがんばったよ」表を作成。服薬できたら，表にシールを貼ってもらった。シールが増えていたら，担当看護師以外もほめるようにした。

●製剤情報

代表商品名（会社名）	外観および性状	添加物
グリベック錠100mg（ノバルティス）	くすんだ黄赤色〜濃い黄赤色 ※フィルムコート錠	無水ケイ酸，クロスポビドン，ステアリン酸マグネシウム，セルロース，ヒプロメロース，三二酸化鉄，マクロゴール，タルク

●原薬の性状と特徴

性状 白色〜淡黄色またはうすい褐色の粉末。水に極めて溶けやすく，メタノールにやや溶けにくく，エタノール（95）に溶けにくく，その他の低極性溶媒にはほとんど溶けない。また，溶解度にpH依存性があり，酸性側では溶けやすいが，pHが5.5より大きくなると溶けにくくなる。融点：210〜220℃（分解）。

原薬の特徴 Bcr-Ablチロシンキナーゼを標的として設計・開発された，世界で最初の経口分子標的薬。

エトポシド　Etoposide（JP）

ラステットSカプセル25mg・50mg　　　　　　　　　　　　　　　　吸湿注意
　（日本化薬）　25mg・50mg　1カプセル
ベプシドカプセル25mg・50mg　（BMS）　25mg・50mg　1カプセル

- ▶腫瘍細胞の増殖期のDNA合成に欠かせない酵素であるトポイソメラーゼを阻害することにより，その増殖を抑制するDNAトポイソメラーゼ阻害薬。
- ▶肺小細胞がん，悪性リンパ腫のほか，子宮頸がん，がん化学療法後に増悪した卵巣がんに対する効果が認められている。

※やむをえずカプセルを溶解して与薬した事例を記載。

服薬における実例
- 〔ラステットSカプセル〕簡易懸濁法によりカプセルを溶かして与薬。1カプセルあたり，5mL以上の白湯で溶かした。舌がびりっとした感じがある。

避けたほうがよいこと
- 〔ラステットSカプセル〕溶解性がよくないため，白湯5mL以下の量での懸濁は推奨しない（メーカー問い合わせより）。
- 酸性，アルカリ性では不安定なため，必ず白湯で溶解すること。

●製剤情報

代表商品名（会社名）	外観および性状	添加物
ラステットSカプセル 25mg・50mg（日本化薬）	白色の帯により接着された薄いだいだい色の硬カプセル剤。内容液は淡黄白色澄明の粘性の液	マクロゴール，ポビドン，ヒドロキシプロピルセルロース，クエン酸（カプセル本体：ラウリル硫酸ナトリウム，ポリソルベート80）
ベプシドカプセル 25mg・50mg（BMS）	白色の帯により接着された薄いだいだい色の硬カプセル剤。内容液は淡黄白色澄明の粘性の液	マクロゴール，ポビドン，ヒドロキシプロピルセルロース，無水クエン酸（カプセル本体：ゼラチン，ラウリル硫酸ナトリウム，ポリソルベート80）

●原薬の性状と特徴

性状　白色の結晶または結晶性の粉末である。メタノールにやや溶けにくく，エタノール（99.5）に溶けにくく，水に極めて溶けにくい。融点：約260℃（分解点）。

原薬の特徴　メギ科の植物 *Podophyllum peltatum* あるいは *P. emodi* の根茎から抽出した結晶性成分であるポドフィロトキシンを原料とし，1966年に初めて合成された抗

悪性腫瘍薬。エトポシドは細胞周期のS期後半からG₂期にある細胞に対して殺細胞作用を示し，その作用機序はDNA構造変換を行う酵素トポイソメラーゼⅡの活性を阻害するとされている。

テモゾロミド　Temozolomide（JAN）

テモダールカプセル20mg・100mg　（MSD）　20mg・100mg 1カプセル

- ▶イミダゾテトラジン誘導体で，アルキル化剤に分類される経口抗悪性腫瘍薬。
- ▶悪性神経膠腫および，再発または難治性のユーイング肉腫に適応をもつ。

※やむをえずカプセルを溶解して与薬した事例も記載。

服薬における実例

- 〔テモダールカプセル〕〈2歳〉カプセルを飲み込むのが難しかったという事例がある。

服薬介助・服薬指導のヒント

- 〔テモダールカプセル〕リンゴジュースを湯煎し，カプセルを溶解して与薬（カプセル素材はゼラチンであり，30℃以上の水中で速やかに溶解する。約45℃の湯煎で5分以内に溶解するという報告がある）。溶解に際してはリンゴジュースのほか，カルピスやスポーツドリンクなどの酸性の飲料でもよい。
- 〔テモダールカプセル〕アルキル化剤は毒性，発がん性を有するため，曝露防止の観点から，溶解の際にはディスポーザブル容器を用いること。

服薬困難な理由は…？ 参考までに…

苦い薬（ダイフェン，漢方など）も砂糖水に溶かせばスムーズに飲めていた2歳3カ月・男児の事例で，1回に2カプセルを服薬する必要があり（化学療法1クールで5日間服薬），発達段階上，カプセルを飲むのは困難であった。そしてテモダールカプセルは空腹時の決まった時間に確実な服薬が必要であり，服薬時間が変更になるともう1つの抗がん薬の服薬時間も変更しなければならなかった。

リンゴジュースは20mLほど使用し，かつ湯煎しないとカプセルを溶解できなかった。服用量も多く，味も受け入れられないのか，1口飲んだ後は泣いて拒否した。服薬困難な事例の理由として，カプセルを溶解するためにリンゴジュースが温かいこと，カプセルが溶けてゴムっぽいにおいがすることなども考えられた。

病気について説明した後に，病気を治すために必要で大事な薬であることを説明した。薬剤師からは乳酸菌飲料で懸濁する方法も提案され，試してみたが，服薬できなかった。

また与薬時に，医療者の曝露防止のため，ディスポーザブルのガウン，手袋，アイガードを装着していたせいか，そのような格好の医療者を見ただけで激しく啼泣し，拒薬が続いた。短時間で確実に与薬できるように，経鼻胃管チューブを挿入し，薬剤を注入することとなった。

避けたほうがよいこと

- 本剤は空腹時に投与することが望ましく，脂肪分の多い牛乳に溶解すると吸収が悪くなるおそれがあるため，避けたほうがよい。

●製剤情報

代表商品名（会社名）	外観および性状	添加物
テモダールカプセル 20mg・100mg （MSD）	白色の硬カプセル剤（内容物：白色～微紅色または淡黄褐色の粉末）	無水乳糖，軽質無水ケイ酸，デンプングリコール酸ナトリウム，酒石酸，ステアリン酸
テモゾロミド錠 20mg・100mg「NK」 （日本化薬）	淡紅白色のフィルムコーティング錠	D-マンニトール，カルメロース，ステアリン酸，ヒプロメロース，ヒドロキシプロピルセルロース，酸化チタン，プロピレングリコール，三二酸化鉄，カルナウバロウ

●原薬の性状と特徴

性状 白色～微紅色または淡黄褐色の粉末で，ジメチルスルホキシドにやや溶けにくく，水，メタノール，アセトン，またはアセトニトリルに溶けにくく，エタノール（95）に極めて溶けにくい。融点：約200℃（分解）。

原薬の特徴 テモゾロミドはメチルトリアゼン誘導体であるMTICへと代謝活性化された後，メチル化剤として作用し，細胞周期のどの時期にある細胞も殺傷し，腫瘍細胞の増殖を抑制するとされている。

メトトレキサート Methotrexate（JAN）

メソトレキセート錠2.5mg （ファイザー） 2.5mg 1錠　　　　（遮光）

- ▶古くから各種悪性腫瘍の治療に広く使用されてきた葉酸代謝拮抗薬。
- ▶急性白血病，慢性リンパ性白血病，慢性骨髄性白血病，絨毛性疾患（絨毛癌，破壊胞状奇胎，胞状奇胎）の自覚的ならびに他覚的症状の緩解に用いられる。

※望ましくはないが，やむをえず粉砕した事例も記載。

服薬における実例

- ●錠剤粉砕：苦味による拒薬事例がある。

服薬介助・服薬指導のヒント

- ●〈4歳7カ月〉錠剤のまま水で服薬できた事例がある。

成功体験をつくる　　　参考までに…

　粉砕による苦味を嫌い，患児の希望で，5カ月間は錠剤を水で飲めていた4歳7カ月・女児の事例。在宅療養中，服薬時に一度嘔吐したことをきっかけに，錠剤を見ただけで嘔気し，服薬のたびに嘔吐するようになってしまった（ほかの薬剤は細粒，粉砕で服薬できていた）。母親は何とか飲ませようと服薬に1～2時間かけるが，指示量が飲めないこともあった。患児，母ともに週1回の服薬がつらいと言っていた。

　そこで，服薬環境を変え，成功体験をつくるために外来で看護師と一緒に服薬を行った。

〈具体的な指導内容〉

①形状評価：形状と嘔吐の関係を確認するために，メソトレキセート錠と形状が全く同じミントタブレット〔ピンキー（販売終了）〕で嚥下を確認した。患児が嚥下できなかったため，錠剤を粉砕することにした。

②服薬環境の転換：本物の料理道具（ミニカップ・ミニホイッパー）を準備して「一緒にお料理しよう」と提案し，錠剤をつぶして飲める味になるまでチョコレートペーストを混ぜるという一連の動作を患児に任せた。

上記の方法で嘔気を誘発せず服薬できるようになり，服薬日を母児で楽しむようになった。

同様に，在宅療養中に急にメソトレキセートが飲めなくなった幼児の事例もあった。苦味や嘔気に加え，「抗がん剤なので絶対に飲ませなければ」という親の焦りが服薬をさらに困難にしており，いずれの事例も服薬環境の転換が必要であった。

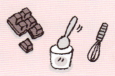

●製剤情報

代表商品名(会社名)	外観および性状	添加物
メソトレキセート錠 2.5mg （ファイザー）	わずかにまだらをもつ淡黄褐色の素錠（割線入り）	トウモロコシデンプン，部分アルファー化デンプン，乳糖水和物，ステアリン酸マグネシウム，pH調節剤

●原薬の性状と特徴

性状 黄褐色の結晶性の粉末である。ピリジンに溶けにくく，水，アセトニトリル，エタノール（95）またはジエチルエーテルにほとんど溶けない。希水酸化ナトリウム試液または希炭酸ナトリウム試液に溶ける。光によって徐々に変化する。

原薬の特徴 腫瘍細胞において，核酸合成などに必須な酵素であるdihydrofolate reductase（DHFR）の活性を抑制し，還元型葉酸を枯渇させる作用を有する葉酸代謝拮抗薬。

メルカプトプリン水和物
Mercaptopurine hydrate（JAN）

ロイケリン散10%　（大原）　10％1g

- ▶核酸代謝拮抗性白血病治療薬。
- ▶急性白血病および慢性骨髄性白血病の自覚的ならびに他覚的症状の緩解に，単独またはほかの抗腫瘍薬と併用して用いられる。
- ▶生ワクチンは，免疫抑制下で接種されると発症するおそれがあるため，併用禁忌である。小児の場合，投与される可能性があるため，特に注意が必要である。

服薬における実例
- 拒薬され，空腹時に服薬しなければならないため，食事やおやつの時間との調整が難しかったという事例がある。

服薬介助・服薬指導のヒント
- 〈3歳〉どのような薬か，絵本を作成して説明することで，その後，積極的に飲めるようになったという事例がある［コラム「患児の特徴に合わせて絵本を手作り」（p.260）も参照］。

●製剤情報

商品名（会社名）	色／味／におい等	添加物
ロイケリン散10%（大原）	黄白色	乳糖水和物，バレイショデンプン，ポリビニルアルコール（部分けん化物）

●原薬の性状と特徴
性状　淡黄色〜黄色の結晶または結晶性の粉末で，においはない。水，アセトンまたはジエチルエーテルにほとんど溶けない。水酸化ナトリウム試液またはアンモニア試液に溶ける。融点：313〜314℃（分解）。

原薬の特徴　細胞の増殖に必要なDNAを構成しているアデニン，グアニンヌクレオチドの合成を阻害することで，異常細胞の過剰な増加を抑えるとされている。

漢方薬

五苓散　Goreisan

本草五苓散顆粒-R　（本草）　1g
五苓散エキス細粒　（各社）　1g
五苓散エキス顆粒　（各社）　1g

（遮光・防湿）

▶ 浮腫, ネフローゼ, 二日酔, 急性胃腸カタル, 下痢, 悪心, 嘔吐, めまい, 胃内停水, 頭痛, 尿毒症, 暑気あたり, 糖尿病（口渇, 尿量減少するもの）に対して使用される。
▶ 乗り物酔いにも使用される。

服薬における実例

- 拒薬の報告事例は特にない。

●製剤情報

商品名（会社名）	色／味／におい等	添加物
細粒		
クラシエ五苓散料エキス細粒 （クラシエ）	淡褐色〜褐色／わずかに甘く苦い／特異なにおい	ステアリン酸マグネシウム, 結晶セルロース, 乳糖水和物, 含水二酸化ケイ素
コタロー五苓散料エキス細粒 （小太郎）	茶褐色〜褐色／甘苦い／特異なにおい	ステアリン酸マグネシウム, トウモロコシデンプン, 乳糖水和物, プルラン, メタケイ酸アルミン酸マグネシウム ※保存剤, 安定剤, 溶媒, 溶解補助剤, 基剤等は使用していない。
三和五苓散料エキス細粒 （三和生薬）	褐色／苦い／特異な芳香	賦形剤：乳糖水和物, トウモロコシデンプン, 結晶セルロース, 部分アルファー化デンプン 防湿剤：軽質無水ケイ酸
ジュンコウ五苓散料FCエキス細粒医療用 （康和＝大杉）	灰褐色／わずかに苦い／特異なにおい	トウモロコシデンプン, 乳糖水和物
〔東洋〕五苓散料エキス細粒 （東洋薬行）	褐色／特異な味とにおい	賦形剤：トウモロコシデンプン
顆粒		
本草五苓散顆粒-R （本草）	淡褐色／わずかに甘く, 後に苦い／特異なにおい	乳糖水和物, カルメロースカルシウム, メタケイ酸アルミン酸マグネシウム

商品名（会社名）	色／味／におい等	添加物
JPS五苓散料エキス顆粒（調剤用）（JPS＝大杉）	淡褐色／わずかに甘味と苦味／特異の芳香	ステアリン酸マグネシウム，ショ糖脂肪酸エステル，乳糖水和物
太虎堂の五苓散料エキス顆粒（太虎精堂）	淡茶色〜灰褐色／わずかに甘苦い／特異なにおい	乳糖水和物，ステアリン酸マグネシウム
ツムラ五苓散料エキス顆粒（医療用）（ツムラ）	淡灰褐色／わずかに辛い／特異なにおい	ステアリン酸マグネシウム，乳糖水和物
テイコク五苓散料エキス顆粒（帝國漢方＝帝國製薬）	淡褐色／甘苦い／特異なにおい	乳糖水和物，結晶セルロース，ステアリン酸マグネシウム
マツウラ五苓散料エキス顆粒（松浦）	淡褐色／特異なにおい	ヒプロメロース，ステアリン酸マグネシウム，乳糖水和物，デキストリン，トウモロコシデンプン

●製剤の性状と含有生薬

性状 淡赤褐色〜淡褐色の粉末または黒褐色の軟エキスで，特異なにおいがあり，味ははじめわずかに甘く，苦く，後にえぐい。

含有生薬 タクシャ，チョレイ，ブクリョウ，ビャクジュツまたはソウジュツ，ケイヒ

大建中湯　Daikenchuto

コタロー大建中湯エキス細粒　（小太郎）　1g
ツムラ大建中湯エキス顆粒（医療用）（ツムラ）　1g　　　遮光・防湿

- ▶配合生薬のサンショウ由来のサンショール，カンキョウ由来のギンゲロール，ニンジン由来のギンセノシド類などが含有されている。
- ▶腹が冷えて痛み，腹部膨満感のある場合などに使用される。
- ▶消化管運動促進作用，腸管血流増加作用，消化管ホルモン分泌作用が確認されている。

服薬における実例

- 苦味による拒薬事例がある。
- 服薬補助ゼリーに混ぜたが苦味が消えず，服薬できなかった事例がある。
- 口直しにジュースを飲ませたが，数回で拒薬となった事例がある。

半夏瀉心湯　273

服薬介助・服薬指導のヒント
- チョコレートアイスクリームに混ぜて与薬。
- 与薬後，ジュースなどで口直しをさせるとよい。

●製剤情報

商品名（会社名）	色／味／におい等	添加物
コタロー大建中湯エキス細粒 （小太郎）	淡褐色〜乳白色／甘い／特異なにおい	ステアリン酸マグネシウム，トウモロコシデンプン，乳糖水和物，プルラン，メタケイ酸アルミン酸マグネシウム
ツムラ大建中湯エキス顆粒（医療用） （ツムラ）	淡灰白色／甘くて辛い／特異なにおい	ステアリン酸マグネシウム，乳糖水和物

●製剤の性状と含有生薬
性状　淡褐色の粉末で，わずかににおいがあり，味は辛い。吸湿性が高い。
含有生薬　エキス（カンキョウ，ニンジン，サンショウ），コウイ

半夏瀉心湯　Hangeshashinto

半夏瀉心湯エキス細粒　（各社）　1g　　　　　　　　　　　遮光・防湿
半夏瀉心湯エキス顆粒　（各社）　1g

▶胃腸の炎症や機能低下，口内炎，神経症（みぞおちがつかえ，ときに悪心，嘔吐があり，食欲不振で腹が鳴って軟便または下痢の傾向のあるもの）などに用いられる。

服薬における実例
- 特有の苦味による拒薬事例がある。
- 服薬補助ゼリーを使用したが，かさが増えていまい，また風味も消えないため，服薬介助として改善しなかった事例がある。

服薬介助・服薬指導のヒント
- 単シロップを混ぜたところ，苦味は消えなかったが，服薬できた事例がある。

●製剤情報

商品名(会社名)	色／味／におい等	添加物
細粒		
クラシエ半夏瀉心湯エキス細粒 (大峰堂=クラシエ)	淡黄色〜淡褐色／はじめ甘く，後に辛い／ほとんどにおいはないか，わずかに特異なにおいがある	ステアリン酸マグネシウム，結晶セルロース，乳糖水和物，含水二酸化ケイ素
コタロー半夏瀉心湯エキス細粒 (小太郎)	黄褐色〜茶褐色／やや辛い／特異なにおい	ステアリン酸マグネシウム，トウモロコシデンプン，乳糖水和物，プルラン，メタケイ酸アルミン酸マグネシウム
三和半夏瀉心湯エキス細粒 (三和生薬)	黄褐色／苦く，やや甘い／特異な芳香	乳糖水和物，トウモロコシデンプン，結晶セルロース，部分アルファー化デンプン，軽質無水ケイ酸
ジュンコウ半夏瀉心湯FCエキス細粒医療用 (康和=大杉)	灰褐色／わずかに苦く，後にわずかに甘い／特異なにおい	トウモロコシデンプン，乳糖水和物
〔東洋〕半夏瀉心湯エキス細粒 (東洋薬行)	褐色／特異な味／特異なにおい	トウモロコシデンプン
顆粒		
オースギ半夏瀉心湯エキスG (大杉)	淡灰黄褐色／やや辛くて苦く，後わずかに甘い／特異なにおい	乳糖水和物，トウモロコシデンプン，ステアリン酸マグネシウム
JPS半夏瀉心湯エキス顆粒〔調剤用〕 (JPS)	黄褐色／わずかな甘味と苦味／特異の芳香	ステアリン酸マグネシウム，ショ糖脂肪酸エステル，乳糖水和物
太虎堂の半夏瀉心湯エキス顆粒 (太虎精堂)	淡黄色〜淡灰色／苦い／わずかに特異なにおい	乳糖水和物，ステアリン酸マグネシウム
ツムラ半夏瀉心湯エキス顆粒（医療用） (ツムラ)	黄褐色／わずかに甘くて辛い／特異なにおい	ステアリン酸マグネシウム，乳糖水和物，ショ糖脂肪酸エステル
テイコク半夏瀉心湯エキス顆粒 (帝國漢方=帝國製薬)	淡黄褐色／甘苦く，後にやや辛い／特異なにおい	乳糖水和物，結晶セルロース，ステアリン酸マグネシウム
本草半夏瀉心湯エキス顆粒-M (本草)	淡黄褐色／はじめやや甘く，後にわずかに苦い／特異なにおい	乳糖水和物，結晶セルロース，メタケイ酸アルミン酸マグネシウム，ステアリン酸マグネシウム
マツウラ半夏瀉心湯エキス顆粒 (松浦)	淡褐色／苦く，わずかに辛く甘い／特異なにおい	ヒプロメロース，ステアリン酸マグネシウム，乳糖水和物，デキストリン，トウモロコシデンプン

デフェラシロクス　275

●製剤の性状と含有生薬
性状　淡黄色～黒褐色の粉末で，わずかににおいがあり，味は辛く，苦く，わずかに甘い。吸湿性がある。
含有生薬　ハンゲ，オウゴン，カンキョウまたはショウキョウ，ニンジン，カンゾウ，タイソウ，オウレン

その他

デフェラシロクス　Deferasirox（JAN）

ジャドニュ顆粒分包90mg・360mg　（ノバルティス）　90mg・360mg 1包
エクジェイド懸濁用錠125mg・500mg　（ノバルティス）　125mg・500mg 1錠

▶経口鉄キレート剤で，鉄イオンFe（Ⅲ）などの3価の金属に対する選択性が高く，1日1回の経口投与により効率的に鉄を体外に排泄する。
▶服薬の利便性を考慮し，水に懸濁することなくそのまま服薬可能な顆粒剤がある。
▶懸濁用錠のバイオアベイラビリティは食事の影響を受けるために空腹時投与の必要があったが，顆粒剤のバイオアベイラビリティは食事の影響を受けないため食事の摂取にかかわらず投与可能である。

16
その他

服薬における実例

- 〔エクジェイド懸濁用錠〕水による懸濁液を拒薬した事例がある。
- 〔エクジェイド懸濁用錠〕〈1歳程度〉リンゴジュースで懸濁していたが，「薬」とわかったことによる拒薬事例がある。

服薬介助・服薬指導のヒント

- 〔エクジェイド懸濁用錠〕オレンジジュース，リンゴジュースに懸濁して与薬。
- 〔エクジェイド懸濁用錠〕〈1歳程度〉リンゴジュースに懸濁した薬液を拒薬されたが，再びリンゴジュースのパックに戻すことで服薬できた事例がある。

避けたほうがよいこと

- 〔エクジェイド懸濁用錠〕食事の影響を受けやすいため，食間や寝る前などの空腹時に服薬し，服薬後30分は食事をしないこと。
- アルミニウム含有制酸剤との併用はキレートを形成し，両剤の作用が減弱する可能性があるため注意する。
- 小児気管支喘息などに使用されるテオフィリンとの併用は，テオフィリンの作用を増強させる可能性があるため注意する。

●製剤情報

商品名（会社名）	色／味／におい等	添加物
顆粒		
ジャドニュ顆粒分包 90mg・360mg（ノバルティス）	白色	クロスポビドン，セルロース，ポビドン，ポリオキシエチレンポリオキシプロピレングリコール，無水ケイ酸，ステアリン酸マグネシウム
懸濁用錠		
エクジェイド懸濁用錠 125mg・500mg（ノバルティス）	白色～微黄白色	クロスポビドン，乳糖，セルロース，ポビドン，ラウリル硫酸ナトリウム，無水ケイ酸，ステアリン酸マグネシウム

●原薬の性状と特徴

性状 白色～微黄白色の粉末である。アセトンにやや溶けにくく，メタノールまたはエタノール（95）に溶けにくく，水にほとんど溶けない。また，溶解性にpH依存性があり，酸性側ではほとんど溶けないが，アルカリ性側では溶けにくい。

原薬の特徴 トリアゾール誘導体で，3価の鉄に高い選択性を示す3座キレート剤。3価の鉄1分子に対し鉄原子と3座の錯体を形成する幾何学的配置をとり，デフェラシロクス2分子が錯体を形成することで，キレート作用を発揮する。

ナトリウム・カリウム配合剤
Sodium potassium combined

ニフレック配合内用剤　（EAファーマ）　1袋　（開封後吸湿注意）

▶ 大腸内視鏡検査，バリウム注腸X線造影検査などにおける腸管内容物の排除に用いられる。
▶ 溶解調製に便利なプラスチック容器入りが販売されている。

服薬における実例
- 塩味と酸味による拒薬事例がある。
- 服用量が多く，全量を飲むことが困難な事例がある。

服薬介助・服薬指導のヒント
- 患児の好きな味のあめなどを与えながら与薬。
- 口直しにスポーツドリンクを飲ませるのもよい。
- 冷やしたほうが飲みやすいという事例もある。

避けたほうがよいこと
- 溶解液に他成分や香料を添加しないこと（浸透圧，電解質の変化，腸内細菌による可燃性ガス発生のリスクがある）。

●製剤情報

商品名（会社名）	色／味／におい等	添加物
内用剤（散）		
ニフレック配合内用剤 （EAファーマ）	白色〜帯黄白色（溶解後の水溶液は無色澄明）／わずかに甘い／特異な芳香	マクロゴール4000（ポリエチレングリコール4000：等張化剤），サッカリンナトリウム水和物，香料
オーペグ配合内用剤 （日医工）	白色（溶解後の水溶液は無色澄明）／わずかに塩辛い／わずかに特異なにおい	マクロゴール
スクリット配合内用剤 （武田テバファーマ＝武田）	白色（溶解後の水溶液は無色澄明）／わずかに塩辛い／わずかに特異なにおい	マクロゴール4000
ニフプラス （大原＝旭化成ファーマ）	白色（溶解後の水溶液は無色澄明）／わずかに甘い／わずかな芳香	マクロゴール4000（ポリエチレングリコール4000：等張化剤），サッカリンナトリウム水和物，香料

商品名（会社名）	色／味／におい等	添加物
内用液		
ムーベン配合内用液 （日本製薬＝武田）	無色澄明（希釈液：無色澄明）／わずかな甘味と塩辛さ／わずかなレモン臭	マクロゴール4000（ポリエチレングリコール4000），サッカリンナトリウム水和物，香料

ヨウ素，ヨウ化カリウム　Iodine, Potassium iodide

内服用ルゴール液（院内製剤）　1%（処方例）

▶ヨウ素とヨウ化カリウムに精製水を混ぜ，院内製剤されることがある。
▶甲状腺疾患のヨウ素補給，術前の甲状腺ブロックなどに用いられる。
▶含嗽用の複方ヨード・グリセリンとは異なる。

服薬における実例
● （院内製剤として）特有の風味による拒薬事例がある。

服薬介助・服薬指導のヒント
● プリンのカラメル，ココア，コーラなどに混ぜて与薬。
● スプーンに練乳をのせ，薬剤を滴下し，さらに練乳をかぶせるようにのせて与薬できた事例がある。

医薬品名索引

ゴシック体は一般名を，明朝体は製品名を示す。

欧文字

C-チステン
　→L-カルボシステイン ………… 87

dl-塩酸メチルエフェドリン
　→*dl*-メチルエフェドリン塩酸塩… 103

dl-メチルエフェドリン塩酸塩 …… 103

d-クロルフェニラミンマレイン酸塩
　→クロルフェニラミン
　マレイン酸塩 ………………… 174

K.C.L.エリキシル
　→塩化カリウム ………………… 147

L-アスパラギン酸カリウム ……… 142

L-カルボシステイン …………… 87

L-ケフラール
　→セファクロル ………………… 222

L-ケフレックス
　→セファレキシン ……………… 224

PL配合
　→非ピリン系感冒薬 …………… 65

SG配合
　→ピラゾロン系解熱鎮痛消炎
　配合剤 ………………………… 66

ア

アイピーディ
　→スプラタストトシル酸塩 …… 179

アーガメイト
　→ポリスチレンスルホン酸
　カルシウム …………………… 80

アシクロビル …………………… 251

アジスロマイシン
　→アジスロマイシン水和物 …… 198

アジスロマイシン水和物 ……… 198

アズクレニンS配合
　→アズレンスルホン酸ナトリウム
　水和物・L-グルタミン ……… 105

アストマリ
　→デキストロメトルファン
　臭化水素酸塩水和物 ………… 97

アストミン
　→ジメモルファンリン酸塩 …… 90

アストリック
　→アシクロビル ………………… 251

アスパラカリウム
　→L-アスパラギン酸カリウム … 142

L-アスパラギン酸カリウム ……… 142

アスピリン …………………… 59

アスベリン
　→チペピジンヒベンズ酸塩 …… 92

アズレミン配合
　→アズレンスルホン酸ナトリウム
　水和物・L-グルタミン ……… 105

アズレン・グルタミン配合
　→アズレンスルホン酸ナトリウム
　水和物・L-グルタミン ……… 105

アズレンスルホン酸ナトリウム・
　L-グルタミン配合
　→アズレンスルホン酸ナトリウム
　水和物・L-グルタミン ……… 105

アズレンスルホン酸ナトリウム
水和物・L-グルタミン ……… 105

アセトアミノフェン …………… 61

アタバニン
　→ラクトミン …………………… 131

アトバコン …………………… 247

アニミング
　→クロルフェニラミン
　マレイン酸塩 ………………… 174

アミノバクト配合
　→イソロイシン・ロイシン・
　バリン ………………………… 144

アムホテリシンB ……………… 201

アモキシシリン
　→アモキシシリン水和物 ……… 202

アモキシシリン水和物……………202
アモキシシリン水和物・
　クラブラン酸カリウム…………204
アモリン
　→アモキシシリン水和物………202
アリメジン
　→アリメマジン酒石酸塩………167
アリメマジン酒石酸塩…………167
アルダクトンA
　→スピロノラクトン……………74
アルファカルシドール…………143
アルファロール
　→アルファカルシドール………143
アレギサール
　→ペミロラストカリウム………187
アレグラ
　→フェキソフェナジン塩酸塩…182
アレジオン
　→エピナスチン塩酸塩…………168
アレルギン
　→クロルフェニラミン
　マレイン酸塩……………………174
アレロック
　→オロパタジン塩酸塩…………170
アローゼン
　→センナ・センナ実……………114
アンピシリン水和物……………206
アンブロキソール塩酸塩………84

イ

イーケプラ
　→レベチラセタム………………57
イスコチン
　→イソニアジド…………………207
イソニアジド………………………207
イソニアジドメタンスルホン酸
　ナトリウム水和物………………208
イソロイシン・ロイシン・バリン…144
イトラコナゾール…………………248
イトリゾール
　→イトラコナゾール……………248

イナビル
　→ラニナミビルオクタン酸
　エステル水和物…………………258
イノリン
　→トリメトキノール塩酸塩
　水和物……………………………99
イブプロフェン……………………64
イマチニブメシル酸塩…………263
インクレミン
　→溶性ピロリン酸第二鉄………157
インタール
　→クロモグリク酸ナトリウム…173

ウ

ウルソ
　→ウルソデオキシコール酸……106
ウルソデオキシコール酸………106

エ

エクジェイド
　→デフェラシロクス……………275
エクセグラン
　→ゾニサミド……………………44
SG配合
　→ピラゾロン系解熱鎮痛消炎
　配合剤……………………………66
エステルチン
　→プロカテロール塩酸塩
　水和物……………………………101
エトポシド…………………………265
エネーボ配合
　→経腸成分栄養剤………………152
エピナスチン塩酸塩……………168
エペリゾン塩酸塩………………71
エリスロシン
　→エリスロマイシンエチル
　コハク酸エステル………………209
エリスロシンW
　→エリスロマイシンエチル
　コハク酸エステル………………209
エリスロマイシンエチルコハク酸
　エステル…………………………209

エレンタール配合
　→経腸成分栄養剤·················· 152
エレンタールP乳幼児用配合
　→経腸成分栄養剤·················· 152
塩化カリウム·················· 147
塩化ナトリウム·················· 148
塩酸アンブロキソール
　→アンブロキソール塩酸塩······· 84
塩酸バンコマイシン
　→バンコマイシン塩酸塩·········· 239
塩酸メチルエフェドリン
　→*dl*-メチルエフェドリン塩酸塩··· 103
塩酸ロペラミド·················· 108
エンシュア・H
　→経腸成分栄養剤·················· 152
エンシュア・リキッド
　→経腸成分栄養剤·················· 152
エンテロノン-R
　→耐性乳酸菌製剤·················· 116

オ

オキサトミド·················· 169
オキサトーワ
　→オキサトミド·················· 169
オゼックス
　→トスフロキサシントシル酸塩
　水和物·················· 238
オセルタミビル
　→オセルタミビルリン酸塩········ 253
オセルタミビルリン酸塩·········· 253
オノン
　→プランルカスト水和物········· 183
オプソ
　→モルヒネ塩酸塩水和物········· 262
オーペグ配合
　→ナトリウム・カリウム配合剤 ··· 277
オラスポア
　→セフロキサジン水和物········· 236
オラペネム
　→テビペネム　ピボキシル······ 237
オロパタジン塩酸塩·················· 170

カ

ガスター
　→ファモチジン·················· 124
カゼイ菌製剤·················· 109
カナマイシン
　→カナマイシン一硫酸塩········· 210
カナマイシン一硫酸塩·················· 210
ガバペン
　→ガバペンチン·················· 41
ガバペンチン·················· 41
カフェイン
　→**無水カフェイン**·················· 82
カリエード
　→ポリスチレンスルホン酸
　カルシウム·················· 80
カリエードプラス
　→ポリスチレンスルホン酸
　カルシウム·················· 80
カリセラム
　→ポリスチレンスルホン酸
　カルシウム·················· 80
カリメート
　→ポリスチレンスルホン酸
　カルシウム·················· 80
カルバマゼピン·················· 42
L-カルボシステイン·················· 87
カルメロースナトリウム·········· 109
カロナール
　→アセトアミノフェン············ 61

キ

キプレス
　→モンテルカストナトリウム···· 189

ク

クエン酸第一鉄ナトリウム·········· 150
クラバモックス小児用配合
　→アモキシシリン水和物・
　クラブラン酸カリウム············ 204
クラビット
　→レボフロキサシン水和物······· 245

282 索 引

クラリシッド
　→クラリスロマイシン‥‥‥‥‥211
クラリス
　→クラリスロマイシン‥‥‥‥‥211
クラリスロマイシン‥‥‥‥‥‥211
クラリチン
　→ロラタジン‥‥‥‥‥‥‥‥‥197
クリアナール
　→フドステイン‥‥‥‥‥‥‥‥100
グリベック
　→イマチニブメシル酸塩‥‥‥‥263
グリマック配合
　→アズレンスルホン酸ナトリウム
　水和物・L-グルタミン‥‥‥‥105
グルコンサンK
　→グルコン酸カリウム‥‥‥‥‥151
グルコン酸カリウム‥‥‥‥‥‥151
クレマスチン
　→クレマスチンフマル酸塩‥‥‥171
クレマスチンフマル酸塩‥‥‥‥171
クレ・ママレット
　→クレマスチンフマル酸塩‥‥‥171
クロダミン
　→クロルフェニラミン
　マレイン酸塩‥‥‥‥‥‥‥‥174
クロモグリク酸Na
　→クロモグリク酸ナトリウム‥‥173
クロモグリク酸ナトリウム‥‥‥173
クロルフェニラミンマレイン酸塩‥174

ケ

K.C.L.エリキシル
　→塩化カリウム‥‥‥‥‥‥‥‥147
経腸成分栄養剤‥‥‥‥‥‥‥‥152
ケイツー
　→メナテトレノン‥‥‥‥‥‥‥156
ケトチフェン
　→ケトチフェンフマル酸塩‥‥‥176
ケトチフェンフマル酸塩‥‥‥‥176
ケフラール
　→セファクロル‥‥‥‥‥‥‥‥222

ケフレックス
　→セファレキシン‥‥‥‥‥‥‥224

コ

コカール
　→アセトアミノフェン‥‥‥‥‥ 61
コベニール配合
　→イソロイシン・ロイシン・
　バリン‥‥‥‥‥‥‥‥‥‥‥144
五苓散‥‥‥‥‥‥‥‥‥‥‥‥271

サ

ザイザル
　→レボセチリジン塩酸塩‥‥‥‥196
ザジテン
　→ケトチフェンフマル酸塩‥‥‥176
サムチレール
　→アトバコン‥‥‥‥‥‥‥‥‥247
サラザック配合
　→非ピリン系感冒薬‥‥‥‥‥‥ 65
サルブタモール硫酸塩‥‥‥‥‥ 89
サワシリン
　→アモキシシリン水和物‥‥‥‥202
酸化マグネシウム‥‥‥‥‥‥‥110
サンディミュン
　→シクロスポリン‥‥‥‥‥‥‥162

シ

ジアゼパム‥‥‥‥‥‥‥‥‥‥ 43
シクロスポリン‥‥‥‥‥‥‥‥162
次硝酸ビスマス‥‥‥‥‥‥‥‥113
ジスロマック
　→アジスロマイシン水和物‥‥‥198
ジピリダモール‥‥‥‥‥‥‥‥ 73
ジフルカン
　→フルコナゾール‥‥‥‥‥‥‥249
シプロヘプタジン塩酸塩
　→シプロヘプタジン塩酸塩
　水和物‥‥‥‥‥‥‥‥‥‥‥178
シプロヘプタジン塩酸塩水和物‥178
ジメモルファンリン酸塩‥‥‥‥ 90

索引　283

ジメモルミン
　→ジメモルファンリン酸塩……… 90
ジャドニュ
　→デフェラシロクス…………275
重カマ
　→酸化マグネシウム……………110
重質酸化マグネシウム
　→酸化マグネシウム……………110
ジョサマイ
　→ジョサマイシンプロピオン酸
　エステル……………………214
**ジョサマイシンプロピオン酸
　エステル**……………………214
ジルテック
　→セチリジン塩酸塩……………180
シングレア
　→モンテルカストナトリウム…189
シンラック
　→ピコスルファートナトリウム
　水和物…………………………120

ス

スクリット配合
　→ナトリウム・カリウム配合剤…277
スナイリン
　→ピコスルファートナトリウム
　水和物…………………………120
スピロノラクトン………………… 74
スプラタストトシル酸塩………179
スペリア
　→フドステイン………………100
スルタミシリントシル酸塩水和物…216
**スルファメトキサゾール・
　トリメトプリム**………………217

セ

ゼスラン
　→メキタジン…………………188
セチリジン塩酸塩………………180
セネガシロップ………………… 91
セパミット
　→ニフェジピン………………… 76

セパミット-R
　→ニフェジピン………………… 76
セファクロル……………………222
セファレキシン…………………224
セフィキシム水和物……………226
セフィーナ
　→セフィキシム水和物…………226
**セフカペン　ピボキシル塩酸塩
　水和物**………………………227
セフジトレン　ピボキシル………229
セフジニル………………………232
セフスパン
　→セフィキシム水和物…………226
セフゾン
　→セフジニル…………………232
セフテラム　ピボキシル………233
セフポドキシム　プロキセチル…234
セフロキサジン水和物…………236
セラピナ配合
　→非ピリン系感冒薬………… 65
セルシン
　→ジアゼパム………………… 43
セレニカR
　→バルプロ酸ナトリウム……… 49
センナ・センナ実………………114
センノサイド
　→センノシド…………………115
センノシド………………………115

ソ

ゾニサミド………………………… 44
ゾビラックス
　→アシクロビル………………251

タ

大建中湯…………………………272
耐性乳酸菌製剤…………………116
ダイフェン配合
　→スルファメトキサゾール・
　トリメトプリム………………217
タクロリムス水和物……………164

タベジール
　→クレマスチンフマル酸塩……… 171
タミフル
　→オセルタミビルリン酸塩……… 253
タンナルビン
　→タンニン酸アルブミン……… 117
タンニン酸アルブミン……… 117

チ

チクロピジン塩酸塩……… 159
チザニジン
　→チザニジン塩酸塩………… 72
チザニジン塩酸塩………… 72
C-チステン
　→L-カルボシステイン ………… 87
チペピジンヒベンズ酸塩………… 92
チャルドール
　→ピコスルファートナトリウム
　水和物……… 120
調剤用パンビタン
　→レチノール・カルシフェロール
　配合剤……… 158

ツ

ツインラインNF配合
　→経腸成分栄養剤……… 152
ツロブテロール塩酸塩………… 94

テ

テオドール
　→テオフィリン…………… 95
テオフィリン…………… 95
デカドロン
　→デキサメタゾン……… 135
デキサメサゾン
　→デキサメタゾン……… 135
デキサメタゾン……… 135
デキストロメトルファン臭化水素酸
　塩水和物……… 97
デキストロメトルファン臭化水素酸
　塩水和物・クレゾールスルホン酸
　カリウム……… 98

テグレトール
　→カルバマゼピン……… 42
デパケン
　→バルプロ酸ナトリウム……… 49
テビペネム　ピボキシル……… 237
デフェラシロクス……… 275
テモゾロミド……… 266
テモダール
　→テモゾロミド……… 266
テルギンG
　→クレマスチンフマル酸塩……… 171
テルネリン
　→チザニジン塩酸塩……… 72
テルバンス
　→テオフィリン…………… 95

ト

トスフロキサシントシル酸塩
　水和物……… 238
トピナ
　→トピラマート…………… 45
トピラマート…………… 45
トミロン
　→セフテラム　ピボキシル……… 233
トラニラスト……… 181
トリクロホスナトリウム………… 46
トリクロリール
　→トリクロホスナトリウム……… 46
トリメトキノール塩酸塩水和物… 99
トーワズレン配合
　→アズレンスルホン酸ナトリウム
　水和物・L-グルタミン ……… 105
トーワチーム配合
　→非ピリン系感冒薬……… 65
ドンペリドン……… 119

ナ

内服用ルゴール液
　→ヨウ素，ヨウ化カリウム……… 278
ナウゼリン
　→ドンペリドン……… 119
ナトリウム・カリウム配合剤……… 277

索引　285

ニ

ニフェジピン……………………… 76
ニフプラス
　→ナトリウム・カリウム配合剤 … 277
ニフレック配合
　→ナトリウム・カリウム配合剤 … 277
ニボラジン
　→メキタジン……………………… 188

ネ

ネオイスコチン
　→イソニアジドメタンスルホン酸
　ナトリウム水和物……………… 208
ネオーラル
　→シクロスポリン………………… 162
ネオレスタミン
　→クロルフェニラミン
　マレイン酸塩…………………… 174

ハ

バクタ配合
　→スルファメトキサゾール・
　トリメトプリム………………… 217
バクトラミン配合
　→スルファメトキサゾール・
　トリメトプリム………………… 217
パセトシン
　→アモキシシリン水和物……… 202
パナルジン
　→チクロピジン塩酸塩………… 159
バナン
　→セフポドキシム
　プロキセチル…………………… 234
バラシクロビル塩酸塩…………… 255
バリキサ
　→バルガンシクロビル塩酸塩… 257
ハリゾン
　→アムホテリシンB……………… 201
バルガンシクロビル塩酸塩……… 257
バルコーゼ
　→カルメロースナトリウム…… 109

バルトレックス
　→バラシクロビル塩酸塩……… 255
バルプロ酸ナトリウム…………… 49
バレリン
　→バルプロ酸ナトリウム……… 49
半夏瀉心湯エキスG
　→半夏瀉心湯…………………… 273
半夏瀉心湯………………………… 273
バンコマイシン塩酸塩…………… 239
パンビタン
　→レチノール・カルシフェロール
　配合剤…………………………… 158

ヒ

PL配合
　→非ピリン系感冒薬…………… 65
ビオスミン配合
　→ビフィズス菌配合剤………… 123
ビオスリー配合
　→酪酸菌配合剤………………… 130
ビオヂアスミンF-2
　→ラクトミン…………………… 131
ビオフェルミンR
　→耐性乳酸菌製剤……………… 116
ビオフェルミン配合
　→ラクトミン…………………… 131
ビオラクチス
　→カゼイ菌製剤………………… 109
ビオラクト
　→ラクトミン…………………… 131
ビクシリン
　→アンピシリン水和物………… 206
ビクロックス
　→アシクロビル………………… 251
ピコスルファートナトリウム
　水和物…………………………… 120
ピコダルム
　→ピコスルファートナトリウム
　水和物…………………………… 120
ビスミラー
　→クロルフェニラミン
　マレイン酸塩…………………… 174

ビソルボン
　→ブロムヘキシン塩酸塩·········· 102
非ピリン系感冒薬···················· 65
ビフィスゲン
　→ビフィズス菌製剤·············· 122
ビフィズス菌製剤···················· 122
ビフィズス菌配合剤·················· 123
ヒベルナ
　→プロメタジン···················· 186
ビムロ
　→センナ・センナ実·············· 114
ピラジナミド·························· 241
ピラゾロン系解熱鎮痛消炎
　配合剤····························· 66
ピラマイド
　→ピラジナミド···················· 241
ピレチア
　→プロメタジン···················· 186

フ

ファモチジン·························· 124
ファロペネムナトリウム水和物···· 242
ファロム
　→ファロペネムナトリウム
　　水和物·························· 242
ファンギゾン
　→アムホテリシンB ·············· 201
フェキソフェナジン塩酸塩········ 182
フェノバール
　→フェノバルビタール············ 51
フェノバルビタール·················· 51
フェロミア
　→クエン酸第一鉄ナトリウム···· 150
フドステイン·························· 100
ブラニュート配合
　→イソロイシン・ロイシン・
　　バリン·························· 144
プランルカスト水和物·············· 183
フルコナゾール······················ 249
ブルスマリンA
　→アンブロキソール塩酸塩······· 84
フルスルチアミン塩酸塩············ 155

ブルフェン
　→イブプロフェン··················· 64
フルルビプロフェン·················· 67
プレドニゾロン······················ 137
プロカテロール塩酸塩水和物······· 101
プログラフ
　→タクロリムス水和物············ 164
フロセミド···························· 77
プロパンテリン臭化物・
　クロロフィル配合剤··············· 126
プロプラノロール塩酸塩············ 78
フロベン
　→フルルビプロフェン············· 67
ブロムヘキシン塩酸塩·············· 102
プロメタジン·························· 186
フロモックス
　→セフカペン　ピボキシル塩酸塩
　　水和物·························· 227
フロリード
　→ミコナゾール···················· 250

ヘ

ベネトリン
　→サルブタモール硫酸塩·········· 89
ヘパアクト配合
　→イソロイシン・ロイシン・
　　バリン·························· 144
ベプシド
　→エトポシド······················ 265
ヘマンジオル
　→プロプラノロール塩酸塩······· 78
ペミラストン
　→ペミロラストカリウム·········· 187
ペミロラストカリウム·············· 187
ベラチン
　→ツロブテロール塩酸塩·········· 94
ペリアクチン
　→シプロヘプタジン塩酸塩
　　水和物·························· 178
ベレックス配合
　→非ピリン系感冒薬··············· 65

ペンタサ
　→メサラジン……………………127
ペントバルビタールカルシウム…53

ホ

ホクナリン
　→ツロブテロール塩酸塩………94
ホスホマイシンカルシウム水和物…243
ホスミシン
　→ホスホマイシンカルシウム
　水和物……………………………243
ポララミン
　→クロルフェニラミン
　マレイン酸塩……………………174
ポリスチレンスルホン酸
カルシウム……………………80
ホリゾン
　→ジアゼパム……………………43
ポンタール
　→メフェナム酸…………………68

マ

マグミット
　→酸化マグネシウム……………110
マゴチフェン
　→ケトチフェンフマル酸塩……176
マーズレンS配合
　→アズレンスルホン酸ナトリウム
　水和物・L-グルタミン…………105
マナミンGA配合
　→アズレンスルホン酸ナトリウム
　水和物・L-グルタミン…………105
マリキナ配合
　→非ピリン系感冒薬……………65
マレイン酸クロルフェニラミン
　→クロルフェニラミン
　マレイン酸塩……………………174

ミ

ミオナール
　→エペリゾン塩酸塩……………71
ミコナゾール……………………250

ミタピラリン
　→ポリスチレンスルホン酸
　カルシウム………………………80
ミノサイクリン塩酸塩……………244
ミノマイシン
　→ミノサイクリン塩酸塩………244
ミヤBM
　→酪酸菌製剤……………………129

ム

ムコサール
　→アンブロキソール塩酸塩……84
ムコソルバン
　→アンブロキソール塩酸塩……84
ムコダイン
　→L-カルボシステイン…………87
無水カフェイン…………………82
ムーベン配合
　→ナトリウム・カリウム配合剤…277

メ

メイアクトMS
　→セフジトレン　ピボキシル…229
メキタジン………………………188
メサフィリン配合
　→プロパンテリン臭化物・
　クロロフィル配合剤……………126
メサラジン………………………127
メジコン
　→デキストロメトルファン
　臭化水素酸塩水和物……………97
メジコン配合
　→デキストロメトルファン
　臭化水素酸塩水和物・クレゾール
　スルホン酸カリウム……………98
メソトレキセート
　→メトトレキサート……………268
メチエフ
　→dl-メチルエフェドリン塩酸塩…103
dl-メチルエフェドリン塩酸塩……103
メトトレキサート………………268
メナテトレノン…………………156

メフェナム酸……………………… 68
メプチン
　→プロカテロール塩酸塩水和物… 101
メルカプトプリン水和物………… 270

モ

モルヒネ塩酸塩水和物…………… 262
モンテルカストナトリウム……… 189

ヤ

薬用炭……………………………… 128

ユ

ユナシン
　→スルタミシリントシル酸塩
　水和物…………………………… 216

ヨ

幼児用PL配合
　→非ピリン系感冒薬…………… 65
溶性ピロリン酸第二鉄…………… 157
ヨウ素，ヨウ化カリウム………… 278
ヨービス
　→ピコスルファートナトリウム
　水和物…………………………… 120

ラ

ラキソベロン
　→ピコスルファートナトリウム
　水和物…………………………… 120
酪酸菌製剤………………………… 129
酪酸菌配合剤……………………… 130
ラクトミン………………………… 131
ラコールNF配合
　→経腸成分栄養剤……………… 152
ラシックス
　→フロセミド…………………… 77
ラステットS
　→エトポシド…………………… 265
ラックビー
　→ビフィズス菌製剤…………… 122

ラックビーR
　→耐性乳酸菌製剤……………… 116
ラニナミビルオクタン酸エステル
　水和物…………………………… 258
ラボナ
　→ペントバルビタール
　カルシウム……………………… 53
ラリキシン
　→セファレキシン……………… 224

リ

リザベン
　→トラニラスト………………… 181
リスパダール
　→リスペリドン………………… 54
リスペリドン……………………… 54
リックル配合
　→イソロイシン・ロイシン・
　バリン…………………………… 144
リーバクト配合
　→イソロイシン・ロイシン・
　バリン…………………………… 144
リバレバン配合
　→イソロイシン・ロイシン・
　バリン…………………………… 144
硫酸マグネシウム水和物………… 132

ル

ルゴール液
　→ヨウ素，ヨウ化カリウム…… 278
ルフレン配合
　→アズレンスルホン酸ナトリウム
　水和物・L−グルタミン………… 105

レ

レオバクトン配合
　→イソロイシン・ロイシン・
　バリン…………………………… 144
レスピア
　→無水カフェイン……………… 82
レチノール・カルシフェロール
　配合剤…………………………… 158

索引　289

レベチラセタム……………………… 57
レベニン
　→耐性乳酸菌製剤……………… 116
レベニンS配合
　→ビフィズス菌配合剤………… 123
レボセチリジン塩酸塩…………… 196
レボフロキサシン水和物………… 245

ロ

ロイケリン
　→メルカプトプリン水和物…… 270
ロキソニン
　→ロキソプロフェンナトリウム
　水和物………………………… 69
ロキソプロフェンナトリウム
　水和物………………………… 69

ロートエキス…………………… 133
ロペミン
　→塩酸ロペラミド……………… 108
ロペラミド塩酸塩
　→塩酸ロペラミド……………… 108
ロラタジン……………………… 197

ワ

ワイドシリン
　→アモキシシリン水和物……… 202
ワーファリン
　→ワルファリンカリウム……… 160
ワルファリンカリウム…………… 160

全国こども病院の与薬・服薬説明事例にもとづく

乳幼児・小児服薬介助ハンドブック　第2版

定価　本体3,600円（税別）

2013年11月25日　初版発行
2019年 7 月20日　第2版発行
2020年 2 月15日　第2版第2刷発行
2022年 5 月30日　第2版第3刷発行
2024年 6 月30日　第2版第4刷発行

- -

監　修　　　五十嵐　隆

編　集　　　一般社団法人　日本小児総合医療施設協議会(JACHRI)

発行人　　　武田　信

発行所　　　株式会社　じ ほ う

　　　　　　101-8421　東京都千代田区神田猿楽町1-5-15（猿楽町SSビル）
　　　　　　振替　00190-0-900481
　　　　　　＜大阪支局＞
　　　　　　541-0044　大阪市中央区伏見町2-1-1（三井住友銀行高麗橋ビル）

　　　　　　お問い合わせ　https://www.jiho.co.jp/contact/

©2019　　　　　　　　　　　　　　　　組版・印刷　　(株)アイワード
Printed in Japan

本書の複写にかかる複製，上映，譲渡，公衆送信（送信可能化を含む）の各権利は
株式会社じほうが管理の委託を受けています。

`JCOPY` ＜出版者著作権管理機構　委託出版物＞
本書の無断複製は著作権法上での例外を除き禁じられています。
複製される場合は，そのつど事前に，出版者著作権管理機構（電話 03-5244-5088，
FAX 03-5244-5089，e-mail：info@jcopy.or.jp）の許諾を得てください。

万一落丁，乱丁の場合は，お取替えいたします。

ISBN 978-4-8407-5214-5

乳児・幼児身体発育曲線

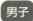

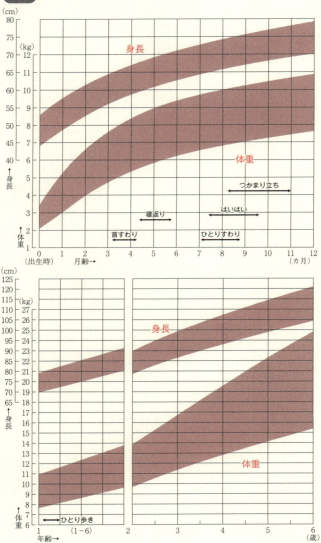